全国中医药行业高等职业教育“十三五”规划教材

儿科护理

（第二版）

（供护理、助产专业用）

主　编◎林　梅　王　雁

中国中医药出版社
·北　京·

图书在版编目（CIP）数据

儿科护理 / 林梅，王雁主编 . —2 版 . —北京：中国中医药出版社，2019.3（2021.12 重印）
全国中医药行业高等职业教育“十三五”规划教材
ISBN 978－7－5132－5314－7

Ⅰ . ①儿…　Ⅱ . ①林…　②王…　Ⅲ . ①儿科学—护理学—高等职业教育—教材
Ⅳ . ① R473.72

中国版本图书馆 CIP 数据核字（2018）第 251276 号

中国中医药出版社出版
北京经济技术开发区科创十三街 31 号院二区 8 号楼
邮政编码　100176
传真　010-64405721
廊坊市晶艺印务有限公司印刷
各地新华书店经销

开本 787×1092　1/16　印张 18　字数 367 千字
2019 年 3 月第 2 版　2021 年12月第 2 次印刷
书号　ISBN 978－7－5132－5314－7

定价　59.00 元
网址　www.cptcm.com

服务热线　010-64405510
购书热线　010-89535836
维权打假　010-64405753

微信服务号　zgzyycbs
微商城网址　https://kdt.im/LIdUGr
官方微博　http://e.weibo.com/cptcm
天猫旗舰店网址　https://zgzyycbs.tmall.com

如有印装质量问题请与本社出版部联系（010-64405510）

全国中医药职业教育教学指导委员会

李伏君（千金药业有限公司技术副总经理）
李灿东（福建中医药大学校长）
李建民（黑龙江中医药大学佳木斯学院教授）
李景儒（黑龙江省计划生育科学研究院院长）
杨佳琦（杭州市拱墅区米市巷街道社区卫生服务中心主任）
吾布力·吐尔地（新疆维吾尔医学专科学校药学系主任）
吴　彬（广西中医药大学护理学院院长）
宋利华（连云港中医药高等职业技术学院教授）
迟江波（烟台渤海制药集团有限公司总裁）
张美林（成都中医药大学附属针灸学校党委书记）
张登山（邢台医学高等专科学校教授）
张震云（山西药科职业学院党委副书记、院长）
陈　燕（湖南中医药大学附属中西医结合医院院长）
陈玉奇（沈阳市中医药学校校长）
陈令轩（国家中医药管理局人事教育司综合协调处副主任科员）
周忠民（渭南职业技术学院教授）
胡志方（江西中医药高等专科学校校长）
徐家正（海口市中医药学校校长）
凌　娅（江苏康缘药业股份有限公司副董事长）
郭争鸣（湖南中医药高等专科学校校长）
郭桂明（北京中医医院药学部主任）
唐家奇（广东湛江中医学校教授）
曹世奎（长春中医药大学招生与就业处处长）
龚晋文（山西卫生健康职业学院/山西省中医学校党委副书记）
董维春（北京卫生职业学院党委书记）
谭　工（重庆三峡医药高等专科学校副校长）
潘年松（遵义医药高等专科学校副校长）
赵　剑（芜湖绿叶制药有限公司总经理）
梁小明（江西博雅生物制药股份有限公司常务副总经理）
龙　岩（德生堂医药集团董事长）

前言

中医药职业教育是我国现代职业教育体系的重要组成部分，肩负着培养新时代中医药行业多样化人才、传承中医药技术技能、促进中医药服务健康中国建设的重要职责。为贯彻落实《国务院关于加快发展现代职业教育的决定》（国发〔2014〕19号）、《中医药健康服务发展规划（2015—2020年）》（国办发〔2015〕32号）和《中医药发展战略规划纲要（2016—2030年）》（国发〔2016〕15号）（简称《纲要》）等文件精神，尤其是实现《纲要》中“到2030年，基本形成一支由百名国医大师、万名中医名师、百万中医师、千万职业技能人员组成的中医药人才队伍”的发展目标，提升中医药职业教育对全民健康和地方经济的贡献度，提高职业技术院校学生的实际操作能力，实现职业教育与产业需求、岗位胜任能力严密对接，突出新时代中医药职业教育的特色，国家中医药管理局教材建设工作委员会办公室（以下简称“教材办”）、中国中医药出版社在国家中医药管理局领导下，在全国中医药职业教育教学指导委员会指导下，总结“全国中医药行业高等职业教育‘十二五’规划教材”建设的经验，组织完成了“全国中医药行业高等职业教育‘十三五’规划教材”建设工作。

中国中医药出版社是全国中医药行业规划教材唯一出版基地，为国家中医中西医结合执业（助理）医师资格考试大纲和细则、实践技能指导用书、全国中医药专业技术资格考试大纲和细则唯一授权出版单位，与国家中医药管理局中医师资格认证中心建立了良好的战略伙伴关系。

本套教材规划过程中，教材办认真听取了全国中医药职业教育教学指导委员会相关专家的意见，结合职业教育教学一线教师的反馈意见，加强顶层设计和组织管理，是全国唯一的中医药行业高等职业教育规划教材，于2016年启动了教材建设工作。通过广泛调研、全国范围遴选主编，又先后经过主编会议、编写会议、定稿会议等环节的质量管理和控制，在千余位编者的共同努力下，历时1年多时间，完成了83种规划教材的编写工作。

本套教材由50余所开展中医药高等职业教育院校的专家及相关医院、医药企业等单位联合编写，中国中医药出版社出版，供高等职业教育院校中医学、针灸推拿、中医骨伤、中药学、康复治疗技术、护理6个专业使用。

本套教材具有以下特点：

1. 以教学指导意见为纲领，贴近新时代实际

注重体现新时代中医药高等职业教育的特点，以教育部新的教学指导意

见为纲领，注重针对性、适用性以及实用性，贴近学生、贴近岗位、贴近社会，符合中医药高等职业教育教学实际。

2. 突出质量意识、精品意识，满足中医药人才培养的需求

注重强化质量意识、精品意识，从教材内容结构设计、知识点、规范化、标准化、编写技巧、语言文字等方面加以改革，具备“精品教材”特质，满足中医药事业发展对于技术技能型、应用型中医药人才的需求。

3. 以学生为中心，以促进就业为导向

坚持以学生为中心，强调以就业为导向、以能力为本位、以岗位需求为标准的原则，按照技术技能型、应用型中医药人才的培养目标进行编写，教材内容涵盖资格考试全部内容及所有考试要求的知识点，满足学生获得“双证书”及相关工作岗位需求，有利于促进学生就业。

4. 注重数字化融合创新，力求呈现形式多样化

努力按照融合教材编写的思路和要求，创新教材呈现形式，版式设计突出结构模块化，新颖、活泼，图文并茂，并注重配套多种数字化素材，以期在全国中医药行业院校教育平台“医开讲－医教在线”数字化平台上获取多种数字化教学资源，符合职业院校学生认知规律及特点，以利于增强学生的学习兴趣。

本套教材的建设，得到国家中医药管理局领导的指导与大力支持，凝聚了全国中医药行业职业教育工作者的集体智慧，体现了全国中医药行业齐心协力、求真务实的工作作风，代表了全国中医药行业为“十三五”期间中医药事业发展和人才培养所做的共同努力，谨此向有关单位和个人致以衷心的感谢！希望本套教材的出版，能够对全国中医药行业职业教育教学的发展和中医药人才的培养产生积极的推动作用。需要说明的是，尽管所有组织者与编写者竭尽心智，精益求精，本套教材仍有一定的提升空间，敬请各教学单位、教学人员及广大学生多提宝贵意见和建议，以便今后修订和提高。

国家中医药管理局教材建设工作委员会办公室

全国中医药职业教育教学指导委员会

2018 年 1 月

《儿科护理》

编委会

主　编

林　梅（四川中医药高等专科学校）

王　雁（山东中医药高等专科学校）

副主编

邱　平（雅安职业技术学院）

贾莅彦（新疆昌吉职业技术学院）

赵丽洁（安阳职业技术学院）

编　委（以姓氏笔画为序）

方淑蓉（重庆三峡医药高等专科学校）

代世嗣（贵州护理职业技术学院）

余测香（四川中医药高等专科学校）

杨　峰（南阳医学高等专科学校）

鲁俊华（牡丹江医学院）

主　审

蔡显贵（重庆綦江区人民医院）

编写说明

本教材是“全国中医药行业高等职业教育‘十三五’规划教材”。教材适用于三年制高职高专和五年制高职的护理、助产专业。

教材以儿童整体护理、健康教育、疾病护理和健康咨询等临床岗位任务为主线，以护士执业资格考试大纲为要求，树立“以儿童健康为中心”“以人为本”的护理理念，贯穿整体护理及人性化、个性化服务的科学内涵；力求专业与产业、课程与标准、教学与生产、学历证书与资格证书、职业教育与终身学习“五个对接”；以胜任儿科护理工作为导向，学习任务循环递进贴近临床；注重培养学生的临床思维能力、交流与沟通能力和儿童护理等技能。

教学上以学生为中心，培养学生必需、够用的岗位专业知识、技能，以及良好的职业道德和职业素养，德技并修，提高学生职业素养；培养既有一定技术运用和革新能力，又有很强专业技能的技术技能型人才；以学生的主动学习、合作学习和教师引导形式有机结合。学习内容分三阶段循序渐进，第一阶段（模块一至七）：以教师讲解、指导、评判，观看电教片，教师操作示范，学生借助实践指导在模拟人上反复训练，到医院、托幼机构见习等达到目标；第二阶段（模块八至十一）：采用启发引导式教学法、情境式教学法、案例（临床病例、执业考试题）法、PLA 教学法、角色扮演法等，以多媒体、模拟患儿、临床见习辅助教学，循序渐进训练学生的临床综合能力；第三阶段（模块十二至十七）：以胜任儿科护理工作为导向，注重培养学生的临床思维能力、批判性思维能力和交流与沟通技能，使学习任务循环递进贴近临床。

教材模块一、九由林梅编写，模块二、十五由余测香编写，模块三、八由邱平编写，模块四、十一由王雁编写，模块五、六由代世嗣编写，模块七由杨峰编写，模块十由方淑蓉编写，模块十二由鲁俊华编写，模块十三、十四由贾莅彦编写，模块十六、十七由赵丽洁编写。

由于编者水平有限，书中难免有不足和错漏，恳请读者不吝指教，使本书日臻完善。

教材中所列出的药物及剂量仅供参考。

《儿科护理》编委会

2018 年 7 月

目录

扫一扫，看课件

模块一

绪　论

【学习目标】

1. 掌握儿童的年龄分期及特点。
2. 熟悉儿科护理的范围和特点。
3. 了解儿科护士的角色与素质要求。
4. 能对儿童、家庭和社区进行初步的健康指导。

项目一　儿科护理的范围和特点

一、儿科护理范围

儿科护理（pediatric nursing）是研究儿童生长发育、儿童保健、疾病预防和护理，以促进儿童健康的专科护理。服务对象是处于不断生长发育中的儿童，年龄范围是从受精卵至青春期。

儿科护理的任务是研究儿童生长发育特点、儿童保健、疾病预防和护理；护理患病儿童，提高疾病治愈率，降低儿童疾病的发病率、致残率和死亡率；将科学育儿知识普及到每个家庭及社区，并取得社会各方面的支持，保障和促进儿童的身心健康，提高生活质量；预防过早衰老，提高人类的整体素质。

随着医学模式和护理模式的转变，儿科护理已由单纯的临床护理逐渐转向以儿童的生理、心理和社会三方面兼顾，以儿童健康为中心的整体护理，服务对象不仅是医院就诊的儿童，还包括在家庭、社区、托幼机构及学校的广大儿童群体。儿科护理不仅涉及正常儿童身心保健和健康促进、儿童疾病的预防和护理等医学科学知识，而且与儿童心理学、教育学、社会学等诸多知识有着广泛的联系。

二、儿科护理特点

儿童从生命开始到长大成人，整个阶段都处在不断生长发育的过程中，个体差异、性别差异和年龄差异均较大，对疾病造成损害的修复能力较强，自身防护能力较弱，对护理的要求也与成人不同。

1. 解剖特点　儿童随着体格生长的进展，体重、身长、头围、胸围等不断增长；身体各部分比例、骨骼、神经、生殖系统、内脏的位置等也随着年龄的增长而发生改变。熟悉儿童的解剖特点，有利于做好儿童保健和护理工作。如小婴儿头部相对较重，颈部肌肉和颈椎发育滞后，抱婴儿时应注意托起并保护头部。

2. 功能特点　儿童生长发育快，代谢旺盛，各组织器官发育尚未完善。不同年龄儿童的生理、生化正常值不同，如心率、呼吸频率、血压、体液的生化检验值等。熟悉儿童的生理特点，才能对临床出现的问题做出正确的判断和护理。

3. 免疫特点　儿童尤其婴幼儿的非特异性免疫、特异性免疫（体液免疫和细胞免疫）功能较成人低下，易患感染性疾病。胎儿通过胎盘从母体获得的 IgG 抗体，在婴儿出生 6 个月以内有一定的免疫作用，对白喉、麻疹和脊髓灰质炎等有一定的免疫力。生后 6 个月时几乎全部消失，其主动免疫 IgG 一般要在 8 ～ 10 岁时才能达到成人水平，婴幼儿时期 SIgA 几乎不能测出，易患呼吸道、消化道感染。大分子的 IgM 抗体不能通过胎盘从母体获得，故新生儿时血清 IgM 浓度低，易患革兰阴性菌感染。

4. 心理和行为特点　儿童时期是心理、行为形成的基础阶段，可塑性非常强，心理应对挫折的能力较差，合作性差，依赖性强。儿童的心理、行为发育是连续不断的过程，受家庭、学校和社会影响。对待儿童要多给予心理关怀和照顾，避免恶性刺激，尤其是在住院期间，不能忽视对儿童的心理护理。

5. 病理特点　同一疾病在不同年龄阶段的表现不同，如肺炎链球菌所致的肺部感染，在婴幼儿常表现为支气管肺炎，而在年长儿和成人则可引起大叶性肺炎病变。

6. 疾病特点　儿童疾病的病种、临床表现与成人差别甚大，如婴幼儿以感染性疾病、先天性和遗传性疾病为多见，而成人主要以高血压、冠心病、糖尿病等为多见。儿童疾病往往起病急、变化快，表现不典型，病灶局限能力差，易并发败血症，易伴有呼吸、循环衰竭及水、电解质紊乱等严重表现。

7. 预后特点　儿童疾病往往来势凶猛、变化多端，但若处理及时、护理恰当，恢复也较快，预后大多较好，较少转成慢性或留下后遗症；若患儿年幼、体弱，或处理不及时，则病情恶化快，死亡率较高。

8. 预防特点　很多儿童疾病是可以预防的，儿童时期的健康促进和疾病预防已成为儿科工作的重要方面。预防重点是围生期保健、先天性遗传性疾病的胎儿期或新生儿期筛查及早期干预和矫治；传染性疾病的预防接种；某些成人疾病或老年性疾病如高血压、动脉粥样硬化、糖尿病和某些成人的心理问题等都与儿童时期的饮食、环境条件和心理卫生有关；肺炎、腹泻病、缺铁性贫血和佝偻病作为儿童常见“四病”的重点防治疾病。

9. 儿童护理特点　儿科护理评估难度大，健康史资料收集较困难，体检不配合，标本采集及其他辅助检查多数不会配合。年幼体弱儿对疾病的反应差，不能及时、准确地表达自己的痛苦，常表现为体温不升、不哭、表情淡漠，时常缺乏定位症状和体征，病情变化快，处理不及时易恶化甚至危及生命。观察任务重，要求儿科护士要有高度的责任心和敏锐的观察力。儿童自理能力较差，护理过程中有大量的生活护理和教养内容，儿科护理项目多，年龄越小，越需精心护理。儿童认知水平有限，护理操作时多数不能配合，操作难度大，对护士的操作技术提出了更高的要求。

在护理工作中必须针对儿童的心理和生理特点采取相应的护理措施，如儿童多动、好奇、模仿性强，但缺乏经验，应加强安全管理，防止发生意外事故；婴幼儿需要机体接触与抚摸，只要病情允许，护士应定期多次地搂抱和抚摸患儿，以解除其“皮肤饥饿”；大多数患儿住院后会产生紧张、不安和恐惧，儿科医护人员要重视环境带给儿童及家庭的影响，积极营造温馨舒适的病房环境，防止或减少儿童与家庭的分离，促进家长和患儿的亲密关系；在诊治操作之前应向儿童及家长进行解释和心理护理，帮助其建立把握感和控制感，防止或减少身心的伤害和疼痛；允许儿童保留自己的私人空间，提供游戏活动，让其发泄不良情绪，为其提供自己做出选择的机会等。

在儿科护理工作中，除基础护理外，应以儿童及家庭为中心，关注儿童及家庭成员的心理感受和服务需求，为儿童及家庭提供预防保健、健康指导、疾病护理和家庭支持等服务，维护和支持家庭原有的照顾方式和决策角色。儿科工作者应与儿童及家长建立伙伴关系，自觉遵守法律和伦理道德规范，尊重儿童的人格，保障儿童和家长的权利，促进儿童生理、心理、道德精神和社会等方面的健康成长。

项目二　儿童年龄分期

儿童的生长发育是一个连续渐进的动态过程，又具有一定的年龄阶段特点。为更好地做好儿童保健和疾病的预防工作，根据不同年龄时期儿童的特点，将儿童年龄划分为7个时期。

一、胎儿期

从受精卵形成到胎儿出生为止，共40周。胎儿的周龄即为胎龄，或称为妊娠龄。胎儿最初8周称胚胎期，是各系统组织器官原基分化、初具人形的关键时期；第9周起到出生为胎儿期，是各系统、器官发育完善的时期。胎儿完全依赖母体而生存，孕母的身心健康、胎盘、脐带的异常、环境因素等均可影响胎儿的生长发育，尤其是妊娠前3个月，孕母如受到感染、药物、放射线照射、缺乏营养、心理创伤等不良因素的影响，均可影响胎儿的发育，引起先天畸形，甚至流产、早产等。因此加强孕期保健及胎儿保健十分重要。

二、新生儿期

从出生脐带结扎至28天之前，此期实际包含在婴儿期内。此期胎儿脱离母体开始独立生存，内外环境发生巨大变化，但其适应能力尚不成熟，发病率、病死率高，尤以早期新生儿（第1周新生儿）最高。应加强保暖、喂养、消毒隔离、清洁卫生，进行先天性遗传代谢性疾病筛查及听力的筛查等。

胎龄满28周（体重≥1000g）至生后7天为围生期，是胎儿历经分娩、生命遭受最大危险的时期，发病率与死亡率最高，此期死亡率占婴儿死亡率的1/2～2/3。围生期死亡率是衡量一个国家或地区的产科和新生儿科质量乃至该地区卫生水平的一项重要指标，应做好围生期保健，重视优生优育。

三、婴儿期

从出生到1周岁之前为婴儿期。此期生长发育最迅速，一年中身长增长50%，体重增加2倍，对营养需要量相对较大，但消化吸收功能尚不完善，易发生消化功能紊乱和营养障碍性疾病，应提倡母乳喂养，并进行合理的营养指导，定期进行体格检查。同时，婴儿体内来自母体的抗体逐渐减少，自身的免疫功能尚未成熟，抗感染能力较弱，易发生各种感染和传染性疾病，应按时进行预防接种，完成基础免疫程序。神经系统尤其是运动功能和感知发育快，应培养良好习惯，早期智能开发。良好的生活和卫生习惯的培养也可从此期开始。

四、幼儿期

从1周岁至满3周岁之前为幼儿期。幼儿期体格生长速度较前稍减慢，智能发育迅速，活动范围扩大，好奇心强，接触社会事物渐多，但识别危险和保护自己的能力都有限，意外伤害发生率非常高，应格外注意防护。此期消化系统功能仍不完善，营养需求量仍然相对较高，断乳和转乳期食物添加须在此期进行，饮食由乳类向成人饮食过渡，仍然容易发生消化、营养紊乱，适宜的喂养仍然是保持正常生长发育的重要环节，加强断奶后的营养和喂养指导。免疫力仍然比较低下，易患感染性疾病，应加强预防接种，同时应定期进行体格检查，合理安排生活日程，培养良好的卫生习惯。

五、学龄前期

从3周岁到6～7岁入小学前为学龄前期。此期体格生长稳步增长，智能发育更加迅速，是性格形成的关键时期，知识面扩大，自理能力和初步社交能力得到锻炼。应重视学前教育，培养良好的道德品质和生活习惯。因活动范围和能力增强，防范意识差，意外伤害发生率增加。免疫功能逐渐成熟，自身免疫性疾病如急性肾炎、风湿热等发病率有增多趋势。

六、学龄期

从入小学始（6～7岁）至青春期前（12～14岁）为学龄期。此期体格生长速度相对缓慢，到本期末，除生殖系统外，各器官外形均已接近成人。智力发育更加成熟，理解、分析、控制、综合能力逐渐完善，可以接受系统的科学文化教育。发病率相对较低，但免疫性疾病、近视、龋齿等逐渐增多，心理、行为问题也开始增多。应合理安排生活，预防近视、龋齿等常见疾病，提供适宜的学习条件，培养良好的学习习惯，加强素质教育和体育锻炼。

七、青春期

女孩的青春期比男孩早2年左右。女孩从11～12岁开始到17～18岁，男孩从13～14岁开始到18～20岁为青春期。此期儿童的体格生长再次加速，出现第二次高峰，同时生殖系统迅速发育，第二性征逐渐明显，女孩出现月经，男孩发生遗精，并经历复杂的生理、心理变化。由于神经内分泌调节功能尚不完善，还要遇到升学、就业等社会压力，常不能控制自己的情感和支配自己的行为，易受社会、周围环境的影响。常见的疾病有月经不调、痛经、痤疮、结核病、肥胖症、贫血等。此期保健重点是保证充足的营养，加强体格锻炼；加强生理心理卫生和性知识教育；加强道德品质和法律知识教育，树立正确的人生观；促进体格、体质、心理和智力的健康发育。

项目三　儿科护士的角色和素质要求

一、儿科护士的角色

儿科护士服务的对象是长身体、长知识的儿童，他们的身心发展是通过学习和交往逐渐完善的过程。随着儿科护理工作领域从医院向家庭、社区及学校的扩展，儿科护士不仅担负着保护和促进儿童健康的重任，还肩负有教育儿童的使命。儿科护士作为一名有专门知识的独立实践者，被赋予多元化角色。

1. 护理活动执行者 儿童生活自理能力不足，儿科护士最重要的角色就是帮助儿童在促进、保持或恢复健康的过程中，为儿童及家庭提供直接的护理照顾，如营养摄取、感染预防、药物给予、心理支持、健康指导等，以满足儿童身心需要。

2. 护理计划者 为促进儿童身心健康发育，护士必须运用护理专业的知识和技能，收集儿童的生理、心理和社会等方面的资料，全面评估儿童的健康状况及家庭情况，找出护理诊断，并制定全面的、切实可行的护理计划，采取有效护理措施，减轻其痛苦，帮助其适应医院，回归家庭和社区的生活。

3. 健康教育者 在护理儿童的过程中，护士应根据不同年龄阶段儿童智力发育水平，以其能接受的方式介绍有关健康知识，帮助他们建立自我保健意识，培养良好的生活卫生习惯，纠正不良行为，寓教育于护理之中。同时，对家长进行宣教，使他们能够采取健康的态度和健康的行为，以达到预防疾病、促进健康的目的。

4. 健康协调者 儿科护士是健康服务体系中的一员，日常工作中必须联系并协调与有关人员及机构的相互关系，维持有效的沟通网络，使诊断、治疗、求助与儿童保健工作协调配合，保证儿童获得最适宜的整体性医护照顾。如护士需与医生联络，讨论有关治疗和护理方案；护士需与营养师联系，讨论有关膳食的安排；护士需与儿童及家长进行有效的沟通，让家庭共同参与儿童护理过程，以保证护理计划的贯彻执行。

5. 健康指导者 当患儿及家长对疾病和与健康有关的问题出现疑惑时，护士需要认真倾听他们的询问，解答他们的问题，提供有关的医疗信息，并给予健康指导，使他们能够找到满足生理、心理和社会需要的最佳解决方法，以积极有效的方式应对压力。

6. 儿童及家庭代言人 护士是儿童及家庭权益的维护者，在儿童不会表达或表达不清自己的要求和意愿时，护士有责任解释并维护儿童的权益不受侵犯。护士还需评估妨碍儿童健康的问题和事件，并向有关行政部门提出改进的意见和建议。

7. 护理研究者 儿科护士在护理工作中，应积极进行护理研究，探讨隐藏在儿童症状及表面行为下的真正问题，以便能更实际、更深入地帮助他们。同时，通过研究来验证、扩展护理理论和知识，发展护理新技术，指导并改进护理工作，提高儿科护理质量，促进专业发展。

二、儿科护士的素质要求

儿科护士不仅要掌握儿童各年龄阶段身心发展的规律和特点，还应遵循现代医学模式和护理模式对儿童进行全方位的整体护理，使其身心保持最佳状态。因此，儿科护士必须具备多方面的素质。

1. 高尚的道德品质　儿科护士应具备：①强烈的事业心。儿科护士服务的对象是儿童，儿童时期的护理对其健康成长及成人阶段的生命质量乃至一生的健康状况均会产生影响。因此，儿科护士必须具备强烈的事业心，热爱儿科护理，不计较名利，以促进儿童健康成长为己任，甘为儿童健康无私奉献。②高度的责任心。儿科护理工作具有一定的特殊性和复杂性，由于儿童身体娇嫩，又不能准确地表达自己的痛苦和要求，护士必须具有高度的责任心，对儿童进行细致观察、全面分析，及早发现病情变化，及时处理，以减轻其疾苦。③爱心。儿童最重要的情感需要是被爱和在爱中成长，当他们在爱中感到安全和满足时，就能消除紧张和恐惧等不良心理，抵抗各种健康危机。护理人员只有发自内心地爱护、关心、体贴儿童，尊重儿童的人格，努力成为儿童及家长的知心朋友，才能更好地护理儿童。

2. 丰富的专业知识及熟练的操作技能　儿科护士的知识领域要宽广，不仅具备丰富的医学、护理学、一般自然科学和人文社会科学知识，还要掌握儿童心理学、儿童教育学，不断更新护理知识，提高专业素质，方能胜任护理儿童的任务。儿科护士必须熟练掌握儿科临床比较系统的专业理论知识和操作技能，操作技术精湛，护理操作中做到轻、准、稳、快，才能有效地减轻儿童的痛苦，取得最佳护理效果。儿科护士还必须具有敏锐的观察力和综合分析判断能力，树立整体护理观念，能用护理程序解决患儿的健康问题。掌握一门外语及现代科学发展的新理论、新技术，具有开展护理教育和护理科研的能力，勇于创新进取。

3. 有效的人际沟通能力　儿童不会表达或表达不清楚自己的真实感受、要求及意愿。儿科护士必须具有运用语言或非语言交流的技巧和敏锐的观察力，观察儿童的表情、动作及体征，并能及时与儿童和家长有效沟通，及时获取新信息，全面了解儿童的生理、心理和社会状况，制订有效的护理计划并实施，以满足他们的需要，减轻他们的痛苦。与家长的良好沟通，建立融洽的护患关系，有利于指导家长科学育儿和疾病防治，更好地提高患儿家庭参与健康照顾的能力。

4. 良好的身心素质　现代儿科护理不仅要挽救患儿的生命，同时还必须考虑到治病过程对儿童生理、心理及社会等方面的影响。这就要求儿科护士必须具有强烈的进取心，不断汲取知识，丰富和完善自己，具有较强适应能力，良好的忍耐力及自我控制力，善于应变、灵活敏捷。以健康、乐观、开朗、稳定的情绪，宽容豁达的胸怀，健康的身体和良好的言行举止感染儿童，与儿童及家长成为好朋友，与同仁团结协作，以理解、友善、平等的心态为儿童及家庭提供帮助，促进儿童身心全面健康。

重点、难点、考点

1. 重点：儿童年龄分期及各期的保健重点。

2. 难点：儿科护理的特点。

3. 考点：儿童年龄分期及保健重点，儿科护士的角色和素质要求。

复习思考

1. 儿童年龄分期。

2. 围生期、胎儿期、新生儿期、婴儿期、幼儿期的定义、特点及保健重点。

3. 儿科护士的角色和素质要求。

扫一扫，知答案

模块二

生长发育

【学习目标】

1. 掌握儿童生长发育规律和体格生长。
2. 熟悉儿童感知觉、运动、语言和心理发育特点。
3. 了解影响生长发育的因素。
4. 能为个体、家庭和社区提供儿童生长发育的监测、健康评估和保健指导。

项目一　生长发育规律和影响因素

生长发育（growth and development）是从受精卵到成人的成熟过程，是儿童的重要特征。生长是指儿童身体各器官、系统的长大，可测出其量的改变；发育是指细胞、组织、器官的分化与功能成熟，为质的改变。生长和发育两者紧密相关，生长是发育的物质基础，生长的量的变化在一定程度上反映身体各器官、系统的成熟状况。监测和促进儿童生长发育是儿科工作者的重要职责之一。

一、生长发育规律

1. 生长发育的连续性和阶段性　生长发育在整个儿童时期不断进行，但各年龄阶段生长发育的速度不同。一般年龄越小，体格生长越快。如体重和身长在出生后第一年，尤其前3个月增长很快，为生后的第一个生长高峰；第2年后生长速度逐渐减慢；至青春期生长速度又加快，出现第二个生长高峰。

2. 各器官系统发育的不平衡性　人体各器官系统的发育顺序遵循一定规律。神经系统发育先快后慢，脑在生后2年内发育较快；生殖系统发育先慢后快；淋巴系统先快而后回缩；皮下脂肪在年幼时较发达；肌肉组织到学龄期才发育加速；心、肝、肾等器官的增长，基本与体格生长平行（图 2-1）。

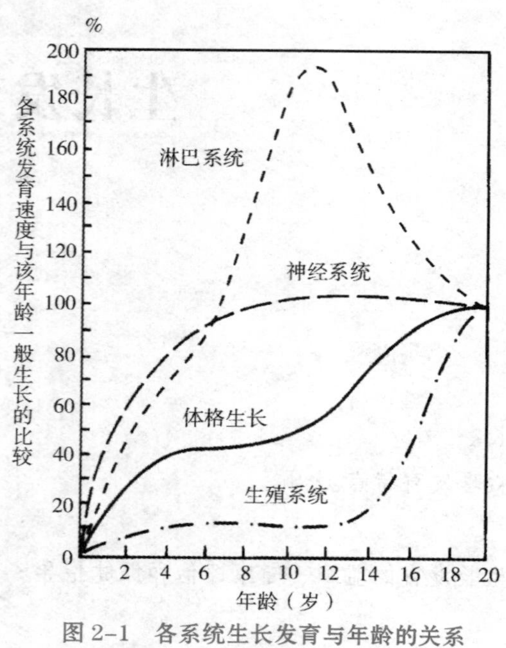

图 2-1 各系统生长发育与年龄的关系

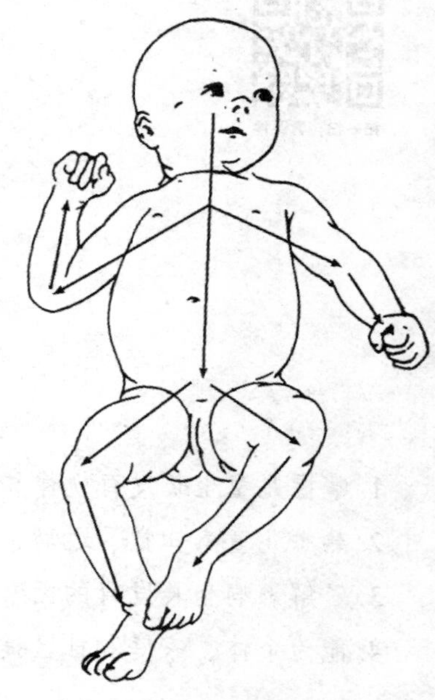

图 2-2 躯体的发育趋势图

3. 生长发育的顺序性 生长发育遵循：①由上到下，如先抬头，后抬胸，再会坐、立、行；②由近到远，如从臂到手，从腿到脚的活动；③由粗到细，如从全手掌抓握物品到用手指拾取；④由简单到复杂，如先会画直线，后能画圈、画图；⑤由低级到高级，如先会看、听、感觉事物，再发展到记忆、思维、分析、判断（图 2-2）。

4. 生长发育的个体差异性 儿童生长发育虽按一定规律发展，但在一定范围内受遗传和环境因素的影响，存在着个体差异，每个人的生长发育不完全相同。因此，儿童的生长发育水平有一定的正常范围；正常值不是绝对的，评价时须考虑各种因素对个体的影响，才能做出正确的判断。

二、影响生长发育的因素

1. 遗传因素

（1）先天因素 父母双方遗传因素决定儿童生长发育的特征、潜力、趋向，种族、家庭的遗传信息影响深远，如皮肤和头发的颜色、面型特征、身材高矮、性成熟的早晚及对疾病的易感性等。染色体畸形及遗传代谢缺陷等严重影响生长发育的因素更与遗传直接相关。

（2）性别因素 男女生长发育特点不同。女童青春期开始较男童约早 2 年，男童青春期虽开始较晚，但延续的时间比女童为长，故体格生长最后还是超过女童；女童骨化中心出现较早，骨骼较轻，肩距较窄，骨盆较宽，皮下脂肪丰满，而肌肉却不如男童发达；女童的语言和运动发育略早。因此，评价儿童生长发育的男女标准不同。

2. 环境因素

（1）营养　营养是儿童生长发育的物质基础，年龄越小，受营养的影响越大。宫内营养不良影响胎儿的体格和脑的发育；生后第 1 ～ 2 年严重营养不良，可影响体重、身长及智能的发育。营养过剩也不利于发育。

（2）疾病　疾病对儿童生长发育的影响十分显著。急性感染常使体重减轻；慢性疾病则影响体重和身高的增长；内分泌疾病常引起骨骼生长和神经系统发育迟缓；先天性疾病如先天性心脏病可造成生长迟缓。

（3）母亲情况　胎儿在宫内的发育受孕母生活环境、情绪、营养和疾病等各种因素的影响。如母亲妊娠早期的病毒感染可导致胎儿先天畸形；母亲妊娠早期接受药物、放射线辐射、环境毒物污染和精神创伤等均可使胎儿发育受阻；母亲妊娠期严重营养不良可引起流产、早产和胎儿发育迟缓。

（4）家庭和社会环境　良好的居住环境，如阳光充足、空气新鲜、水源清洁、无噪声、无噪光、居住条件舒适，配合良好的生活习惯、科学护理、良好教养、体育锻炼和完善的医疗保健服务等，是促进儿童生长发育达到最佳状态的重要因素。

项目二　体格生长

一、体格生长常用指标

1. 体重　体重是身体各器官、系统及体液的总重量，是最易获得的反映儿童生长与营养状况的指标。儿科临床中多用体重计算药量和补液量。

新生儿出生体重与胎次、胎龄、性别及宫内营养状况有关。平均男婴出生体重 3.3kg，女婴出生体重 3.2kg。生后数日内由于摄入不足、水分丢失、胎粪排出，可出现暂时性体重下降，称生理性体重下降，一般下降范围为 3% ～ 9%，在生后 3 ～ 4 日下降达最低点，以后逐渐回升，于 7 ～ 10 日恢复到出生时的水平。

体重在生后前 3 个月增长最快，3 个月末时体重约为出生体重的 2 倍；前半年平均每月增长 700g，后半年平均每月增加 300 ～ 400g；1 岁时体重约为出生体重的 3 倍（10kg），2 岁时体重约为出生体重的 4 倍（12 ～ 13kg）。2 ～ 12 岁体重平均每年增加 2kg。当无条件测量体重时，可按以下公式粗略计算儿童体重：

1 ～ 6 月：体重（kg）= 出生体重 + 月龄 ×0.7

7～12月：体重（kg）= 出生体重 +6×0.7+（月龄 –6）×0.4

2～12岁：体重（kg）= 年龄 ×2+8

进入青春期后，儿童生长发育加速，体重猛增，每年可达4～5kg，持续2～3年，呈现第二个生长高峰。女孩12～14岁、男孩14～16岁接近成人体重。

儿童的体重可波动在 ±10%。低于15%以上应考虑营养不良；高于20%以上应考虑肥胖症。

测量方法：见模块六项目一。

2. 身高（长） 身高（长）指头、脊柱和下肢长度的总和，是反映骨骼发育的重要指标。

正常新生儿出生时身长平均为50cm；生后第1年增长最快，约25cm，前3个月增长11～13cm，1岁时身长约为75 cm；第2年增长稍慢，10～12cm，2岁末身长约87cm。2～12岁每年平均增长6～7cm。

2～12岁身高（长）的估算公式为：身高（长）（cm）= 年龄 ×7+75

进入青春期身高增长加速，其增长速度可达儿童期的2倍，持续2～3年。

身高（长）的三部分的增长速度并不一致。第1年头生长最快，脊柱次之，而青春期身高增长则以下肢为主，故各年龄头、脊柱和下肢占身高（长）的比例各有不同。有些疾病可使身体各部分比例失常，需测量上部量（从头顶至耻骨联合上缘）和下部量（从耻骨联合上缘到足底）来进行比较。出生时上部量大于下部量，中点在脐上；随着下肢长骨增长，中点下移，2岁时在脐下；6岁时在脐与耻骨联合上缘之间；12岁时上部量与下部量相等，中点位于耻骨联合上缘；头占身高（长）的比例从新生儿的1/4减为成人的1/8（图2–3）。

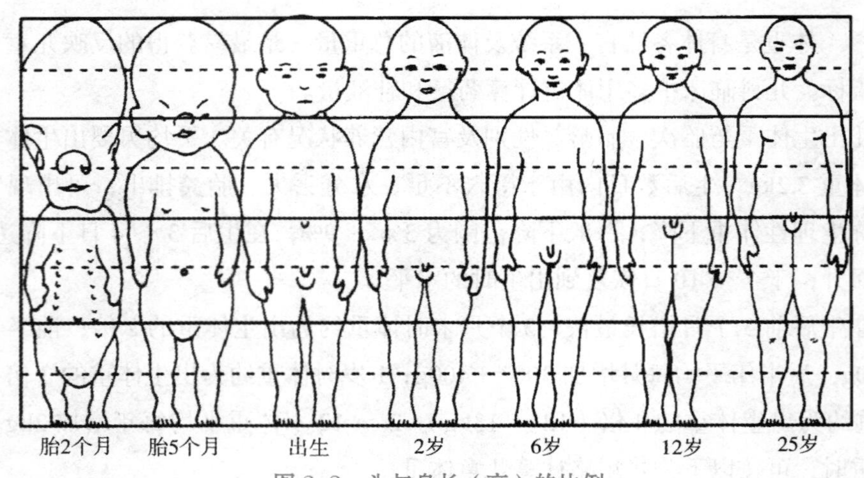

图2–3　头与身长（高）的比例

影响身高（长）的因素有遗传、内分泌、营养、运动和疾病等，短期的疾病与营养波动不易影响身高（长）的增长。低于正常值30%以上为异常。明显的身材异常见于呆小病、侏儒症、软骨发育不全、长期营养不良、严重佝偻病等。

测量方法：详见模块六项目一。

3. 坐高（顶臀长） 坐高（顶臀长）是头顶到坐骨结节的长度，反映头和脊柱的生长。其增长规律与上部量增长相同；由于下肢增长速度随年龄增加而加快，坐高（顶臀长）占身高（长）的百分数则随年龄而下降，由出生时的67%降至14岁时的53%。此百分数显示了身躯上、下部比例的改变，比坐高绝对值更有意义。

测量方法：3岁以下儿童仰卧位用测量床测量；测量者一手提起儿童小腿使其膝关节屈曲，大腿与底板垂直，骶骨紧贴底板，另一手移动足板紧压臀部，量板两侧刻度相等时读数，读数至0.1cm。3岁以上儿童用坐高计测坐高；儿童坐于坐高计凳上，身躯先前倾使骶部紧靠量板，再挺身坐直，大腿靠拢紧贴凳面与躯干成直角，膝关节屈曲成直角，两脚平放，移下头板与头顶接触，读数至0.1cm。

4. 头围 头围是自眉弓上缘经枕骨结节绕头一周的长度，反映脑和颅骨的发育。出生时头围平均33～34cm；在1岁以内增长较快，前3个月和后9个月都约增长6cm，故1岁时为46cm；1岁以后头围增长明显减慢，2岁时为48cm；5岁时为50cm；15岁时头围接近成人，54～58cm。头围测量在2岁内最有价值。头围较小提示脑发育不良、小头畸形等；头围增长过速往往提示脑积水。

测量方法：儿童取立位或坐位，测量者将软尺零点固定于儿童头部一侧眉弓上缘，将软尺接触头皮绕枕骨结节和另一侧眉弓上缘回至零点，读数至0.1cm。

5. 胸围 胸围是平乳头下缘经肩胛角下缘绕胸一周的长度，反映肺和胸廓的生长。出生时胸围约32cm，比头围小1～2cm。1岁左右头围与胸围相等，以后胸围逐渐大于头围。1岁至青春期前胸围超过头围的厘米数约等于儿童岁数减1。

测量方法：儿童取仰卧位或立位，两手自然平放或下垂，测量者一手将软尺零点固定于儿童一侧乳头下缘（乳腺已发育的女孩，固定于锁骨中线第4肋间），另一手使软尺接触皮肤，经两侧肩胛角下缘回至零点，取平静呼气、吸气时平均值，读数至0.1cm。

6. 腹围 腹围是平脐（婴儿以剑突与脐连线中点）水平绕腹一周的长度。2岁前腹围与胸围大致相等，2岁后腹围比胸围小。患腹部疾病如有腹水时需测量腹围。

测量方法：婴儿取仰卧位，软尺零点固定于剑突与脐连线中点，经同一水平线绕腹一周至零点；1岁后儿童仰卧位平脐绕腹一周，读数至0.1cm。

7. 上臂围 上臂围是沿肩峰与尺骨鹰嘴连线中点的水平绕上臂一周的长度，代表上臂骨骼、肌肉、皮下组织及皮肤的发育。1岁内，尤以前半年上臂围增长迅速；1～5岁增长缓慢。在测量体重、身高（长）无条件的地区，可测量上臂围以了解1～5岁儿童的营养状况。评价标准：＞13.5cm 为营养良好；12.5 ～ 13.5cm 为营养中等；＜12.5cm 为营养不良。

测量方法：儿童取立位、坐位或仰卧位，两手自然平放或下垂。将软尺零点固定于儿童左上臂外侧肩峰至鹰嘴连线中点，沿该点水平将软尺轻贴皮肤绕上臂一周，回至零点，读数至 0.1cm。

8. 皮下脂肪 婴儿期脂肪组织较多，1 ～ 7 岁皮下脂肪逐渐变薄，10 岁以后特别是青春期，女孩的脂肪组织是男孩的 2 倍。皮下脂肪的厚薄反映儿童的营养状况。

测量方法：用测皮褶卡钳测量，测量前刻度应调整到 0。测量者用左手拇指及示指将测量部位皮肤及皮下脂肪捏起，捏时两指应相距 3cm，右手拿量具，将钳板插入捏起的皮褶两边至底部并钳住，测量其厚度，读数记录至 0.1cm。常用的测量部位有：①腹壁皮下脂肪：在锁骨中线上平脐处，皮褶方向与躯干长轴平行；②背部皮下脂肪：肩胛下角下稍外侧，皮褶方向应自下向上中方向与脊柱成 45°角。

二、骨骼和牙齿的发育

1. 颅骨 颅骨的发育与脑的发育关系密切。通过头围的测量、囟门的大小及骨缝的闭合情况来衡量颅骨的发育。出生时颅骨尚分离，骨缝于 3 ～ 4 个月闭合。前囟由额骨与顶骨边缘形成的菱形间隙，出生时 1.5 ～ 2cm(对边中点连线长度)，以后随颅骨生长稍增大，6 个月后逐渐缩小，1 ～ 1.5 岁时闭合，最迟不超过 2 岁（图 2-4）。囟门闭合过早见于小头畸形；囟门闭合过晚见于佝偻病、呆小病及脑积水；颅内压增高时前囟饱满；极度消瘦或脱水时前囟凹陷。后囟为顶骨与枕骨边缘形成的三角形间隙，出生时已闭合或很小，最迟生后 6 ～ 8 周闭合。

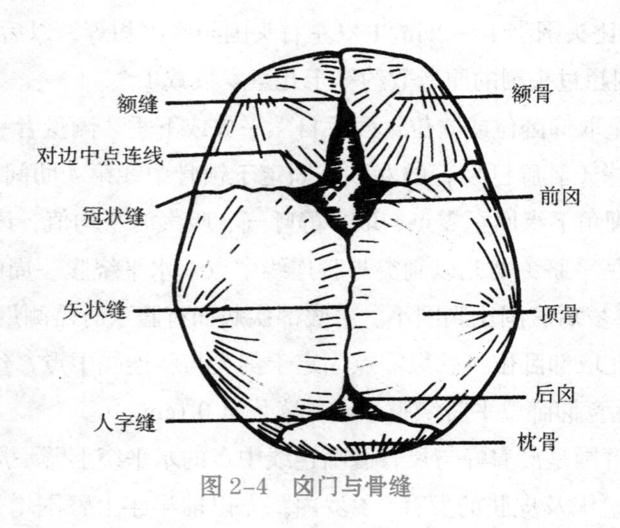

图 2-4 囟门与骨缝

2. 牙齿 人的一生共有两副牙齿，即乳牙（共20个）和恒牙（共28或32个）。牙齿的发育与骨骼发育有一定的关系，但牙齿与骨骼的发育不完全平行。出生时在颌骨中隐藏着已骨化的乳牙，生后4～10个月乳牙开始萌出，13个月后未萌出为异常；2～2.5岁时出齐。但乳牙的萌出时间有较大个体差异，与遗传、内分泌和食物性状等有关。2岁以内乳牙的数目为月龄减4～6。出牙顺序一般为下颌先于上颌、自前向后（图2–5）。恒牙的骨化从新生儿时开始，6岁左右萌出第1颗恒磨牙；6～12岁阶段乳牙逐个脱落被恒牙替代；12岁左右萌出第二恒磨牙；18岁以后萌出第三恒磨牙（智齿），但也有人终生不萌出此牙。

出牙为生理现象，有个别儿童出牙时出现低热、流涎、睡眠不安、烦躁等症状。严重的营养不良、佝偻病、呆小病、21–三体综合征等疾病常导致患儿出牙延迟、牙质差。

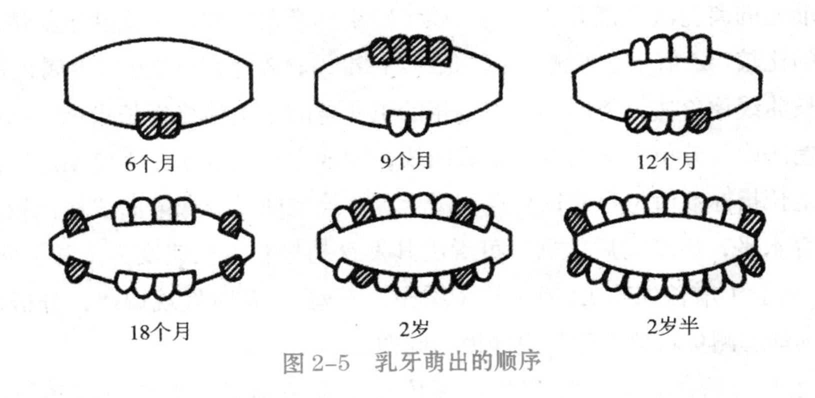

图2–5 乳牙萌出的顺序

3. 脊柱 脊柱的增长反映脊椎骨的生长。出生后第1年脊柱增长较下肢快，1岁以后脊柱增长速度落后于下肢。儿童出生时脊柱仅轻微后凸；3个月左右随抬头出现颈椎前凸；6个月左右会坐时出现胸椎后凸；1岁左右开始行走时出现腰椎前凸，形成了脊柱的生理性弯曲，保持身体平衡。开始时脊柱弯曲是有弹性的，到6～7岁时生理性弯曲逐渐被韧带所固定。因此，注意儿童坐、立、行走姿势，选择适宜的桌椅，对保证儿童脊柱正常形态非常重要。

4. 长骨 长骨的发育主要依靠干骺端的软骨骨化和骨膜下成骨作用使之增长、增粗。当骨骺与骨干融合时，标志长骨生长结束。

通过X线检查长骨干骺端骨化中心出现时间、数目、形态变化和干骺融合时间，可判断骨骼发育的年龄，即骨龄。由于出生时腕部无骨化中心，股骨远端及胫骨近端的骨化中心已出现，因此判断长骨的发育，婴儿早期摄膝部及踝部平片；一般摄左手腕部平片。出生后腕部骨化中心的出现次序为：头状骨、钩骨（3个月左右）；下桡骨骺（约1岁）；三角骨（2～2.5岁）；月骨（3岁左右）；大、小多角骨（3.5～5岁）；舟骨（5～6岁）；下尺骨骺（6～7岁）；豆状骨（9～10岁）。10岁时出全，共10个，故1～9岁腕部骨化中心的数目约为其岁数加 1。骨龄在临床上有重要诊断价值，如侏儒症和呆小病骨龄明显延迟；真性性早熟和先天性肾上腺皮质增生症骨龄则常超前。

三、体格生长的评价

1. 体格生长评价的常用方法

（1）均值离差法　适用于正态分布情况。一般认为在均值 ±2 标准差（含 95.4% 的总体）范围内的被检儿童为正常儿。

（2）中位数、百分位数法　适用于正态和非正态分布情况。以第 50 百分位（P_{50}）为中位数，其余百分位数为离散距，一般在 P_3 ～ P_{97}（含 94% 的总体）范围内的被检儿童为正常儿。

（3）标准差的离差法　该方法用偏离该年龄组标准差的程度来反映生长情况，可用于不同人群间的比较。Z 值 =（实测值 – 均值）/ 标准差，Z 值在 ±2.0 以内属正常范围。

（4）生长曲线评价法　将同性别、各年龄组儿童的某项体格生长指标（如身长、体重等）值按离差法或百分位数法的等级绘成曲线，制成生长曲线图，将定期连续测量的个体儿童的体格生长指标数值每月或每年点于图上，并绘成曲线与标准曲线作比较，可了解其目前所处发育水平，比较前后数据，可看出其发育趋势和生长速度为正常、向下（下降、增长不足）、向上（增长加速），或平坦（缓慢、不增），及时发现偏离，分析原因予以干预，这种连续动态测量较单次测量更能说明问题。

2. 体格生长评价的内容　体格生长评价包括生长水平、生长速度和匀称程度 3 个方面。

（1）生长水平　将儿童某一年龄时的某项体格生长指标测量值如体重、身高（长）、头围等与参考人群值进行比较（横向比较），即得到该儿童该项体格生长指标在此年龄的生长水平，通常以等级表示，但不能预示其生长趋势。

（2）生长速度　以生长曲线图观察儿童生长速度最简单、直观。这种动态纵向观察，可发现个体儿童自己的“生长轨道”，预示其生长趋势，与参考人群值比较，可及时发现生长偏离。因此，生长速度的评价较生长水平更能真实反映儿童生长情况。生长速度正常的儿童生长基本正常。

（3）匀称程度　评估儿童体格生长指标之间的关系。①体型匀称：常以身高（长）的体重与参照人群值比较，反映体型生长的比例关系，即一定身高的相应体重增长范围。②身材匀称：以坐高（顶臀长）/ 身高（长）的比值与参照人群值比较，反映儿童下肢生长情况，小于等于参照值即为匀称，否则为不匀称。

项目三　神经心理发育

在儿童成长过程中，神经心理发育与体格生长具有同等重要的意义。神经心理发育是以神经系统的发育为物质基础，尤其是脑的发育；与遗传、环境及教养密切相关。儿童神经心理的发育大量反映在日常的行为上，故也称为行为发育。

一、神经系统的发育

胎儿神经系统的发育领先于其他系统；出生时脑重量已达成人脑重的25%左右，神经细胞数目已与成人接近，但其树突与轴突少而短；出生后脑重的增加主要在于神经细胞体积增大和树突的增多、加长，以及神经髓鞘的形成和发育。3岁时神经细胞分化基本完成；4岁时神经髓鞘的形成和发育完成，婴儿期各种刺激引起的神经冲动传导速度慢且易于泛化，不易形成兴奋灶，易疲劳而进入睡眠状态。

儿童脊髓相对长，随年龄而增长；脊髓下端在胎儿时位于第2腰椎下缘，4岁时位于第1腰椎，在进行腰椎穿刺时应注意。脊髓的发育在出生时较成熟，2岁时接近成人，神经髓鞘的发育自上而下，到3岁时完成。

出生时有觅食、吸吮、吞咽、拥抱、握持等先天性反射，握持反射应于3个月时消失；新生儿和婴儿肌腱反射较弱，腹壁反射和提睾反射也不易引出，到1岁时才稳定；3～4个月前婴儿肌张力较高，凯尔尼格征（Kernig sign）可为阳性；2岁以下儿童双侧巴宾斯基征（Babinski sign）阳性亦可为生理现象。

生后2周左右可形成第一个条件反射，抱起喂奶时出现吸吮动作；生后2个月开始逐渐形成视觉、触觉、味觉、听觉等条件反射；3～4个月开始出现兴奋性和抑制性条件反射；2～3岁时皮质抑制功能发育完善，至7～14岁时皮质抑制调节功能才能达到一定强度。随着条件反射的形成和积累，儿童的综合分析能力逐渐提高，智力发育渐趋复杂和完善。

二、感知、运动、语言和心理的发育

1. 感知的发育　感觉是脑对作用于感官的客观事物个别属性的反应，包括视觉、听觉、触觉等；知觉是脑对事物各种属性的综合反映，与感觉的发育密切相关。感知的发育对儿童运动、语言和社会适应能力的发育起促进作用。

（1）视觉　新生儿已有视觉感应能力，在清醒安静状态下可短暂注视，能看清15～20cm内的物体，可出现暂时斜视和眼球震颤；2个月时开始有头眼协调；3～4个月时喜看自己的手，头眼协调较好；6～7个月时目光可随上下移动的物体垂直方向转动，能认识母亲和常见物品，喜看鲜艳明亮的颜色；8～9个月时出现视深度的感觉，能看到小物体；18个月时能区别各种形状，喜看图画；2岁时可区别垂直线和横线；5岁时能区别各种颜色；6岁时视深度充分发育。

（2）听觉　出生时因鼓室无空气、外耳道残留羊水，听力稍差，但对强声可有瞬目、震颤等反应；生后3～7天听觉已相当好，声音可引起呼吸节律改变；1个月时能分辨“吧”和“啪”的声音；3～4个月时头可转向声源，听到悦耳声时会微笑；6个月时能区别父母声音；7～9个月时能确定声源，区别语言的意义；1～2岁时能听懂简单吩咐；3岁后更能精细区别不同声音；4岁时听觉发育完善。听觉的发育对儿童语言的发育有重要意义。

（3）嗅觉和味觉　出生时嗅觉已基本发育完善，新生儿对母乳香味已有反应；3～4个月时能区别愉快与不愉快的气味；7～8个月对芳香气味有反应。出生时味觉已发育完善，新生儿对不同味道如甜、酸、苦等产生不同的反应；4～5个月时对食物味道轻微改变很敏感，为味觉发育的关键期，应合理添加各类转乳期食物。

（4）皮肤感觉　皮肤感觉包括触觉、痛觉、温度觉和深感觉。触觉是引起某些反射的基础；新生儿触觉以眼睑、口周、手掌、足底等部位最敏感，触之即有眨眼、张口、缩回手足等反应。新生儿已有痛觉，但反应较迟钝，随月龄增长逐渐改善。新生儿温度觉很灵敏，对冷的反应更明显。给婴儿适当的皮肤接触和爱抚可使其获得安全感；2～3岁时通过接触能区分物体的软、硬、冷、热等属性；5岁时能分辨体积相同而重量不相同的物体。

（5）知觉　5～6个月的婴儿已有手眼协调动作，通过看、摸、闻、咬、敲击等逐步了解物体各方面的属性；1岁末开始有空间和时间知觉；3岁能辨上下，4岁能辨前后，5岁能辨自身的左右；4～5岁能区别早晚、今天、明天、昨天；5～6岁能区别前天、后天、大后天。

2. 运动的发育　运动是涉及骨骼肌的一切活动。胎动是最初的运动形式；新生儿运动多属无意识和不协调；以后随着脑的迅速发育，儿童运动能力日臻完善。运动发育分为大运动（包括平衡）和细动作两大类。

（1）大运动

1）抬头　新生儿俯卧位时能抬头1～2秒；2个月时直立及俯卧位能抬头；3个月时抬头较稳；4个月时抬头稳且能自由转动。

2）翻身　4～5个月时较能从侧卧位翻为仰卧位，6～7个月时有意识从仰卧位到俯卧位。

3）坐　6个月时能双手向前撑住独坐；8个月时能坐稳并能左右转身。

4）爬　7～8个月时已能用手支撑胸腹，使上身离开床面或桌面，有时能在原地转动身体；8～9个月时可用上肢向前爬；12个月左右爬时手膝并用；18个月时可爬上台阶。

5）站、走、跳　9个月时可扶物站立；10个月左右能扶走；11个月时能独站片刻；15个月时可独自走稳；18个月时能跑及倒退走；2岁时能双足并跳；2.5岁时能单足跳；3岁时双足交替走下楼梯；5岁时能跳绳。

（2）细动作　新生儿两手握拳紧；3～4个月时握持反射消失，开始有意识地取物；6～7个月时出现换手与捏敲等探索性动作，能独自摇摆或玩弄小物体；9～10个月时可用拇、示指取物，喜撕纸；12～15个月时学会用匙，乱涂画，几页几页翻书；18个月时能叠2～3块方积木；2岁时可叠6～7块方积木，能握杯喝水，会一页一页翻书；3岁时在别人的帮助下会穿衣服；4岁时基本上能自己脱、穿简单衣服；5岁能学习写字，会系鞋带。

3. 语言的发育　语言是表达思想和观念的心理过程，与智能有密切联系。语言发育除必须具备正常的听觉、发音器官和大脑语言中枢外，还与外界的环境有关，为儿童提供适合语言发育的环境，可促进语言发育。语言的发展要经过发音、理解和表达3个阶段。

（1）发音阶段　新生儿已会哭叫，1～2个月开始发喉音，3～4个月发“啊”“咿”“呜”等元音，6个月出现辅音，7～8个月能发“爸爸”“妈妈”等语音，8～9个月时喜欢模仿成人的口型练习发音。

（2）理解语言阶段　在发音的过程中逐渐理解语言。通过视觉和触觉等与听觉联系，逐步理解一些日常用品如奶瓶、电灯等的名称。6个月能听懂自己的名字，9个月左右的婴儿已能听懂简单的词意，如“再见”“欢迎”等。

（3）表达语言阶段　在理解的基础上，当听觉中枢与发音运动中枢建立起联系通路，儿童就学会发出有意义的语言。10个月能有意识地叫“爸爸”“妈妈”；1岁开始会说简单的词；1岁半时能用语言表达自己的要求；2岁能说出自己身体各部位，能说2～3个字的短句；3岁会说短歌谣；4岁能讲简单的故事。

4. 心理活动的发展　心理活动包括注意、记忆、思维、想象、情绪、性格等的总和。生后条件反射形成是心理活动开始发育的标志；随年龄增长，心理活动不断发展。了解儿童的心理特征，可促进其心理活动的健康发展。

（1）注意　注意是心理活动对一定对象的指向和集中，是认知过程的开始；可分无意注意和有意注意。婴儿以无意注意为主，强烈的刺激如较大的声音、鲜艳的色彩或需要的物品如奶瓶，都能成为无意注意的对象。随年龄的增长、活动范围的扩大和语言的发育，儿童逐渐出现有意注意，但稳定性差，易分散、转移；5～6岁后才能较好地控制自己的注意；11～12岁后注意的集中性和稳定性提高，注意的范围也不断扩大。

（2）记忆　记忆是将所获得的信息“贮存”和“读出”的神经活动过程；分为感觉、短暂记忆和长久记忆3个系统，长久记忆又分为再认（以前感知的事物在眼前重现时能认识）和重现（以前感知的事物虽不在眼前出现，但可在脑中重新出现）。5～6个月婴儿虽能再认母亲，但直到1岁以后才有重现。婴幼儿时期的记忆特点是时间短、内容少，易记忆带有欢乐、愤怒等情绪的事情，且以机械记忆为主，精确性差。随着年龄的增长和语言、理解、思维能力的加强，逻辑记忆逐渐发展，记忆内容广泛、复杂，记忆的时间越来越长。

（3）思维　思维是人应用理解、记忆和综合分析能力来认识事物的本质和掌握其发展规律的一种精神活动，是心理活动的高级形式；分为直觉行动思维、具体形象思维和逻辑思维。1岁后儿童开始产生思维；在3岁前只有最初的形象思维，思维与客观物体及行动有关，如拿着玩具汽车边推边说"汽车来了"，如果将玩具汽车拿走，游戏活动则停止；3岁以后开始有初步抽象思维，即凭具体形象引起的联想来进行思维，不能进行演绎推理；6～11岁儿童逐渐学会综合分析、分类比较等抽象思维方法，具有进一步独立思考的能力。

（4）想象　想象是利用已感知的客观事物，在大脑中创造出新形象的思维活动，常通过讲述、画图、写作、唱歌等来表达。新生儿无想象能力；1～2岁时仅有想象的萌芽，局限于模仿成人生活中的某些的动作，如模仿母亲的动作给布娃娃喂饭；3岁后有初步的有意想象，但仍为片断、零星的想象；学龄前儿童想象力有所发展，但仍以无意想象为主；学龄儿童有意想象和创造性想象迅速发展。

（5）情绪、情感　情绪是个体生理或心理需要是否得到满足时的心理体验和表现；情感是在情绪的基础上产生的对人、物的关系的体验，属较高级、复杂的情绪。外界环境对情绪的影响很大，如新生儿因不适应外界环境，常表现出不安、啼哭等消极情绪，而哺乳、抚摸、抱、摇等则可产生愉快情绪。6个月后儿童产生对母亲的依恋及分离性焦虑，以后逐渐产生比较复杂的情绪，如喜、怒和爱、憎等，同时会产生一些不良的情绪，如怕羞、怕黑、嫉妒、爱发脾气等。婴幼儿情绪表现特点为时间短暂，反应强烈，易变化，易冲动和外显而真实。随年龄增长儿童对不愉快因素的耐受性逐渐增强，能有意识地控制自己，情绪反应渐趋稳定，情感也日益增强、分化和完善，产生信任感、安全感、同情感、荣誉感和友谊感等。良好、稳定的情绪和情感有益于智能发展和优良品德的养成。

（6）意志　意志是自觉地、主动地调节自己的行为，克服困难以达到预期目标或完成任务的心理过程。新生儿无意志；婴幼儿出现有意行动或抑制自己某些行动即为意志的萌芽；随着年龄增长，语言、思维发展，社会交往增多，以及成人教育的影响，儿童意志逐步形成和发展。积极的意志表现为自觉、坚持、果断和自制；消极的意志则表现为依赖、顽固和冲动等。通过日常生活、游戏和学习等来培养儿童积极的意志，克服其消极的意志。

（7）个性、性格　个性是个人处理环境关系时心理活动的综合模式，包括思维方法、情绪反应、行为风格等。每个人有特定的生活环境和自己的心理特点，因此每个人的个性不同，表现在兴趣、能力、气质等方面。性格是一个人所具有的较稳定的和比较经常的心理特征，是在长期生活环境中形成的。婴儿期一切生理需要均依赖成人，从而婴儿逐渐形成对亲人的依赖性和信赖感；幼儿期已能独立行走，说出自己的需要，自己吃饭、排大小便，但又未脱离对亲人的依赖，常出现违拗言行与依赖行为；学龄前期儿童生活基本能自理，主动性增强，具有进取精神及丰富的想象力，但当主动行为失败时易出现失望和内疚；学龄期开始正规学习生活，重视自己勤奋学习的成就，但有时遇到困难时容易产生自卑；青春期体格生长和性发育逐渐成熟，社交增多，心理适应能力增强，但容易波动，在感情问题、伙伴问题、职业选择、道德评价和人生观等问题上处理不当时易发生性格变化。性格一旦形成即相对稳定。

在儿童性格的发展中，父母的教育对儿童性格的形成有十分重要的影响。民主的父母可培养出独立性强、大胆机灵、社交能力强的儿童；严厉的父母经常打骂孩子，会使儿童性格冷酷、顽固、缺乏自信；溺爱孩子的父母容易使其骄傲、自私、任性，缺乏独立生活能力和主动性，依赖性强；父母教育方式不一致则容易使儿童养成两面讨好、投机取巧、会说谎的性格。家长、老师、医护工作者及全社会的关切、爱护和正确引导，对青少年建立优秀品质十分重要。

5. 社会行为的发展 儿童社会行为是各年龄阶段心理行为发展的综合表现，与家庭经济、文化水平、育儿方式及其年龄、性别、性格等有关。新生儿对周围环境反应少，但不舒服时会哭叫，抱起来即安静；2～3个月时以笑、停止啼哭、眼神和发音来表示认识父母；3～4个月的婴儿开始出现社会反应性大笑；7～8个月婴儿可表现出认生、对发声玩具感兴趣等；9～12个月是认生的高峰，对熟悉和不熟悉的人与物有喜或憎的表现；12～13个月喜欢变戏法和躲猫猫游戏；18个月时逐渐有自我控制能力；2岁左右不再认生，爱表现自己，吸引别人注意，喜听故事、看画片，能执行简单命令；3岁时人际交往更熟练，能与人玩游戏；随着年龄增长，接触面的不断扩大，对周围人和环境的反应能力更趋完善。

三、神经心理发育的评价

儿童神经心理发育的水平表现在感知、运动、语言和心理活动等多种能力及性格特征，对这些能力和特征的检查称心理测试。

常用的儿童心理测试方法有能力测试和适应性行为评定，前者包括筛查性测验和诊断性测验。筛查性测验方法包括丹佛发育筛查法、绘人测试法、图片词汇测试法等；诊断性测验方法包括Gesell发育量表、Bayley婴儿发育量表、Standford-Binet智能量表、Wechsler学前及初儿童童智能量表、Wechsler儿童智能量表修订版等。智力低下的诊断与分级必须结合适应性行为的评定结果。

心理测试仅能判断神经心理发育的水平，对诊断疾病没有意义；心理测试须经专门训练的专业人员根据实际需要选用，不能滥用。

重点、难点、考点

1. 重点：生长发育的规律，体格生长常用指标。
2. 难点：生长发育的评价，心理活动的发展。
3. 考点：生长发育的规律，体格生长常用指标，感知、运动和语言发育。

复习思考

1. 案例：患儿，男，1.5 岁。家长带其来医院做儿童保健，体格检查结果：体重 11.2kg，身长 82cm，前囟已闭，出牙 12 颗，胸围大于头围。

（1）衡量儿童营养状况的重要指标是什么？

（2）该幼儿发育是否正常？

（3）如何正确指导家长训练该幼儿的运动及语言发育？

2. 试述生长发育的规律及其影响因素。

3. 试述生长发育的评价。

扫一扫，知答案

扫一扫，看课件

模块三

儿童营养与喂养

【学习目标】

1. 掌握母乳喂养的优点及其护理，人工喂养的常用乳品和护理。
2. 熟悉儿童能量和营养素的需要，转乳期食品添加的原则和顺序。
3. 了解 1 岁后儿童膳食安排。
4. 能为个体、家庭和社区儿童提供正确的喂养和膳食指导。

项目一　营养基础

营养（nutrition）是指人体获得和利用食物维持生命活动的整个过程。合理的营养是保证儿童生理需要和健康成长的重要条件。食物中经过消化、吸收和代谢能维持生命活动的物质为营养素。营养素分为：能量、宏量营养素（蛋白质、脂类、碳水化合物）、微量营养素（矿物质和维生素）和其他膳食成分（膳食纤维、水）。其中蛋白质、脂类和碳水化合物经过氧化分解释放出一定的能量供人体需要，称为三大生能营养素。膳食营养素参考摄入量（DRIs）包括 4 项内容：平均需要量（EAR）、推荐摄入量（RNI）、适宜摄入量（AI）和可耐受最高摄入量（UL）。如果个体摄入量呈正态分布，一个人群的 RNI= EAR + 2SD，超过 UL 时，发生毒副作用的危险性增加。

一、儿童能量代谢

能量是维持人体新陈代谢所必需的热量来源，由食物中的宏量营养素供给。儿童总能量需要包括 5 个方面：

1. 基础代谢所需　基础代谢是人体处于清醒、安静、空腹的情况下，在 18℃～25℃

环境中维持基本生理活动所需的最低能量消耗。儿童基础代谢所需的能量较成人高，随年龄增长而逐渐减少。婴幼儿基础代谢的能量需要占总能量的 50% ～ 60%，每日约为 230kJ（55kcal）/kg，12 岁时每日约为 126kJ（30kcal）/kg，接近成人。

2. 生长所需 生长所需为儿童特有，与生长速度成正比。婴儿期生长最快，此项占总能量的 25% ～ 30%，以后逐渐减少，至青春期需要量又增多。

3. 食物热力作用 食物热力作用是食物在消化、吸收、利用过程中产生的能量的额外消耗。与食物成分有关，宏量营养素中以蛋白质的热力作用最大，为 30%，脂肪为 4%，碳水化合物为 6%。婴儿食物含蛋白质多，此项占总能量的 7% ～ 8%，混合膳食的年长儿约占 5%。

4. 活动消耗 活动消耗个体差异较大，与儿童体格、活动量、活动时间有关，并随年龄的增长而增加。婴儿此项占总能量的 15% ～ 25%。爱哭闹、活动多的婴儿此项能量需要比安静者高出 3 ～ 4 倍。当能量摄入不足时，儿童首先表现为活动减少。

5. 排泄损失 排泄损失是食物在体内不能完全消化吸收而排出体外所损失的能量。约占总能量的 10%，腹泻时增加。

以上 5 方面能量的总和为总能量需要，年龄越小，所需总能量相对越多。婴儿约为每日 460kJ（110kcal）/kg，以后每增加 3 岁减少约每日 42kJ（10kcal）/kg，至 15 岁时约为每日 250kJ（60kcal）/kg。总能量需要存在个体差异，实际应用时，可根据儿童年龄、体重、体型进行计算。

二、宏量营养素

1. 蛋白质 蛋白质的主要功能是构成人体细胞、组织和器官的重要成分，维持人体的生理功能；次要功能是供能，占总能量的 8% ～ 15%。构成人体的氨基酸有 20 种，其中 9 种是必需氨基酸（亮氨酸、异亮氨酸、缬氨酸、苏氨酸、蛋氨酸、苯丙氨酸、色氨酸、赖氨酸、组氨酸），此外，胱氨酸、酪氨酸、精氨酸、牛磺酸是早产儿的必需氨基酸，需要由食物提供，乳类、蛋、鱼、肉和豆类必需氨基酸含量高。组成蛋白质的氨基酸模式与人体蛋白质氨基酸模式接近的食物，生物利用率高，称为优质蛋白质，优质蛋白质主要来源于动物和大豆蛋白质。

1 岁内婴儿蛋白质的 RNI 为每日 1.5 ～ 3g/kg。1 岁后蛋白质需要量逐渐减少，至青春期又增加。儿童蛋白质长期缺乏可出现生长发育迟缓、营养不良、贫血、水肿等，摄入过多又可发生便秘和消化不良。每克蛋白质在体内实际产能为 17kJ（4kcal）。

2. 脂类 脂类包括脂肪（甘油三酯）和类脂，是机体能量的重要来源和主要储存形式，还能提供必需脂肪酸、协助脂溶性维生素的吸收、防止散热、保护脏器的功能。人体不能自身合成，必须由食物供给的脂肪酸称为必需脂肪酸，如亚油酸、亚麻酸，主要来源于植物，亚油酸主要存在于植物油、坚果类食物中（核桃、花生）；亚麻酸主要存在于绿叶蔬菜、鱼类脂肪及坚果类食物中。母乳含有丰富的必需脂肪酸。膳食中亚油酸缺乏，会影响人体的正常功能，表现为皮肤角化、伤口愈合不良、生长停滞、生殖功能减退、心肌收缩力降低、免疫功能下降和血小板凝聚障碍。

脂肪所提供的能量占 6 个月以下婴儿总能量的 45% ～ 50%，年长儿占 25% ～ 30%。必需脂肪酸应占脂肪所提供能量的 1% ～ 3%。每克脂肪在体内实际产能为 38kJ（9kcal）。

3. 碳水化合物 碳水化合物包括单糖（葡萄糖）、双糖和多糖（主要是淀粉），是供能的主要来源，还能促进其他营养素的代谢。碳水化合物主要来源于粮谷类食物。各种糖最终分解为葡萄糖才能被机体吸收利用。当碳水化合物供给不足时，可引起低血糖，并分解机体的脂肪或蛋白质以满足能量需要，以致酮体产生过多而致酸中毒。

碳水化合物所供的能量占总能量的 55% ～ 65%。每克碳水化合物在体内实际产能为 17kJ（4kcal）。

为满足儿童生长发育的需要，应首先保证能量供给，其次是蛋白质。宏量营养素应供给平衡，比例适当，否则易发生代谢紊乱。

三、微量营养素

1. 矿物质 矿物质是构成机体的物质和调节生理生化功能，维持细胞内、外液的渗透压和体液的酸碱平衡；是维持神经、肌肉兴奋性不可缺少的物质。矿物质包括常量元素和微量元素。含量大于人体重 0.01% 的元素为常量元素，除氢、氧、碳和氮外，有钙、磷、钾、钠、镁、硫、氯 7 种，每日膳食需要量都在 100mg 以上；含量小于人体重 0.01% 的元素为微量元素，人体必需的微量元素有 14 种：铁、锌、铜、碘、硒、氟、钼、锰、铬、镍、钒、锡、硅、钴，儿童易发生铁、碘、锌缺乏。各种矿物质的生理功能和来源如下（表 3–1）。

表 3–1　矿物质的生理功能和来源

种类	生理功能	来源
钙	构成骨骼、牙齿；供给离子化钙；降低神经、肌肉的兴奋性；维持正常心脏搏动；调节某些酶的活性；参与凝血过程和腺体分泌	乳类、虾皮、小鱼、海产品、豆类、坚果类、绿色蔬菜、山楂
磷	构成牙齿、骨骼、核蛋白、酶的主要成分；协助碳水化合物、脂肪、蛋白质代谢；参与缓冲系统；维持酸碱平衡	乳类、肉类、豆类、谷类
钾	细胞内液主要阳离子，维持渗透压；调节酸碱平衡；维持心肌的兴奋性、传导性、自律性	橘汁、胡萝卜汁、肉类、乳类含量特多

续表

种类	生理功能	来源
钠	细胞外液主要阳离子，维持渗透压；调节酸碱平衡；调节水分交换；加强神经、肌肉的兴奋性	食盐、酱油、盐腌食品、蛋类、肉类、乳类
镁	构成牙齿、骨骼；构成细胞浆要素，激活多种酶；调节神经、肌肉兴奋性；维持酸碱平衡	谷类、豆类、紫菜、肉类、乳类、坚果
氯	细胞外液主要阴离子，调节渗透压和酸碱平衡；胃酸主要成分，能激活唾液淀粉酶	食盐、酱油、盐腌食品、鱼、肉、乳类
铁	参与红细胞的生成与成熟；参与氧和二氧化碳的转运；参与组织呼吸，促进生物氧化还原反应	肝、蛋黄、血、红瘦肉、绿色蔬菜、桃、杏、黑李，动物来源吸收好
锌	参与人体许多酶的组成，促进生长发育和组织再生，促进食欲，促进维生素 A 的正常代谢和生理功能，促进性器官与性功能正常发育，维持免疫功能	生蚝、海蛎肉、牡蛎、动物内脏、豆类、坚果类
硒	抗氧化作用，维护心脏和血管的健康，对重金属有解毒作用，保护视器官、促进生长发育、抗肿瘤作用	海产品、动物内脏、肉类
碘	参与甲状腺素合成	海藻类、碘化食盐
铜	含铜金属酶、铜蛋白成分；促进血红蛋白合成	牡蛎、肝、鱼、绿色蔬菜
锰	为多种酶辅基成分；与性激素有关，与蛋白质及 DNA 合成有关	谷类、豆类、绿色蔬菜
铬	糖耐量因子，激活胰岛素，参与核蛋白合成	肝、牛肉、酵母、粗粮
钴	维生素 B_{12} 成分，促进红细胞生成	肝、肉、白菜、小米
氟	构成骨骼、牙齿	海产品、水、茶叶

2. 维生素　维生素是一类有机化合物，是维持人体正常生理功能所必需的营养素。在体内含量极微，却在机体代谢所必需的酶或辅酶中发挥核心作用。根据溶解性分为脂溶性和水溶性维生素。脂溶性维生素包括维生素 A、D、E、K，不溶于水，通过胆汁缓慢排出体外。缺乏时症状出现较迟，摄入过量易致中毒。水溶性维生素包括 B 族维生素（B_1、B_2、B_6、烟酸、叶酸、B_{12} 等）和维生素 C，易溶于水，仅有少量贮备，其多余部分从尿液、汗液排出，不易发生中毒，须每日通过膳食供给；当供给不足时可迅速出现缺乏表现。多数维生素在体内不能合成或合成量不足，必须由食物供给；儿童易发生维生素 A、D、C、B_1 缺乏。各种维生素的生理功能和来源如下（表 3–2）。

表3-2　各种维生素的生理功能和来源

种类		生理功能	来源
水溶性维生素	维生素 B_1（硫胺素）	构成脱羧辅酸的主要成分，为糖代谢所必需，维持神经、心肌的活动功能，调节胃肠蠕动，促进生长发育	米糠、麦麸、葵花籽仁、花生、大豆、瘦肉、谷类
	维生素 B_2（核黄素）	为辅黄酶的主要成分，参与机体氧化过程，维持皮肤、口腔和眼的健康	蛋黄、乳类、肝、瘦肉、鱼、绿色蔬菜
	维生素 B_6	为转氨酶和氨基酸脱羧酶的组成成分，参与神经、氨基酸及脂肪代谢	各种食物中，可在肠道内由细菌合成
	叶酸	其活性形式四氢叶酸参与核苷酸、甲基化合物的合成，是核酸合成的主要原料，有生血作用	绿色蔬菜、肝、肾、蛋、豆类、酵母
	维生素 B_{12}	促进四氢叶酸的形成，促进细胞及细胞核的成熟，对生血和神经组织代谢有重要作用	肝、肾、肉等动物食物
	维生素 C	促进胶原蛋白合成，促进铁、钙、叶酸吸收，清除自由基与活性氧，降低血胆固醇，解毒保肝及防癌作用等	新鲜蔬菜、水果
脂溶性维生素	维生素 A	促进生长发育和维持上皮细胞的完整性，形成视紫质所必需的成分，促进免疫功能	肝、肾、蛋黄、乳类、鱼肝油、胡萝卜等
	维生素 D	调节钙、磷代谢，维持血钙浓度，维持骨骼、牙齿的正常发育，调节免疫功能	紫外线照射皮肤合成，鱼肝油、肝、蛋黄
	维生素 E	促进细胞成熟与分化，是一种有效的抗氧化剂	蛋黄、乳类、麦胚油、豆类、蔬菜
	维生素 K	促进凝血酶原合成，凝血因子Ⅱ、Ⅶ、Ⅸ、Ⅹ是维生素 K 依赖因子，与骨代谢有密切关系	青菜、肝、蛋、豆类，肠内细菌合成

四、其他膳食成分

1. 水　水是维持生命活动最基本的物质，参与人体所有的新陈代谢和体温调节。水主要来源于饮用水和食物。儿童生长发育快、代谢旺盛，需水量相对多，年龄越小，需水量相对越多。婴儿需水量为每日 100 ～ 150mL/kg，以后每增长 3 岁减少约 25mL/kg。

2. 膳食纤维　膳食纤维是食物中不能被小肠酶消化，但可被细菌分解的非淀粉多糖，包括纤维素、半纤维素、木质素、树脂及果胶等。具有吸收大肠水分，软化大便，增加粪便体积，促进肠蠕动的作用；也能吸附胆汁酸，降解胆固醇，改善肝代谢，预防肠萎缩。膳食纤维来源于谷类、水果和蔬菜。

项目二 婴儿喂养

婴儿生长发育快，需要营养素相对多，但消化功能尚未发育完善，易发生消化功能紊乱，故合理喂养非常重要。婴儿喂养的方法包括母乳喂养、部分母乳喂养和人工喂养三种。

一、母乳喂养

母乳是满足婴儿生理和心理发育的天然最好食物，对婴儿的健康生长发育有不可替代的作用。一般健康母亲的乳汁能提供足月儿正常生长至6个月所需的营养。

1. 母乳的成分 孕后期及产后4～5天以内的乳汁为初乳，量少、质稍稠、色淡黄，脂肪较少而蛋白质多（以免疫球蛋白为主），维生素A、牛磺酸和矿物质含量丰富；产后5～14天的乳汁为过渡乳，脂肪含量高而蛋白质和矿物质含量逐渐减少；产后14天以后的乳汁为成熟乳，是婴儿时期的首选乳品。每次哺乳过程中，最初分泌的乳汁蛋白质高而脂肪低，以后则脂肪越来越高而蛋白质越来越低，至哺乳结束前的乳汁中脂肪含量最高。

2. 母乳喂养的优点

（1）营养丰富 母乳中各营养素比例适宜、利用率高，适合婴儿的需要。①蛋白质、脂肪、碳水化合物的比例为1∶3∶6，适合婴儿营养的需要。②蛋白质多为乳清蛋白，遇胃酸时凝块较小，利于婴儿消化；含较多的必需氨基酸，如由半胱氨酸转化的牛磺酸，能促进婴儿神经系统和视网膜的发育。③脂肪颗粒小，并含乳脂酶，易消化吸收；不饱和脂肪酸多，有利于大脑发育。④乳糖中90%为乙型乳糖，以及特有的低聚糖，能促进双歧杆菌和乳酸杆菌的生长及钙、镁和氨基酸的吸收。⑤矿物质含量适宜，适合婴儿肾发育水平。钙磷比例为2∶1，易于吸收，较少发生低血钙；微量元素锌、铜、碘较多，尤以初乳中含量高，对生长发育有利；母乳中铁吸收率（49%）高于牛乳（4%），不易发生缺铁性贫血。⑥维生素A和水溶性维生素含量多；仅维生素D含量低。

（2）增强免疫力 母乳喂养的婴儿患消化道、呼吸道及全身感染发病率低。①母乳中含有较多的免疫球蛋白、乳铁蛋白和溶菌酶，具有抗微生物作用。免疫球蛋白中以SIgA为多，初乳中最高，能增加消化道和呼吸道黏膜抵抗病原微生物的侵袭；乳铁蛋白对铁有强大螯合力，能抑制大肠埃希菌、大多数需氧菌和白色念珠菌的生长；溶菌酶能使革兰阳性细菌破坏并增强抗体的杀菌能力。②母乳中含有大量的免疫活性细胞，85%～90%为巨噬细胞，10%～15%为淋巴细胞；免疫活性细胞释放多种细胞因子发挥免疫调节作用。③母乳中含补体、双歧因子等免疫活性物质。

（3）哺喂方便、经济 母乳的温度及泌乳速度适宜，不易被污染和变质，乳汁量随婴儿的生长而增加，既方便又经济。

（4）增进母婴的情感　母乳喂养时，婴儿与母亲皮肤直接接触，通过母亲的抚摸、对视、温言细语，达到母子间相互了解、熟悉和亲密，并使婴儿获得安全感、信任感和愉悦感，增强母婴间依恋情结，有利于婴儿心理和智力发育。

（5）有益于母亲　哺乳可促进子宫收缩和复原，有利于母亲产后的康复；可降低乳腺癌和卵巢癌的发生率。

3. 母乳喂养的护理

（1）母乳喂养指导　每年5月20日为“全国母乳喂养宣传日”；每年8月1～7日为“世界母乳喂养周”。大力宣传母乳喂养的优点，做好孕妇产后哺喂的心理准备；加强孕母营养，使母体贮存足够脂肪，供哺乳能量的消耗；在妊娠后期，每日用清水擦洗乳头并按摩乳房；乳头内陷者，每日用手指牵拉乳头数次，做好哺乳前的准备工作；生后2周是建立母乳喂养的关键时期；保证乳母睡眠充足、心情愉快，每日4～5餐为宜，应选富含蛋白质、钙、磷、铁、碘及B族维生素的食物，常喝一些汤汁以利泌乳。

（2）开乳时间　正常新生儿生后即可哺乳，最迟不超过半小时，此阶段婴儿吸吮反射最强，通过吸吮可促进乳汁的分泌。将新生儿裸体置于母亲胸前进行皮肤接触并吸吮乳头，刺激乳腺分泌，可减轻新生儿生理性黄疸、低血糖和生理性体重下降的发生。

（3）哺喂方法

1）哺喂前给婴儿更换尿布，母亲洗手，清洁乳头。

2）正确的喂哺姿势有斜抱式、卧式、抱球式。无论用何种姿势，都应该让婴儿的头和身体呈一条直线，婴儿身体贴近母亲，婴儿头和颈得到支撑，婴儿贴近乳房、鼻子对着乳头。正确的含接姿势是婴儿的下颏贴在乳房上，嘴张大时，将乳头及大部分乳晕含在嘴中，婴儿下唇向外翻，婴儿嘴上方的乳晕比下方多。婴儿慢而深地吸吮，能听到吞咽声，表明含接乳房姿势正确，吸吮有效。每次哺乳时间为15～20分钟；每次尽量使一侧乳房排空后，再喂另一侧，下次哺喂时，先吃未排空的一侧，防止断乳后母亲两侧乳房不等大；哺乳过程注意母婴互动交流。

3）哺喂后将婴儿竖抱，头靠在母亲肩上，轻拍背部使咽下的空气排出；然后让婴儿保持右侧卧位，以防溢乳。

（4）哺乳次数　2个月以内婴儿宜按需哺乳；随婴儿生长及乳量增多，可按时喂养。3～5月每日6～7次；6月龄后可随转乳期食物的引入减至每日4～5次。

（5）乳量　正常乳母每天泌乳量随婴儿的增长而增加，成熟乳乳量每天可达700～1000mL。判断奶量是否充足应以婴儿体重增长情况、尿量多少与睡眠状况等综合考虑。劝告母亲不要轻易放弃哺乳。

（6）哺乳禁忌　当母亲感染HIV、患有严重乳头内陷、慢性肾炎、心功能不全、糖尿病、精神病等不宜哺乳。乳母患急性传染病、乳腺炎时暂停哺乳，可将乳汁挤出经消毒后哺喂。母亲感染结核病，若无临床症状可继续哺乳。乙型肝炎病毒携带者并非哺乳的禁忌证。

（7）断乳时间　随婴儿的生长发育，母乳已不能满足需要；而消化系统功能逐渐完善、牙齿的萌出，使其逐渐适应非流质食物。因此，从婴儿6月龄起，在合理添加其他食物的基础上，继续母乳喂养至2岁或2岁以上。季节最好选择春、秋季，若遇夏季或疾病时应推迟断乳。

二、部分母乳喂养

部分母乳喂养又称混合喂养，是母乳与配方乳或牛乳、羊乳混合使用的一种喂养方法；可分为补授法和代授法两种。

1. 补授法　母乳不足时，先哺母乳，将两侧乳房排空，然后补充乳品；适于6个月以内的婴儿。此法有利于刺激母乳分泌。

2. 代授法　用配方奶或兽乳替代1次母乳量，为代授法。母亲因故不能按时哺喂，可用代授法，但每日哺母乳次数不应少于3次，以防母乳分泌迅速减少。母乳喂养婴儿到4～6月龄时，为断离母乳宜采用代授法。

三、人工喂养

4～6个月以内的婴儿由于各种原因不能进行母乳喂养时，完全采用配方乳或其他兽乳等喂养者，称人工喂养。

1. 常用乳品

（1）鲜牛乳

1）成分　营养成分：①蛋白质含量较母乳高，但以酪蛋白为主，在胃中形成较大凝块不易消化；②脂肪含量与母乳相似，但不饱和脂肪酸尤其亚麻酸低于母乳，缺乏乳脂酶，较难消化；③乳糖含量少且为甲型乳糖，利于大肠埃希菌的生长，易患腹泻；④矿物质比母乳多3～3.5倍，不利于消化且加重婴儿肾脏的负荷，尤其是新生儿和早产儿；钙磷比例不合适（1.2：1），不利于吸收；⑤煮沸后缺乏各种免疫因子，加之牛乳极易受细菌污染，故喂牛乳易患感染性疾病。

2）家庭改造　通过煮沸、加糖和稀释对牛乳进行改造，使之能适合婴儿的营养需求和消化能力。①煮沸3～4分钟既灭菌又使蛋白质变性，有利于消化；②加糖使三大生能物质比例适宜，利于吸收，一般每100mL牛乳中加蔗糖5～8g；③稀释是为降低酪蛋白、矿物质的浓度，生后不满2周者可用2：1奶（即两份乳一份水），逐渐增至3：1或4：1，满月后可用全乳。

3）婴儿乳量的计算 100mL 全牛乳供能 280.3KJ（67kcal），含 8% 糖牛乳 100mL 供能为 418.4KJ（100kcal）。婴儿每日需总能量 460KJ（110kcal）/kg，每日需乳量 110mL/kg，总需水量 150mL/kg。

（2）牛乳制品

1）配方乳粉 以牛乳为基础改造的乳制品，降低酪蛋白、饱和脂肪酸、矿物质的含量，添加不饱和脂肪酸、乳糖、婴儿生长所需的微量营养素，使其成分接近母乳。若不能进行母乳喂养时，配方乳粉是人工喂养首选的乳品。不同月龄的婴儿，配方不同；对早产或过敏的婴儿，可选用特殊成分的配方乳。

2）全脂乳粉 鲜牛乳经加工制成粉末，使其中的酪蛋白变软、细，较鲜牛乳易消化且不易过敏。在喂哺时按重量 1：8（1g 乳粉加 8g 水）或按容量 1：4（1 匙乳粉加 4 匙水）冲调成全牛乳。

3）酸乳 鲜牛乳加乳酸杆菌或乳酸、柠檬酸等制成，其凝块小，易于消化吸收，并有一定的抑菌作用；适用于消化不良的儿童。

（3）羊乳 成分与牛乳相似，含乳清蛋白高，凝块小，易于吸收；而叶酸和维生素 B_{12} 含量较低，长期食用易导致营养性巨幼细胞性贫血。

2. 人工喂养的护理

（1）尽量选择乳品或乳制品，调制适宜的浓度、量和温度。乳品容易被细菌污染，若无冷藏条件，应分次配制。

（2）哺喂前先给婴儿换尿布、洗净双手；所用乳具应洗净、消毒；选择适宜的乳瓶和乳孔大小合适的乳头，乳头孔的大小应以乳瓶盛水倒置时液体呈滴状连续滴出为宜；乳汁的温度以乳汁滴在成人手腕掌侧不烫手为宜。

（3）将婴儿抱起，取舒适体位，乳瓶倾斜使乳头充满乳汁后再哺乳，每次哺喂时间 15～20 分钟；牛乳间隔 3.5～4 小时喂 1 次，每日 6～7 次。

（4）哺喂完毕竖抱起婴儿轻拍其背部，使其将吞咽的空气排出；将婴儿置右侧卧位。

四、婴儿食物转换

婴儿 6 个月后，单纯乳类喂养已不能满足其生长发育和营养的需要，进入到由纯乳类向固体食物转换的转乳期。婴儿 6 个月后在健康、消化功能正常时应按顺序逐步引入其他食物，以提供营养素，促进其功能发育和能力获得。

1. 转乳期食物引入的原则 转乳期食物的引入应遵循由少到多、由稀到稠、由细到粗、由一种到多种的原则。引入的食品应单独制作，不能用成人食物代替；在天气炎热或婴儿患病时，应减少或避免引入新的食物，以免引起消化不良。

2. 转乳期食物引入的顺序 给婴儿引入其他食物的时间和过程应适合婴儿的接受能

力，保证食物的质地、性状、口味等能被婴儿接受。首先引入的是含强化铁的米粉，转乳期的泥状食物是人类生态学发展中不可逾越的食物形态。转乳期食物引入的顺序如下（表3–4）。

表3–4　转乳期食物引入的顺序

月龄	食物性状	辅助食品的种类	餐数		进食技能
			主餐	辅餐	
4～6个月	泥状食物	含铁配方米粉、米汤、烂粥、蛋黄泥、菜泥、果泥、鱼泥	6次奶（断夜间奶）	逐渐加至1次	用勺喂
7～9个月	末状食物	粥、烂面、馒头片、菜末、鱼、蛋、肉末、肝泥、豆腐、水果	4次奶	1次餐饭 1次水果	学用杯
10～12个月	软碎食物	稠粥、软饭、面条、馒头、鱼肉、面包、碎菜、碎肉、豆制品、水果	3次奶	2次餐饭 1次水果	手抓食 自用勺

项目三　1岁后儿童膳食安排

根据儿童时期生长发育快、代谢旺盛的特点，烹饪制作能增加食欲、适合于消化、满足机体需要的膳食非常重要。

1. 幼儿膳食　幼儿生长逐渐平稳，乳牙逐渐出齐，咀嚼和消化功能逐步成熟。食物种类逐渐多样化，从乳类为主变为以谷类为主。蛋白质每日40g左右，其中优质蛋白应占1/2。每日总能量供给400～420kJ（96～100kcal）/kg。蛋白质、脂肪、碳水化合物产能之比为（10%～15%）:（30%～35%）:（50%～60%）。食物制作要细、软、碎，逐渐增加食物花色品种。幼儿膳食安排需合理，每日4～5餐（即乳类2～3餐，主食2餐）为宜。注意养成幼儿定时进餐、不偏食、不吃零食的良好习惯，从喂食、允许抓食过渡到独立进食。每餐进食时间控制在半小时内，不允许边吃边玩。

2. 学龄前期儿童膳食　学龄前期儿童膳食基本接近成人，但应避免坚硬、辛辣、油腻的食品。此期也是视力、智力发育的关键时期，应供给充足的蛋白质、卵磷脂、脑磷脂，钙、磷、钾，维生素A、D、B_2。总能量供给约每日340KJ（80kcal）/kg，除正常3餐外，下午加1次点心。饮食应荤素搭配、粗细交替；注意色、香、味以促进食欲；避免不良饮食习惯。

3. 学龄期儿童的膳食　学龄期儿童上午学习紧张，脑力和体力消耗较大，因此，早餐不仅吃饱还要吃好，以保证学习效率，有条件者可在上午第二节课后加餐，如点心、牛乳或豆浆。食物应富含足够的优质蛋白质，以增加理解力和记忆力。配搭一定量的绿叶蔬菜和新鲜水果，促进儿童的生长发育。食物要在保证营养的基础上经常更换花色品种，以增进食欲；进餐时避免看书、看电视；注意饮食卫生。

4. 青春期少年膳食 青春期是生长发育的第二个高峰期，此期肌肉、骨骼生长突飞猛进，能量消耗大，对能量、蛋白质、矿物质、维生素需要量增加，女童供能每日 9.2 ～ 9.6MJ（2.2 ～ 2.3Mcal），男童需 10 ～ 12MJ（2.4 ～ 2.9Mcal）。蛋白质的每天供给量为 80 ～ 90g，优质蛋白质占 40% ～ 50%，供给适量的肉类、海产品和乳类，提供铁、锌、碘、钙等矿物质，以满足机体营养的需要。女孩因月经来潮，应增加铁的补充。

重点、难点、考点

1. 重点：母乳成分、母乳喂养的优点、母乳喂养的护理、人工喂养的乳品选择和转乳期食物引入的原则。

2. 难点：母乳成分、人工喂养的乳品选择和转乳期食物引入。

3. 考点：母乳成分、母乳喂养的优点、母乳喂养的护理、人工喂养的乳品选择和转乳期食物引入的原则。

复习思考

1. 婴儿的喂养方式有哪几种？为什么要大力提倡母乳喂养？

2. 简述幼儿膳食的基本原则。

3. 简述转乳期食物引入的原则。

扫一扫，知答案

扫一扫，看课件

模块四 儿童保健

【学习目标】

1. 掌握各年龄期儿童的保健特点，婴儿湿疹的护理，计划免疫程序，预防接种注意事项、反应及处理。

2. 熟悉儿童的体格锻炼、心理卫生特点。

3. 能对儿童个体、家庭、社区提供保健护理。

项目一 不同年龄儿童的保健特点

一、胎儿期及围生期保健

1. 产前保健

（1）预防遗传性疾病与先天性畸形　尤其是妊娠前3个月；有遗传性疾病家族史者婚前进行遗传咨询；禁止近亲结婚；患严重慢性病的孕母，定期产检，必要时终止妊娠；注意孕期用药，禁止烟酒，避免接触放射线。

（2）保证充足营养　若孕母长期营养不良，易导致胎儿营养不良，尤其在妊娠后期3个月需强调预防先天性佝偻病及缺铁性贫血等疾病。

2. 产时保健　预防胎膜早破、羊水污染、宫内窒息、胎粪吸入、脐带脱垂、难产等。

3. 产后保健　预防并及时处理缺氧、窒息、低体温、低血糖、低血钙和颅内出血等疾病。

二、新生儿期保健

1. 保暖　居室应阳光充足，通风良好，温湿度适宜。有条件的家庭应使室内温度保持在 22℃～24℃，湿度 55%～65%；无条件时指导家长正确使用热水袋或代用品保暖。

2. 合理喂养 鼓励尽早母乳喂养，按需哺乳。教会母亲刺激乳汁分泌的方法和哺乳技巧。如母乳确系不足或无法哺乳者，指导采取科学的人工喂养方法。新生儿出生两周后应口服维生素 D，每日 400U，预防佝偻病。

3. 预防疾病和意外伤害 新生儿应每日沐浴，水温为 38～40℃，使用温和无刺激性沐浴露；脐带未脱落前可在沐浴后用 75% 酒精消毒；选用柔软、浅色、吸水性强的棉质衣物、尿布；便后温水清洗臀部并擦干，局部可视情况涂以鞣酸软膏或鱼肝油油膏；加强新生儿食具消毒、接触者手的消毒，患有呼吸道或消化道感染、皮肤病及其他传染病者，不得接触新生儿；注意防止因被褥蒙头、乳房堵塞口鼻等造成的新生儿窒息等意外。应接种乙肝疫苗和卡介苗，出院回家前应进行新生儿先天遗传代谢病筛查和听力筛查。

4. 家庭访视 新生儿回家后，医护人员要及时进行家庭访视，并建立新生儿健康管理卡和计划免疫卡，一般应在出院 24 小时内完成，不得超过 72 小时。出院回家后 1～2 天内初访，生后 5～7 天内周访，生后 10～14 天半月访，生后 27～28 天满月访，对早产儿、低体重儿或足月小样儿应提早家庭访视并增加次数。

5. 早期教育 新生儿的视、听、触觉已初步发育，鼓励家长多抚触和搂抱新生儿，培养亲子感情。通过反复的视觉和听觉的综合训练，建立起各种正常的条件反射。

三、婴儿期保健

1. 合理喂养 6 个月前的婴儿提倡纯母乳喂养，6 个月以上婴儿及时引入转乳期食物。新生儿按需哺乳，2 个月以上的婴儿应逐渐定时进食，4 个月后逐渐夜间不再进食。婴儿期的食物以高能量、高蛋白的乳类为主，每日乳类供能不应低于总能量的 1/2。

2. 生活护理

（1）清洁卫生 应每日早晚给婴儿擦洗；有条件者每日沐浴，注意会阴部清洁及保持干燥。

（2）衣着 婴儿衣着宜简单、宽松而少接缝；衣服上不宜用纽扣，宜用带子代替，以免婴儿误食造成意外伤害。

（3）睡眠 一般情况下 3～4 个月的婴儿晚上能睡 9～11 小时，加上白天 2 次左右的小睡，一天可有约 15 小时的睡眠，随年龄增长睡眠时间逐渐减少；睡眠环境光线可稍暗，避免睡前过度兴奋，逐渐建立昼夜生活节律。

（4）活动 家长应每日带婴儿进行户外活动，呼吸新鲜空气和晒太阳；有条件者可进行空气浴和日光浴，以增强体质和预防佝偻病的发生。

3. 早期教育

（1）感知能力训练 可用声、光、色刺激婴儿神经系统的发育，如在婴儿床上悬吊颜色鲜艳的玩具，每日定时放悦耳的音乐和绘声绘色的故事，家人经常面对婴儿说话、唱歌等。

（2）动作的发展　在婴儿2个月后经常训练婴儿俯卧抬头；3～6个月时训练抓握能力；7～9月时应逗引婴儿爬行，同时练习婴儿站立、坐下和迈步，以增强运动能力的发育；10～12月鼓励婴儿学走路。

（3）排便训练　3个月后可给婴儿把尿，6个月后练习大小便坐盆，当婴儿大便次数减少至每日1～2次时，可开始训练定时大便，小便训练可从6个月开始。

4. 定期健康检查　应用生长发育监测图监测婴儿的体格生长。体格测量一般应在出生后6个月内每个月测量1次，6～12个月每2个月测量1次；健康检查应每1～3个月检查1次。

5. 预防疾病和意外　该期按计划免疫程序完成基础免疫。积极预防呼吸道感染、腹泻等感染性疾病和肥胖症、贫血、佝偻病、锌缺乏症等营养性疾病。此期常见的意外事故有异物吸入及窒息、跌落、中毒、触电、溺水和烫伤等，需要向家长强调预防。

四、幼儿期保健

1. 合理安排膳食　幼儿应注意供给足够的能量和优质蛋白。2～2.5岁以前，幼儿因乳牙未出齐，食物应细、软、烂，种类多样化，菜色美观。每日3次正餐，其间加1～2次点心、水果。每天保证有一定的乳品，一般1～2岁500mL，2～3岁300mL，分2～3次。鼓励自用餐具，养成不吃零食、不挑食、不偏食等良好习惯。

2. 生活护理

（1）衣着　幼儿衣着应颜色鲜艳、宽松、保暖、轻便、易于活动，穿脱简便，便于自理。

（2）睡眠　随着幼儿年龄增长、活动量增加，睡眠时间有所减少。一般每晚可睡10～12小时，白天小睡1～2次。睡前不要给幼儿阅读紧张的故事或做剧烈的游戏。

（3）口腔保健　幼儿不能自理时，家长可用软布轻轻清洁幼儿牙齿表面，逐渐改用软毛牙刷。3岁后应能在父母的指导下自己刷牙，早晚一次，并做到饭后漱口。应少吃易致龋齿的食物，定期进行口腔检查。

3. 早期教育

（1）大小便训练　18～24个月的幼儿能自主控制肛门和尿道括约肌，逐渐可控制排便，家长应采用鼓励和赞赏的方式，使其养成应在什么地方和时间排便。

（2）语言和运动的发展　成人应重视与幼儿的语言交流，通过游戏、讲故事、唱歌等促进幼儿语言发育。1～2岁幼儿要选择走、跳、投掷、攀登和发展肌肉活动的玩具；2岁后儿童开始模仿成人的活动，玩水、沙土、橡皮泥，在纸上随意涂画，喜欢奔跑、蹦跳等激烈、刺激性的运动。

（3）文明礼仪教育　幼儿模仿力极强，父母要给儿童树立好榜样，培养幼儿不乱扔瓜果皮纸屑、不随地吐痰等卫生文明习惯，学会与他人分享、互助友爱、尊敬长辈，使用礼貌用语，培养礼仪意识。

4. 预防疾病和意外事故　继续加强预防接种和防病工作，应每 3 ～ 6 月为幼儿做一次健康检查，预防龋齿，筛查听、视力异常，进行生长发育系统监测。指导父母防止意外发生，如交通事故、溺水、异物吸入、烫伤、跌伤、中毒、电击伤等。

5. 防治常见的心理行为问题　幼儿常见的行为问题包括发脾气、抗拒、破坏性行为等，家长应针对原因采取有效措施。

五、学龄前期保健

1. 合理营养　学龄前儿童饮食类型接近成人，每日三餐，可有 2 ～ 3 次加餐。制作要多样化，做到粗与细、荤与素食品搭配，保证热能和蛋白质的摄入。

2. 生活护理　学龄前儿童已有基本的自我照顾能力，他们学习自己进食、洗脸、刷牙、如厕等，虽然动作缓慢、不协调，应给予其鼓励。学龄前期儿童每日睡眠时间为 11 ～ 12 小时。学龄前儿童应充分利用空气、日光和水等开展体格锻炼。

3. 早期教育

（1）智力发展　学龄前儿童细动作明显发展，能完成较复杂性和技巧性的动作。

（2）品德教育　此期结合愉快的游戏，在体能、智能发展的同时，培养儿童遵守纪律、互助友爱、热爱劳动等良好品质。

4. 预防疾病和意外事故　每年进行 1 ～ 2 次健康检查和体格测量，继续生长发育监测，预防接种可在此期加强 1 次。此期儿童喜欢在街上追逐打闹、骑车、玩球等，车祸发生率增加，学妈妈做饭切伤手指或烫伤，还可学成人吃药而引起中毒等，应指导儿童及家长预防溺水、外伤、中毒等意外伤害，保证安全。

5. 防治常见的心理行为问题　包括吮拇指和咬指甲、遗尿、攻击性或破坏性行为、害怕等，家长应针对原因采取有效措施。

六、学龄期保健

1. 合理营养　学龄期膳食要求营养充分而均衡。重视早餐和课间加餐，以保证体格生长、精力充沛；同时，要特别重视补充强化铁食品，以减低贫血发病率。

2. 体格锻炼　学龄期儿童可进行较大运动量、较持久、系统的运动和体育锻炼，可参与成人类运动，如体操、赛跑、球类活动、游泳、滑冰、骑车等。

3. 培养良好的生活习惯

（1）睡眠习惯　一般来说，6 ～ 7 岁平均每日睡眠时间为 10 ～ 12 小时，7 岁以上为

9～10 小时。督促儿童养成按时睡眠、起床和夏季午睡的习惯。

（2）口腔卫生　恒牙生长出现在学龄期，应特别注意此期口腔卫生和定期的牙科检查。

（3）预防近视　学龄期儿童写字、读书时书本和眼睛应保持 1 尺左右的距离；阅读时书本与桌面成 30º～40º 角，使书本与视线成直角；不宜在弱光下读写，不宜长时间用眼如看书、玩电脑游戏等，养成经常远眺的习惯，避免视疲劳。

（4）正确的坐、立、行的姿势　及时纠正如歪头、扭腰、驼背等不良姿势，以免造成骨骼畸形。

4. 预防疾病和意外　学龄期每年至少进行 1 次健康教育，继续按时进行预防接种。此期应预防龋齿、近视、脊柱畸形等的发生。常发生的意外伤害包括车祸、溺水，以及活动时发生擦伤、割伤、挫伤、扭伤或骨折等，应加强交通安全及意外事故的防范知识教育。

5. 教养　加强品德教育，培养良好的性情和品格，陶冶高尚情操。

6. 防治常见的心理行为问题　学龄期儿童常见行为问题主要是焦虑、恐惧或拒绝上学。其原因较多，如上学时产生分离性焦虑，害怕与父母分离；不喜欢学校的环境；害怕某位老师；难以与同伴相处；或害怕考试等。需要学校和家长的相互配合，查明原因，采取相应措施，帮助儿童积极适应学校生活。

七、青春期保健

1. 加强营养　青春期应增加能量、蛋白质、维生素及矿物质（如铁、钙、碘等）等营养素的摄入，指导青少年选择营养适当的食物和保持良好的饮食习惯。

2. 培养良好生活方式

（1）卫生习惯　加强少女经期卫生指导；保持生活规律，避免受凉、剧烈运动及重体力劳动等。

（2）睡眠　青少年应养成早睡早起的睡眠习惯。

（3）体格锻炼　每周应有 3 次以上中、大量的锻炼和活动，每次应坚持 20～30 分钟。青少年时期的体育锻炼能减少高血压、高血脂、肥胖的发生，还能减低发生抑郁症和情绪障碍的危险。

（4）杜绝不良行为　青少年会染上吸烟、饮酒、网瘾等不良习惯，甚至染上酗酒、吸毒及滥用药物的恶习，应利用多种方法大力宣传其危害性，加强正面教育。

3. 性教育　性教育内容应包括生殖器官的结构与功能、第二性征、月经、遗精、性行为、怀孕等知识，对于青春期的自慰行为如手淫等应给予正确指导。

4. 法制和品德教育　对青少年要进行系统的法制教育及品德教育，学习助人为乐、勇于上进的道德风尚，自觉抵制腐化堕落思想的影响，树立正确的道德观、人生观。

5. 预防疾病和意外 青春期应重点防治的疾病包括近视、沙眼、龋齿、肥胖、神经性厌食、月经不调、脊柱弯曲、结核病和风湿病等。随着青少年的发育，血压也开始增高，直至青春期结束，尤其在男性更突出，因此青少年每年应测量1次血压。意外伤害包括交通事故、运动创伤、溺水、烧伤、打架斗殴等，应继续进行安全教育。

6. 防治常见的心理行为问题 此期儿童最常见的心理行为问题是出走、自杀、对自我形象不满等。需要家长和社会给予重视，因势利导，采取积极的措施解决此类问题。

项目二　儿童体格锻炼

一、户外活动

1. 空气浴 利用气温和体表温度之差作为刺激因素来锻炼身体，提高机体对气候变化的适应能力。可从出生后2～3个月开始，可先在室内进行，先通风换气使室内空气新鲜，室温不低于20℃，逐渐减少衣服至只穿短裤，习惯后可在气温适宜、无强风时移至户外进行。宜从夏季开始，随着气温的降低，使机体逐步适应。以饭后1～1.5小时进行较好，每日1～2次，每次2～3分钟逐渐延长至夏季2～3小时、冬季以20～25分钟为宜。进行空气浴的气温随年龄、体质而不同，一般3岁以下及体弱儿气温不宜低于15℃，3～7岁不低于12℃～14℃，学龄儿可降至10℃～12℃。进行空气浴时，儿童脱衣后可先用干毛巾擦全身皮肤至微红以做准备，也可结合儿童游戏或体育活动进行；随时注意儿童反应，若出现皮肤苍白、口唇发绀、起鸡皮等寒冷的表现，应立即停止，增加衣服。

2. 日光浴 利用日光中的紫外线照射可使皮内7–脱氢胆固醇转变为维生素D，预防佝偻病的发生，促进心肺功能及生长发育。宜在气温22℃以上、无大风时在户外进行日光浴，日光浴前应进行一段时间的空气浴。宜在早餐后1～1.5小时最佳，夏季在上午9时左右，春、秋天可在上午10～12时进行，不可空腹。在树荫或凉棚下，儿童睡在床上，戴白帽以免头部过热，眼戴遮阳镜，避免日光直接照射。先晒背部，再晒身体两侧，最后晒胸腹部。开始时每侧晒半分钟，以后逐渐每侧每次增加半分钟，直至1次日光浴时间达到25～30分钟。每周休息一日，休息期间进行空气浴。当户外树荫下气温超过30℃时不宜直晒日光。进行日光浴时应观察儿童的反应，有头晕、头痛、出汗过多、皮肤发红、虚弱感等情况应立即停止。

二、皮肤锻炼

1. 婴儿抚触 抚触是开始于新生儿期的全身按摩，有益于循环、呼吸、消化、肢体肌肉的放松与活动，能增强婴儿肌肉力量和关节灵活度；是父母与婴儿之间最好的交流方式之一，使婴儿获得安全感，促进母婴间情感交流，有利于婴儿身心健康发展。抚触一般在洗澡后或穿衣过程中进行，可用少量婴儿润肤霜使皮肤润滑，在婴儿面部、胸部、腹部、四肢及背部有规律地轻揉，每天 1 ～ 2 次，每次 5 ～ 15 分钟。

2. 水浴

（1）温水浴　新生儿在脐带脱落后即可进行温水浴，水温在 35℃～ 37℃，每次 5 分钟，浴毕即用温暖毛巾包裹擦干。冬春季每日 1 次，夏秋季可以每日 2 次。

（2）擦浴　适用于 7 ～ 8 个月以上的婴儿。擦浴时室温保持在 16℃～ 18℃，开始水温 32℃～ 33℃，待婴儿适应后每隔 2 ～ 3 日降 1℃，婴儿可逐渐降至 26℃，幼儿可降至 24℃。用能吸水、软硬度适中的毛巾浸入水中，拧半干，然后在婴儿四肢做向心性擦浴，擦毕再用干毛巾擦至皮肤微红。

（3）淋浴　适用于 3 岁以上的儿童，效果比擦浴好。淋浴时儿童立于有少量温水的盆中，不可冲淋头部，每次 20 ～ 40 秒钟，浴后用干毛巾擦磨至全身皮肤微红。开始水温 35℃～ 36℃，每隔 2 ～ 3 日降 1℃，幼儿不低于 26℃～ 28℃，年长儿可降至 22℃～ 24℃。室温保持在 18℃～ 20℃。

（4）游泳　有条件者可从小训练，应有成人在旁照顾，随时注意安全。开始每次 1 ～ 2 分钟，逐渐延长。气温不应低于 24℃～ 26℃，水温不低于 22℃；在空腹或刚进食后不可游泳。如出现皮肤发红后转白，并诉寒冷感等不良反应立即停止。

三、体育运动

2 ～ 6 个月的婴儿开始做被动操，在成人帮助下进行四肢伸屈运动，可促进婴儿大运动的发育；6 ～ 12 个月的婴儿可训练其爬、坐、仰卧起身、扶站、扶走、双手取物等动作，扩大婴儿视野，促进智力发展；12 ～ 18 个月幼儿在成人的扶持下，主要锻炼走、前进、后退、平衡、扶物过障碍物等动作；18 个月～ 3 岁的幼儿，可配合音乐做模仿操；3 ～ 6 岁的儿童可做广播体操、健美操等；年长儿可利用器械进行锻炼，如木马、滑梯，还可以各种田径活动、球类、舞蹈、跳绳等。

体格锻炼的注意事项

①锻炼应从小开始，并循序渐进、坚持不懈。②选择适合婴儿年龄特点的训练项目。③确定合理的强度、时间、频率和类型。④要综合多样、持之以恒。⑤使婴儿感受成功的乐趣，在不知不觉中收到锻炼的效果。⑥避免过度疲劳。

项目三　儿童心理卫生

儿童心理卫生是一门新兴的科学，研究如何依据儿童的心理年龄特征和个性心理特征给予良好的社会影响和教育训练，使儿童情绪稳定、意志坚强、具有良好的心理和社会适应能力，在德、智、体、美诸方面得到全面健康发展。

1. 优生是儿童心理卫生的基础　儿童心理是否健康，首先要重视其先天素质的优劣。一个儿童生来大脑发育不全，无论如何也成不了心理健康的人；染色体畸变的21- 三体综合征的孩子，无论如何也成不了人格健全的人，所以说，优生乃是儿童心理卫生的基础。

2. 适宜的信息刺激有益于儿童心理健康　儿童除了生理需要和母爱依恋等需要外，还有从外部世界吸取信息的需要。适宜的信息刺激，会促进儿童感觉器官的发展和智慧的增进，有益于心理健康。

3. 母爱是儿童心理健康的重要营养　有人把物质营养、信息刺激和母爱称为三大营养，儿童从出生到 3 岁是生命过程中的重要阶段，母亲的爱抚对其心理健康发展至关重要。儿童对母爱的需要为皮肤饥饿，必须以抚摸、拥抱和亲昵来满足。

4. 家庭育儿方式与儿童心理卫生密切相关　随着儿童的成长，其身心发育水平也逐渐提高，他们与父母亲及其他家庭成员的交互作用就更广泛更复杂。这时，家庭气氛、孩子的地位以及教育方式等，对其身心健康和社会适应能力等方面的发展日益凸显重要的作用。

5. 年龄特征与儿童心理卫生　儿童的心理发展是渐进的，这种量的变化时刻在进行着，但是，在量变之中又有质变，体现这种质变的标志就是儿童心理的年龄特征。儿童在每个年龄阶段各有其典型的、稳定的心理特征。心理学界一般把儿童的年龄阶段划分为乳儿期（0 ～ 1 岁）、婴儿期（1 ～ 3 岁）、幼儿期（3 ～ 6、7 岁）、童年期（6、7 ～ 11、12 岁）、少年期（11、12 ～ 14、15 岁）。因为每个年龄阶段的儿童有其不同于其他年龄阶段的本质的、典型的心理活动特点，所以父母及教育者都必须以此为依据来实施教育和训练。在现实当中有 2 种做法有碍于儿童心理卫生：①超越儿童年龄阶段，使儿童对教育内容及方式都感到力所不及；②退化性培养和过度保护，即儿童的心理发展水平已经提高了，父母仍按以往的方式对待，施加过度的保护措施。结果使儿童愿意做的不能做，应当做的不会做，延缓了心理发展，形成了许多不健康的性格特征。

6. 个性特征与儿童心理卫生　儿童心理的个性特征表现在 2 个方面：①某个具体儿童的心理特征可能提前也可能落后于他的年龄阶段；②儿童之间在能力、气质等方面存在个别差异。给儿童实施教育训练的内容和方式都必须照顾其个性特征，不然就会有碍于儿童心理健康发展。由于儿童自出生就带来了各自的气质特征基础，所以父母及教师对待儿童的态度和管教方式等都应有所区别，否则，容易给儿童造成身心伤害。国内外的有关研究都指出：自婴幼儿期开始，按照气质类型区别对待地进行教育，易于形成良好的性格特征，有益于心理健康；否则，容易给儿童造成心灵创伤，发展成为心理疾病及行为障碍。

项目四 婴儿湿疹

婴儿湿疹（infantile eczema）是婴儿时期的常见皮肤病，以颜面部出现丘疹、丘疱疹、水疱，伴剧烈瘙痒为主要表现，俗称“奶癣”。起病大多在出生1～3个月的婴儿，6个月后逐渐减轻，1岁半以后逐渐自愈。病因复杂，其发病常与变态反应有关，目前不少学者认为本病是婴儿期特应性皮炎的表现，但也有学者认为两者之间存在某些差异，因此主张保留此名。

【护理评估】

1. 健康史 询问患儿接触史、过敏史、家族史等情况，查找诱发因素。一般外界刺激均可诱发湿疹，如机械性摩擦，接触皮肤的化纤制品、毛制品，护肤品、洗浴用品中的化学物质，食物中的蛋白质尤其是鱼虾类，唾液、呕吐物内所含的胃酸等。日光照射、环境温度高或穿着太暖、寒冷等，可以刺激婴儿的湿疹反复发生或加重。

2. 身体状况 初发皮损为对称性分布的红斑，逐渐在其上部出现丘疹、丘疱疹、水疱，常因搔抓、摩擦导致水疱破损，形成渗出性糜烂面，水疱干涸后可形成黄色痂。好发于婴儿面部、额部、眉间和头部，严重时躯干四肢也可累及。局部瘙痒剧烈，患儿常烦躁不安，夜间哭闹以至影响睡眠。可继发感染出现脓疱和脓痂，可伴局部淋巴结肿大和发热等。

婴儿湿疹分型：

（1）湿烂型 表现为红色斑疹、疱疹，伴皮肤组织肿胀、瘙痒，搔抓后有黄色浆液渗出或出血，易继发皮肤感染。多见于较胖的婴儿。

（2）干燥型 表现为皮损表面干燥，小丘疹上覆盖少量灰白色糠秕状脱屑，痒感剧烈。

（3）脂溢型 表现为小斑丘疹，表面上附着淡黄色脂性黏液，后者可形成痂，瘙痒不明显。

（4）蛲虫湿疹 好发于婴儿的肛门周围，常伴蛲虫感染，是一种特殊类型的婴儿湿疹。

此类儿童常有其他过敏性疾病，如哮喘、过敏性鼻炎、过敏性结膜炎等。

3. 心理－社会状况 了解家长对疾病的认识程度，评估患儿家庭居住环境条件、卫生习惯、经济状况等。

4. 辅助检查 必要时取病变组织切片进行病理学诊断或取渗出液涂片检查。

5. 治疗要点 皮损局部外用软膏，症状严重者服用抗过敏药物及激素类药物，创面合并感染者辅以抗生素治疗。

【护理诊断】

1. 皮肤黏膜完整性受损 与湿疹导致的皮肤病理改变有关。

2. 舒适性改变 与皮肤病变有关。

3. 有感染的危险 与皮肤破损、搔抓有关。

4. 知识缺乏 与家长缺乏皮肤护理知识有关。

【护理措施】

1. 生活护理 保持室内空气新鲜，室温不宜过高，穿着不宜过暖，以免加重瘙痒感。保持皮肤清洁干燥，湿疹处不要常用水洗，避免使用肥皂。衣被宜选用浅色纯棉，保持清洁、柔软、宽大，以减少机械性摩擦。避免穿戴羊毛、丝、尼龙等易刺激皮肤的衣物。及时修剪儿童的指甲，或将婴儿手置于小手套中，减少搔抓的机会，避免局部感染。

2. 饮食护理 哺乳母亲应避免食用引起婴儿湿疹加重的食物，如海鱼、虾蟹等。牛奶喂养者，可延长牛奶煮沸时间 3 ～ 5 分钟，以减弱牛奶的抗原性，降低其致敏性。给婴儿添加转乳期食物尤其是动物蛋白食物时需密切观察，如添加后湿疹加重应暂停添加；让婴儿尽量少吃动物蛋白质，如牛奶、蛋，必要时在医生或营养师的监督下进行添加；但不要随便禁食某类食品，以免影响婴儿生长发育。

3. 用药护理

（1）局部治疗 包括①发病初期若仅有潮红，可酌用硼酸滑石粉 1 天多次撒扑；见丘疹而无渗液者，应避免刺激、缓和消炎，可选用 2% ～ 3% 硼酸水、5% 炉甘石洗剂或 2% 冰片冷湿敷。②轻度渗出者，可采用氧化锌油膏外涂、氧化锌糊包扎或糖皮质激素霜交替外用。③水疱糜烂、渗出明显者，宜收敛、消炎，可选用生理盐水、复方硫酸酮溶液、2% ～ 3% 硼酸水、0.5% 醋酸铅等作冷湿敷；脂溢性湿疹痂需外用植物油软化后去除后用药，继发感染者可采用红霉素软膏、百多邦软膏或派瑞霜等涂抹或吡啶硫锌喷雾剂喷皮损处，注意抗生素软膏不宜大面积长期涂抹。④落屑期湿疹宜保护皮损，避免外界刺激，促进角质新生，可采用清凉软膏或一般乳剂。

（2）全身治疗 患儿如皮肤创面继发严重感染，全身症状较重，需在医生的指导下全身用药。可用抗组胺药如异丙嗪、特非那定等口服，辅以维生素 C 或 10% 葡萄糖酸钙行非特异性抗过敏治疗。常规治疗无效或皮疹泛发、病情严重时，根据药敏试验选用有效抗生素并短期应用糖皮质激素。

【健康指导】

1. 给家长讲解本病的病因，教会日常皮肤护理知识及方法。

2. 合理喂养，增强免疫力，预防感染及并发症的发生。

项目五 计划免疫

一、概述

计划免疫是根据免疫学原理、儿童免疫特点和传染病发生的情况制定的免疫程序，是有计划、有目的地使用生物制品进行接种，以提高人群的免疫水平，达到预防、控制和消灭传染病的目的。预防接种是计划免疫的核心。

1. 主动免疫　主动免疫是指用人工接种方法输入抗原性物质，刺激机体免疫系统产生特异性抗体，从而获得主动免疫力。在接种后经过一定时间才能产生抗体，但抗体持续时间较长，为1～5年，故要适时安排加强免疫，巩固免疫效果。目前实行的计划免疫属于此种。

主动免疫制剂统称为疫苗，按其生物性质分：①减毒活疫苗：来源于“野生”的细菌和病毒，其致病力通常在实验室通过传代培养而被削弱。包括卡介苗、脊髓灰质炎疫苗、麻风疫苗、麻腮风疫苗、乙脑活疫苗、水痘疫苗等。②灭活疫苗：细菌、病毒或立克次体等病原体的培养物，经化学或物理方法灭活后制成，已丧失致病力，但仍保留其免疫原性，如乙脑灭活疫苗、甲肝灭活疫苗、百日咳疫苗、流感病毒裂解疫苗等；组分疫苗包括蛋白质疫苗和多糖疫苗；蛋白质疫苗包括类毒素（破伤风类毒素、白喉类毒素等）和亚单位疫苗（脑膜炎球菌多糖疫苗、肺炎链球菌荚膜多糖疫苗等）；多糖疫苗包括纯化疫苗（流脑多糖疫苗、肺炎球菌多糖疫苗）和结合疫苗（b型流感嗜血杆菌结合疫苗）。③重组疫苗：通过基因工程生产疫苗抗原，如重组乙型肝炎疫苗。

2. 被动免疫　被动免疫是指未接受主动免疫的易感者在接触传染源后，给予相应的抗体，使之立即获得免疫力。被动免疫时，抗体存在于机体内的时间短暂，一般约3周，故用于应急预防和治疗。如给未注射麻疹疫苗的麻疹易感儿注射丙种球蛋白以预防麻疹；受伤后注射破伤风抗毒素以预防破伤风。

被动免疫制剂统称免疫血清，常用的被动免疫制剂包括抗毒素（用细菌类毒素或毒素对马或其他动物进行免疫，从动物取得的免疫血清）、抗菌血清和抗病毒血清（用细菌或病毒对动物进行免疫，从动物取得的免疫血清）以及丙种球蛋白等。此类制剂来自于动物血清，对人体是一种异性蛋白，注射后容易引起过敏反应或血清病，尤其是重复使用时，要特别慎重。

二、计划免疫程序

通过国家免疫规划疫苗（一类疫苗）的接种，预防乙型肝炎、结核病、脊髓灰质炎、百日咳、白喉、破伤风、麻疹、风疹、流行性乙型脑炎、流行性脑脊髓膜炎、流行性腮腺炎、甲型肝炎、流行性出血热、炭疽和钩端螺旋体病 15 种传染病。国家免疫规划疫苗的免疫程序（表 4–1）。

表 4–1　国家免疫规划疫苗的免疫程序

疫苗	接种对象	接种方法	接种次数	备注
乙肝疫苗	0、1、6 月龄	肌内注射，酵母苗 10μg/mL；CHO 苗 10μg/mL，上臂三角肌	3 次，免疫期 5 ～ 9 年，必要时加强免疫 1 次	首次于出生后 24 小时内完成，第 1、2 剂次间隔 ≥ 28 天
卡介苗	生后 24 ～ 48 小时内新生儿	皮内注射，0.1mL，上臂三角肌中部略下处	1 次，免疫期 5 ～ 10 年	2 周左右出现局部红肿，8 ～ 12 周结痂
脊髓灰质炎疫苗	2、3、4 月龄	第 1 剂用脊髓灰质炎灭活疫苗注射；第 2、3 剂口服	3 次，4 岁时可视情况加服 1 次	冷开水送服，服后 1 小时内禁用热开水
百白破疫苗	3、4、5 月龄，18 ～ 24 月龄	肌内注射，0.5mL，上臂外侧三角肌	4 次，6 岁可用白破疫苗加强 1 次	第 1、2 剂次，第 2、3 剂次间隔均 ≥ 28 天
麻风疫苗（麻疹疫苗）	8 月龄	皮下注射，0.5mL，上臂外侧三角肌下缘附着处	1 次，免疫期 4 ～ 6 年	开封后 1 小时内用完；注射丙种球蛋白后需间隔至少 1 个月
麻腮风疫苗（麻腮疫苗）	18 ～ 24 月龄	皮下注射，0.5mL，上臂外侧三角肌下缘附着处	1 次	麻腮风疫苗（麻腮疫苗、麻疹疫苗）
乙脑减毒活疫苗	8 月龄，2 周岁	皮下注射，0.5 mL，上臂外侧三角肌下缘附着处	2 次，免疫期 1 年，以后每年加强注射 1 次	低温暗处保存
A 群流脑疫苗	6 ～ 18 月龄	皮下注射，30μg/0.5mL，上臂外侧三角肌附着处	2 次，免疫期 0.5 ～ 1 年	第 1、2 剂次间隔 3 月
A+C 群流脑疫苗	3 周岁，6 周岁	皮下注射，100μg/0.5mL，上臂外侧三角肌附着处	2 次	2 剂次间隔 ≥ 3 年；第 1 剂次与 A 群流脑疫苗第 2 剂次间隔 ≥ 1 年
甲肝减毒活疫苗	18 月龄	皮下注射，1mL，上臂外侧三角肌下缘附着处	1 次，免疫期 5 年	低温暗处保存；注射过丙种球蛋白者需 8 周后注射
出血热疫苗（双价）	16 ～ 60 周岁	肌内注射，1mL，上臂外侧三角肌	3 次	第 1、2 剂次间隔 ≥ 14 天，第 1、3 剂次间隔 ≥ 6 个月

续表

疫苗	接种对象	接种方法	接种次数	备注
炭疽疫苗	疫情发生时，病例或病畜间接接触者及疫点周围高危人群	皮上划痕，0.05mL（2滴），上臂外侧三角肌附着处	1次	病例或病畜的直接接触者不能接种
钩端螺旋体疫苗	流行地区可能接触疫水的7～60岁高危人群	皮下注射，成人第1剂0.5mL，第2剂1.0mL，7～13岁剂量减半，上臂外侧三角肌附着处	2次	第1、2剂次间隔7～10天

根据流行地区和季节，或家长的意愿，可进行轮状病毒疫苗（2个月～3岁）、b型流感嗜血杆菌结合疫苗（2个月～5岁）、流感疫苗（6个月以上）、水痘疫苗（1～13岁未患病者）、肺炎疫苗（2岁以上）等（二类疫苗）接种，费用自理。

三、预防接种注意事项

1. 接种前注意事项

（1）安排接种场所　接种场所应光线明亮，空气流通，冬季室内应温暖。备好急救设备、药品。

（2）仔细解释　做好计划免疫的解释、宣传工作，介绍所接种的疫苗的类型、益处和可能的副作用，消除紧张、恐惧心理，争取家长和儿童的合作。接种最好在饭后进行，以免晕针。

（3）生物制品的准备　检查制品标签，包括名称、批号、有效期及生产单位，并做好登记；检查安瓿有无裂痕，药液有无发霉、异物、凝块、变色或冻结等；按照规定方法稀释、溶解、摇匀后使用。

（4）严格掌握禁忌证　接种前认真询问病史及传染病接触史，必要时先做体检。

1）一般禁忌证　患有急性传染病（包括有接触史而未过检疫期者）、较重的心脏病、高血压、肝肾疾病、慢性疾病急性发作期、严重皮肤病，以及正在接受免疫抑制剂治疗的患儿应推迟常规的预防接种。

2）特殊禁忌证　各种制剂的特殊禁忌证应严格按使用说明书执行。有明确过敏史者禁种白喉类毒素、破伤风类毒素、麻疹疫苗（特别是鸡蛋过敏者）、脊髓灰质炎疫苗（牛奶或奶制品过敏）、乙肝疫苗（酵母过敏或疫苗中任何成分过敏）；发热、腹泻者禁服脊髓灰质炎减毒活疫苗；近1个月注射过丙种球蛋白者，不能接种活疫苗；患有癫痫、神经系统疾病及惊厥史者禁用百日咳疫苗。

2. 接种时注意事项

（1）严格查对　仔细核对儿童姓名、年龄以及疫苗名称；严格执行规定的接种剂量和途径；注意预防接种的次数，按使用说明完成全程和加强免疫；按各种制品要求的间隔时间接种，一般接种活疫苗后需隔4周，接种灭活疫苗后需隔2周，再接种其他活或灭活疫苗。

（2）严格无菌操作　要做到1人1个无菌针头1副无菌注射器；抽吸后安瓿内如有剩余药液，需用无菌干纱布覆盖安瓿口，在空气中放置不能超过2小时；接种后剩余药液应废弃，活疫苗应烧毁。一般用2%碘酊及75%酒精或0.5%聚维酮碘（碘附）消毒皮肤，待干后注射；但接种活疫苗时，只用75%酒精消毒，因活疫苗易被碘酊杀死，影响接种效果。

（3）交代接种后的注意事项及处理措施。

（4）及时记录及预约　保证接种及时、全程足量，避免重种、漏种，未接种者须注明原因，必要时进行补种。

3. 接种后注意事项

（1）当天在家休息，注意观察，如有异常及时处理。

（2）掌握预防接种的间隔时间。

四、预防接种反应及处理

1. 一般反应　每个接种儿童通常会出现的反应，分为局部反应和全身反应。

（1）局部反应　接种后数小时至24小时左右，注射部位会出现红、肿、热、痛，红晕直径在2.5cm以下为弱反应，2.6～5cm为中等反应，5cm以上为强反应，有时还伴有局部淋巴结肿大或淋巴管炎。轻者不必处理，重者可局部热敷，一般持续2～3天。但接种活疫苗，则局部反应出现较晚、持续时间较长。

（2）全身反应　在接种后24小时内出现不同程度的体温升高，多为中低度发热，持续1～2天。体温37.5℃左右为弱反应，37.5℃～38.5℃为中等反应，38.6℃以上为强反应，还常伴有头晕、恶心、呕吐、腹泻、全身不适等反应。但接种活疫苗需经过一定潜伏期（5～7天）才有体温上升。一般无需特殊处理，注意适当休息、多饮水即可。高热持续不退，应到医院诊治。

2. 异常反应　发生于少数儿童，其身体状况较重。

（1）过敏性休克　在注射后数秒钟或数分钟内发生。表现为烦躁不安、面色苍白、口周青紫、四肢湿冷、呼吸困难、脉细速、恶心呕吐、惊厥、大小便失禁以至昏迷。应使患儿平卧，头稍低，注意保暖，给予氧气吸入，并立即皮下或静脉注射1：1000肾上腺素0.5～lmL，必要时可重复注射。病情稳定后尽快转至医院抢救。

（2）晕针　由各种刺激引起反射性周围血管扩张所致的一过性脑缺血。常在空腹、疲劳、室内闷热、紧张或恐惧等情况下，在接种时或几分钟内，轻者出现头晕、心慌、胃部不适、手足发木等，重者面色苍白、心跳加速、冷汗、手足冰凉、短暂性知觉丧失。应立即使患儿头低平卧，保持安静，饮少量热开水或糖水，一般即可恢复正常。数分钟后不恢复正常者，可针刺人中、合谷穴。

（3）过敏性皮疹　以荨麻疹最为多见，一般于接种后几小时至几天内出现，经服用抗组胺药物后即可痊愈。

（4）全身感染　有严重原发性免疫缺陷或继发性免疫功能遭受破坏者，接种活疫苗后可扩散为全身感染。

重点、难点、考点

1. 重点：各年龄期儿童的保健特点、婴儿湿疹的护理、计划免疫程序。

2. 难点：计划免疫程序，预防接种注意事项、反应及处理。

3. 考点：各年龄期儿童的保健特点、计划免疫程序。

复习思考

1. 案例：患儿，女，2 岁。接种乙脑疫苗，3 分钟后突然出现烦躁不安、呼吸困难、面色苍白、四肢湿冷、脉细速、恶心呕吐、惊厥。

请思考：

（1）根据该患儿的身体状况，应考虑发生了什么？

（2）除此反应以外，预防接种还可以发生哪些异常反应？

（3）应怎样对该患儿进行急救护理？

2. 各年龄期儿童保健要点。

3. 婴儿湿疹常见的护理诊断有哪些？怎样给湿疹患儿正确用药？

4. 计划免疫、主动免疫、被动免疫的概念。

5. 预防接种的注意事项、反应及处理。

扫一扫，知答案

扫一扫，看课件

模块五

住院患儿的护理

【学习目标】

1. 掌握儿童病房的护理管理及与儿童沟通的技巧。
2. 熟悉住院儿童心理护理及用药护理。
3. 了解儿童门诊、病房设置，儿童药物的选择及剂量计算。
4. 能正确护理住院患儿。

项目一　儿童医疗机构的组织特点

我国儿童医疗机构可分为三类：儿童医院、妇幼保健院及综合医院的儿科。其中以儿童医院的设置最为全面，分科较细。

一、儿童门诊

1. 设置

（1）预诊室　主要目的是及时发现传染病患儿，使其在隔离室进行诊治，防止患儿之间发生交叉感染；协助家长选择就诊科别，节省就诊时间；赢得抢救危重患儿的时机。预诊室应设在儿童医院内距大门最近处，综合性医院儿童门诊的入口处，并设有两个出口，一个通向门诊候诊室，一个通向传染病隔离室。室内应备有检查床、压舌板、电筒、洗手及消毒设备等。

预诊主要采取“一问、二看、三检查、四分诊”的方式，在较短的时间内抓住关键病史及体征，迅速做出判断。

（2）门诊部　一般设导医咨询处、候诊大厅、体温测量处、诊室、注射室、治疗室、处置室、饮水处等。根据条件设置普通诊室和专家诊室，并留有机动诊室，当遇到传染病或可疑传染病患儿时将原诊室消毒关闭后利用机动诊室继续诊治。

由于儿童就诊常有家长等陪伴，故候诊大厅应安全、宽敞、明亮、空气流通，有足够的候诊椅。同时布置应符合儿童心理特点，放置易于清洗、消毒的玩具；张贴卡通图画以及防病和科学育儿的图片；大屏幕投影电视可放映儿童喜欢的电视片。营造轻松愉快的气氛，使患儿在娱乐中等待就诊，从而减轻患儿紧张不安的心理。

患儿就诊后多数需要饮水，故门诊需要供应开水、一次性纸杯，便于饮水、服药；有条件可设热乳等设备。门诊厕所应适合儿童使用，且便于留取大小便标本。

2. 护理管理

（1）做好诊前的组织管理工作，保证就诊秩序有条不紊，提高就诊质量。

（2）密切观察病情变化，一旦发生紧急情况，应及时进行抢救。

（3）严格执行消毒隔离及无菌操作制度，避免患儿之间的交叉感染。

（4）杜绝医疗差错事故，确保患儿的安全。

（5）利用画栏、黑板报等形式，对患儿及其家长进行健康知识宣传教育。

（6）减轻患儿及家长的焦虑，在做各种治疗或检查前，要向家长和患儿解释清楚，以减轻他们的不安，并争取合作。

二、儿童急诊

1. 设置 一般设置有分诊处、抢救室、观察室、手术室等，与一般急诊类似，各室备有抢救设备和药物等，考虑到儿童年龄和性格差异，儿科急诊应备有适合各年龄段儿童适用的医疗设备和药品，如不同规格的简易呼吸器、不同型号的气管插管、儿科急救尺等，及时准确地为患儿进行诊治。

2. 护理管理

（1）急诊室护士素质要求 急诊抢救的五要素为人、医疗技术、药品、仪器设备及时间，其中最重要的是人。急诊护士应具有良好的医疗道德，高度的责任心，敏锐的观察力，坚定的意志及熟练的抢救技能；有较强的组织能力，良好的协作精神，做到临危不乱，使抢救工作有条不紊地顺利进行。

（2）执行急诊岗位责任制 分工明确，各司其职，坚守岗位，随时做好抢救患儿的准备。主动巡视，及时发现病情变化。各种抢救用品应放在固定的位置，对抢救设备的使用、保管、补充、维护等应有明确的分工及交接班制度。

（3）建立抢救流程和应急预案 护理人员应掌握儿童各种常见急症的抢救程序、护理要点，提高抢救效率。

（4）加强文件管理　急诊病历记录患儿就诊时间、一般情况、诊治过程等；完善护理记录。紧急抢救时，对口头医嘱确保无误执行后，再补记在病历上。经急诊进观察室或住院的患儿应做好登记，以便完善患儿的病历资料。

三、儿童病房

1. 设置　一般每个病区以收治 30 ～ 40 个患儿为宜。

（1）病室　大病室容纳 4 ～ 6 张病床，小病室 1 ～ 2 张病床，以便隔离观察或危重患儿使用。每张床占地至少 $2m^2$，病床间隔、床与窗台相距各为 1m，窗外设有防护栏。病室间采用玻璃隔壁，以便工作人员观察患儿。

（2）重症监护室　收治病情危重、需要抢救和观察的患儿，待病情稳定后转入普通病室。室内应放置各种抢救设备，以方便抢救患儿使用。

（3）治疗室　分为内、外两小间。备有各种治疗所需的设备、器械和药品，可进行各种注射、穿刺、采血等治疗的需要。

（4）医生办公室、护士站　设在病房中部，靠近重症监护室，以便观察与抢救。

（5）膳食室　宜设在病房的入口处，以方便营养部门将准备好的患儿食品送入病房。室内设有配膳台、洗手池，应备有配奶、配餐用具、微波炉、食品柜、清洗消毒设备、冰箱及自动电开水炉一个。

（6）游戏室　应设置在病房的一端，室内宽敞明亮、空气流通、阳光充足、冬暖夏凉。内部设置适合儿童特征，摆放有圆角小桌椅、玩具、画册、图书、电视等，对于可以行动及恢复期的患儿具有治疗意义，并有专人管理。

（7）盥洗室、浴室、厕所　各种设施应适合儿童特点，便于不同年龄儿童使用，应注意安全。浴室要宽敞、浴池宜浅而宽，便于儿童出入及护士协助沐浴。厕所应有门，但不加锁，以防意外。尽可能在每间病室内配置卫生设施。

（8）杂物室、库房室　内备有便盆、便壶、污水池、污衣袋、大水池（浸泡各种需消毒用品），分类垃圾桶或垃圾通道。

2. 护理管理

（1）环境管理　病室布置应美观、整洁。墙壁、窗帘、寝具、患儿的衣物及工作人员的服装均应选用各种明亮的颜色。可用图画和玩具装饰病房，使病房气氛活泼、欢快，适合于儿童心理，减少恐惧感。新生儿与早产儿病室夜间一定要有照明，以便观察；儿童病室夜间灯光应较暗，以免影响睡眠。室内应根据患儿年龄考虑选择适宜的温、湿度环境（表 5–1）。

表 5-1　不同年龄儿童适宜的病室内环境温、湿度

年龄	温度（℃）	相对湿度（%）
新生儿	22 ～ 24	55 ～ 65
婴幼儿	20 ～ 22	55 ～ 65
较大儿童	18 ～ 20	50 ～ 60

（2）生活管理　患儿的饮食不仅要考虑对疾病治疗的需要，也要满足儿童生长发育的要求。食具应选择清洗、消毒方便、不易破碎类，做到每次用餐后进行清洁消毒。患儿所用被褥、衣服应选用柔软的棉布制作，便于洗涤消毒，经常换洗，保持整洁。衣服式样要简单，图案花色适合儿童特点，以浅色为主。

（3）预防感染　儿童患病期间机体抵抗力低，易发生各种感染，应做好预防工作。每天病室应定时通风，按时消毒，重视手的清洁，加强家属和探视人员的管理，预防交叉感染。

（4）安全管理　儿童病房安全管理范围广泛，内容繁杂。无论设施、设备还是日常护理操作，都要考虑患儿的安全，防止发生各种意外（跌伤、走失、烫伤、电击伤、锐器伤和误服药物等）。

（5）家属管理　定期召开家属会，向家长进行卫生宣传和健康教育指导工作，使他们自觉遵守医院的各项规章制度，并监督指导执行。认真听取患儿及家长的意见和建议，及时改进，提高护理质量。

项目二　儿童住院护理常规

一、入院护理

1. 迎接新患儿　当接到新患儿住院通知后，护士应立即根据病情需要准备好患儿床单，若需使用温箱时，应调节好温箱的温度与湿度，对危重患儿应安置在抢救室。备齐患儿所需各种用物，准备临床和护理病历各 1 份，填写入院病历和有关护理表格。

2. 介绍和指导　向患儿及家长介绍自我、病房环境、作息时间、探视制度等有关规定，以及病房工作人员，如护士长、责任护士、主治医师、经治医师等。指导签署优质护理服务入院宣教、病情知情认定书、住院病人授权委托书、住院病人离院责任书；指导年长患儿和家长留取常规标本的方法、时间及注意事项。

3. 急诊、重症患儿的入院护理 接到入院通知后，立即准备好病床单位、各种用物、抢救器材和药品。密切观察病情，积极配合医生进行抢救治疗，并做好记录。待病情稳定后，再按入院程序进行工作；若病重需填护理计划单（表 5–2），病危需填危重护理记录单。

表 5–2 护理计划单

姓名： 年龄： 性别： 床号： 住院号： 诊断：

护理内容		日期				
护理级别	A. 特级护理；B. 一级护理（病危）；C. 一级护理（病重）；D. 二级护理					
基础护理	A. 呼吸道护理；B. 口腔护理；C. 降温护理；D. 晨、晚间护理					
安全管理	A. 坠床；B. 跌倒；C. 防压疮；D. 安全用药；E. 防烫伤；F. 防自杀					
管道护理	A. 胃管；B. 尿管；C. 吸氧管；D. 静脉置管（留置针、深静脉置管）					
健康教育	A. 入院宣教；B. 饮食；C. 活动；D. 用药；E. 心理；F. 疾病相关知识；G. 检查指导；H. 出院宣教					
专科护理	A. 保持呼吸道通畅；B. 舒适体位；C. 观察面色及呼吸、循环情况；D. 观察并记录出入量；E. 吸氧护理；F. 吸痰护理；G. 用药护理；H. 心电监护护理；I. 准确及时留取标本					
责任护士签名						
责任组长签名						
备注：一级病危、病重每天记录，如停一级改为二级护理或一级病重也要记录，出院当天记录一次						

4. 入院护理评估 向患儿及家长进行健康史的采集，了解发病原因、身体状况、用药情况及病情变化过程等。测量体温、脉搏、呼吸、血压、体重等，做全面的护理体检。由当班护士记录于患儿的首次护理记录单（表 5–3）。

表 5-3 首次护理记录单

<table>
<tr><td colspan="2">姓名：　　　　性别：　　　　年龄：</td></tr>
<tr><td colspan="2">入院诊断：　　　　入院日期：　　　　病史提供者：</td></tr>
<tr><td colspan="2">入院评估：药物过敏史：</td></tr>
<tr><td rowspan="3">护理指导</td><td>介绍：</td></tr>
<tr><td>特别指导及护理：</td></tr>
<tr><td>效果评价：</td></tr>
<tr><td rowspan="2">评估</td><td>坠床 / 跌倒危险因素　　评分：　　分
护理干预措施：
其他护理措施：</td></tr>
<tr><td>患儿管道脱落　　评分：　　分
护理干预措施：
其他护理措施：</td></tr>
<tr><td colspan="2">评估时间：　　　　护士签名：　　　　质控护士：</td></tr>
</table>

5. 清洁护理 给患儿做清洁护理，若病情允许，应在 24 小时内完成卫生处置，如洗头、更换衣服、剪指（趾）甲、沐浴或擦浴等。

二、住院护理常规

每班护士对患儿做住院护理评估，并及时做好护理记录。认真进行儿科基础护理和专科护理的各项操作。同时，在患儿住院期间，护士应十分重视并积极开展对患儿及家长的健康指导。

1. 基础护理 入院 3 日内的患儿每日测 3 次，一般患儿每日测 2 次；危重症、发热、低体温者则每 4 小时测 1 次；给予退热处理后半小时重测体温 1 次。一般患儿每周称体重 1 次，早产儿每日称体重 1 次。床边交接班时除病情交班外，要注意清点病区患儿人数。对病危及死亡者应及时通知家长。

2. 饮食护理 按医嘱正确配送饮食，并记录进餐情况，协助营养师不断改善患儿各种饮食的供应，保证患儿足够的营养。

3. 休息和睡眠 活泼好动是儿童的性格特点，故除病情严重外，勿过分限制其活动。可根据情况为患儿制订生活日程，保证患儿的休息与睡眠。

4. 清洁卫生 做好日常卫生护理，保持皮肤、黏膜清洁，防止发生尿布皮炎、口炎。定期洗澡或擦浴，饭前、便后洗手，每周给患儿修剪指甲 1 次，每月理发 1 次。保持床单整洁，有污物情况随时更换。

5. 用药护理　按医嘱正确给药，严格执行查对制度，对静脉给药患儿要加强观察，发现问题及时处理。

6. 病室消毒　一般病室空气每周用紫外线照射消毒 1 次，传染性疾病病室每日 1 次，新生儿室、重症病室和治疗室每日 2 次。按时消毒台面、床栏及地面，每日至少 2 次。对死亡患儿病室应进行终末消毒。

7. 预防意外事故　认真执行各种安全防范措施，防坠床、跌倒，悬挂警示标识，保证患儿的安全。

8. 特殊护理　对长期住院的学龄期患儿，要注意使其与学校、同学保持联系，为其补习功课，以免患儿担心因病影响学习而产生不安。

三、出院护理常规

1. 出院前的护理　护士根据出院医嘱，提前通知患儿和家长，协助做好出院准备和健康教育，告知家长患儿出院后，在休息、饮食调整、用药方法、功能锻炼、定期复查等方面的注意事项。

2. 出院当日的护理　护士执行出院医嘱，填写出院通知单；填写患儿出院护理记录，协助家长清理用物，归还寄存物品。指导并协助家长办理出院手续，告知报账相关事宜。

3. 出院后护理　患儿离开病房出院后方可整理床单位。整理用物，将污被服撤下送洗衣房清洗。垫、褥、被、枕芯放于日光下曝晒 6 小时，或用紫外线照射消毒；病床单位（床、桌、椅）用消毒溶液擦洗。病室应开门窗通风。患传染病的患儿出院或转院离开病房后，应按传染病终末消毒法进行处理。

4. 处理有关记录文件　当患儿出院时应填写出院护理评估表，病历按出院病历顺序整理好。在出院登记本、日报表上登记出院患儿姓名，注销各种卡片，如住院患儿诊断卡、床头卡、服药卡等。

项目三　与儿童的沟通

沟通是人与人之间信息交流在心理和行为上发生相互影响的过程。人们通过言语、文字、表情、手势等方法来交换彼此的思想和情感，与周围的社会环境相联系。儿童正处在生长发育阶段，心理发展尚不成熟，因此，与儿童的沟通需采用特殊的技巧。

一、与儿童沟通的特点

1. 语言表达能力差　由于发育水平所限，不同年龄阶段的儿童表达个人需要的方式不同。婴儿一般以哭声表示身心需要；1～2 岁幼儿开始学习语言，常有吐字不清、用字不准确，表达不清楚，使对方难以理解；3 岁以上的儿童，可通过语言并借助肢体动作形容、叙述某些事情，但常缺乏条理性和准确性。

2. 认识、分析问题的能力差 儿童随着年龄的增长，对事物的认识分别逐渐由直觉活动思维和具体形象思维过渡到抽象逻辑思维，对事物的认识和对问题的理解有一定的局限性。学龄儿童逐步学会正确的掌握概念，组成恰当的判断，进行合乎逻辑的推理，但仍有很大成分的具体形象性。因此，在与儿童沟通时需要特殊形式和方法。

3. 模仿能力强 学龄前儿童的思维能力进一步发展，他们能注意模仿成人的一言一行，设法了解和认识周围环境；学龄儿童已经有了一定的判断能力，能有意识的模仿优秀的老师和同伴。因此在与儿童沟通时，有目的地引导，可能获得事半功倍的效果。

二、与儿童沟通的方法和技巧

1. 语言沟通 语言沟通分书面语言沟通和口头语言沟通，一般与儿童的语言沟通多指面对面的口头沟通，其优点是能较清楚、迅速地将信息传递给对方。由于儿童语言能力有限，不同程度地影响沟通效果，因此，有效的沟通必须采用双方能懂的语言，并注意采用相应的技巧。

2. 非语言沟通 非语言沟通也称肢体语言，是伴随着语言沟通而存在的一些非语言的表达方式。包括：面部表情、姿态、手势、抚摸等与儿童进行的无声交流，在沟通中可以起到支持、修饰、替代或否定言语行为的作用。护士和蔼的态度、亲切的抚摸，都能给儿童带来心灵的慰藉，使患儿感到舒适与安全。

3. 游戏 护士应根据儿童年龄、病情轻重程度选择适当的玩具和游戏。当游戏起到应对恐惧和忧虑的作用时，称为治疗性游戏。儿童通过游戏能表达对家庭、朋友及医护人员的感受，发泄对某件事情的恐惧、焦虑和愤怒，护士与儿童做治疗性游戏，能缩短护士与儿童的距离，增进互相了解，同时还可评估患儿对疾病的了解和认识，利于对儿童进行护理干预，鼓励、帮助、教育儿童，使之消除不良情绪。

4. 与儿童父母的沟通 与儿童的沟通一般需其家长协助完成，儿童患病，家长常有焦虑、内疚的心理，情绪不稳，这些情绪一样会引起患儿的不安。护士要以热情、理解、关心的态度与患儿父母沟通，使沟通在很随意中进行，可增加患儿对护士的信任感，同时给家长提供放松其紧张、焦虑情绪的机会。

项目四 住院儿童及其家庭的心理护理

住院是一种不愉快的经历，对儿童的心理和身体都会造成很大影响。刚入院的儿童通常会对陌生的环境、陌生的人群、医疗设备、紧张的气氛及噪音不能适应，持续啼哭或沉默不语。随着病情的好转、与医护人员建立了感情，儿童逐渐适应了住院环境，但此时又因为不了解治疗过程，尤其是某些侵入性的治疗，儿童会产生不同程度的恐惧和抵抗情绪。此外，住院使患儿和家庭的日常生活被打乱，致使儿童适应社会生活的能力减低。住院患儿的基本护理目标是尽量缩短儿童对医院的适应时间，最大限度地减少对其身心的影响。

一、不同年龄阶段住院患儿的心理反应及护理

1. 婴儿期

（1）心理反应　婴儿期是儿童身心发育最快的时期，对住院的反应随月龄增加而有所不同。

1）6个月以内的婴儿，如生理需要获得满足，一般比较平静，较少哭闹。婴儿出生2个月后，开始注视母亲的脸并微笑，母婴感情不断加深，而住院常使这一过程中断，同时，婴儿所需要的外界刺激减少，感觉及运动的发育将受到一定影响。

2）6个月后婴儿开始认生，对母亲或抚育者的依恋性越来越强。对住院的主要反应是分离性焦虑（separation anxiety），即婴儿与其父母或最亲密的人分开所表现出来的行为特征，可有哭闹不止、寻找父母、避开和拒绝陌生人，亦可有抑郁、退缩等表现。

（2）护理要点

1）尽量减少患儿与父母的分离，多与患儿接触，呼唤其乳名，使之对护士从逐渐熟悉到产生好感。

2）满足患儿的生理需要。对小婴儿特别要多给予抚摸、怀抱、微笑，提供适当的颜色、声音等感知觉的刺激，协助进行全身或局部的动作训练，维持患儿正常的发育。

3）向家长了解并在护理中尽量保持患儿住院前的生活习惯，可把患儿喜爱的玩具或物品放在床旁。通过耐心、细致的护理，使患儿感到护士像亲人一样爱自己，从而建立和发展信任感。

2. 幼儿期

（1）心理反应　幼儿对母亲的依恋变得十分强烈，对住院误认为是惩罚，因对医院环境不熟悉、生活不习惯，而缺乏安全感，并且害怕被父母抛弃，由此产生分离性焦虑。由于语言表达能力及理解能力有限，使他们易被误解和忽视，从而感到苦恼。幼儿自主性开始发展，但住院往往使他们受到约束，因而产生孤独感和反抗情绪等各种心理反应，使患儿拒绝接触医护人员。具体表现为3个阶段：

1）反抗　哭闹，采用打、踢、跑等行为，寻找父母，拒绝他人的劝阻、照顾。

2）失望　因不能找到父母而悲哀、沮丧，对周围事物不感兴趣。部分儿童出现退化现象，即儿童出现过去发展阶段的行为，如尿床、吸吮奶嘴和过度依赖等，这是儿童逃避

压力常用的一种行为方式。

3）否认　长期与父母分离者可进入此阶段。即把对父母的思念压抑下来，克制自己的情感，能与周围人交往，以满不在乎的态度对待父母来院探望或离去。

（2）护理要点

1）鼓励父母陪伴及照顾患儿，尽量固定护士对患儿进行连续的、全面的护理。以患儿能够理解的语言讲解医院的环境、生活安排，了解患儿表达需要和要求的特殊方式，尽可能保持患儿住院前的生活习惯，尤其是睡眠、进食等。

2）允许患儿表达自己的情绪，接受其退化行为，并向其父母作适当的解释。允许患儿留下心爱的玩具、物品和一些能引起回忆的东西如照片、家人讲的故事、唱歌的录音带等。

3）运用语言与非语言沟通技巧，多与患儿交谈，以保持患儿语言能力的发展，达到互相理解。提供与患儿发育相适宜的活动机会，创造条件鼓励其表达自主性。

3. 学龄前期

（1）心理反应　学龄前期儿童住院期间，迫切希望得到父母的照顾和安慰，如与父母分离，同幼儿一样会出现分离性焦虑，但因智能进一步发展，表现较温和，如悄悄哭泣、难以入睡，能把情感和注意更多地转移到游戏、绘画等活动中。此阶段患儿可有恐惧心理，缘于对陌生环境的不习惯，对疾病与住院的不理解，尤其惧怕因疾病或治疗而破坏了身体的完整性。

（2）护理要点

1）鼓励家长参与治疗和护理计划，关心、爱护、尊重患儿，尽快熟悉患儿。介绍病房环境及其他患儿，帮助其减轻陌生感。

2）根据患儿病情组织适当游戏、绘画，看电视、讲故事等活动，通过活动，以患儿容易理解的语言，讲解所患的疾病、治疗的必要性，使患儿清楚疾病和住院治疗不会对自己的身体构成威胁；通过参与愉快的活动，帮助患儿克服恐惧心理，促进其正常的生长和发育。

3）在病情允许时，给患儿自我选择的机会，鼓励他们参与自我照顾，以帮助树立战胜疾病的自信心。

4. 学龄期

（1）心理反应　学龄期儿童已进入学校学习，学校生活在他们心目中占有相当的位置，因住院而与学校及同学分离，会感到孤独，并担心学业落后。因对疾病缺乏了解，患儿忧虑自己会残疾或死亡；因怕羞而不愿配合体格检查；也有的患儿唯恐因自己住院给家庭造成严重的经济负担而感到内疚。由于此阶段患儿自尊心较强、独立性增加，所以，尽管他们的心理活动很多，但表现比较隐匿，可能努力做出若无其事的样子来掩盖内心的恐慌。

（2）护理要点

1）根据患儿的需要，并以患儿能理解的语言，提供有关疾病及住院的知识，解除患儿的疑虑，取得患儿的信任，密切护患间的关系。

2）与患儿及家长共同计划一日生活安排，只要情况允许，鼓励患儿尽快恢复学习，协助患儿与同学保持联系，交流学校及学习情况。检查和各项操作时，采取必要的措施维护患儿的自尊。

3）提供自我护理的机会，发挥他们独立能力，引导他们安心、情绪稳定地接受治疗。

5. 青春期

（1）心理反应　青春期少年的个性基本形成，住院后常常不愿受医护过多的干涉，心理适应能力加强但情绪容易波动，也易出现日常生活被打乱的问题。

（2）护理要点

1）运用沟通交流技巧建立良好的护患关系，增加患儿的安全感，亦使患儿充分表达其情绪反应。

2）与患儿及家长共同制定时间表，根据病情，安排治疗、学习、锻炼、娱乐活动等。对于长期住院的患儿，可在日历上标注特殊事件的日期和时间，如喜爱的电视节目、朋友或亲戚探视、节日及生日等，特别是治疗方面的变化。

3）在执行治疗和护理措施时，提供给患儿部分选择权，通过强调患儿的个人能力，否定不合作或消极行为，来强化患儿的自我管理能力。

二、住院患儿家庭的心理反应及护理

1. 家庭对患儿住院的反应　儿童患病和住院打破了家庭的正常生活，尤其是当诊断不明确或病情比较严重时，家庭成员尤其是母亲受的刺激最大，她会将儿童患病归罪于自己的过失。目睹患儿遭受困扰对家长而言是极其痛苦的，并且由于对患儿的预后顾虑重重，家长可能会焦虑、担心，严重时会产生心理障碍，以至于影响生理功能，造成内分泌失调及心血管、消化、呼吸系统功能的紊乱。部分患儿病程长、预后不良、家庭缺少经济或社会的支持等，都增加了家长的适应难度。

对于有多个儿童的家庭，一个儿童的住院打破了其余儿童的生活娱乐习惯，家长们常全神贯注于患儿而忽视了他的兄弟姐妹。兄弟姐妹们可能会为过去与患儿打架或对其刻薄而感到内疚，并认为他们在引起患儿的疾病中起到了不好的作用。随着患儿住院时间的延长，家庭角色和日常生活的改变，兄弟姐妹可能会感到焦虑和不安，并可能妒忌患儿独占了父母的注意力。此时，恰当的心理支持，可帮助他们很好地应对这种改变。

2. 住院患儿的家庭支持　儿科护理强调以家庭为中心，护士应与患儿家庭合作，帮助家庭应对危机，维持正常的家庭功能。护士应评估各个家庭的需要，有针对性地进行干预。

（1）对患儿父母的感情支持　对患儿父母的情感支持包括经常陪伴并与之沟通，接受父母语言和非语言信息。虽然有时候护士不能给予患儿父母直接的支持，但可通过陪伴患儿，让其父母有独处时间；安排其他家庭成员探视，与家庭其他成员讨论满足患儿父母的需要，使患儿父母得到休息。护士也可以通过指导父母如何照顾患儿、照顾家庭等来减轻父母的责任；组织家长共同讨论孩子住院后的感受、体会和顾虑，为家长提供支持。护士还应提供机会让患儿父母表达悲伤、内疚、愤怒等情感，并帮助其明确产生这些感觉的原因，从而选择适当的应对方式。

（2）对患儿兄弟姐妹的情感支持　对患儿兄弟姐妹提供恰当的心理支持，能使他们很好地应对因患儿住院而带来的家庭改变。对患儿兄弟姐妹的帮助可以是直接的，也可以是间接的。直接措施包括：非传染性疾病允许兄弟姐妹或伙伴探视，并参与对患儿的护理；鼓励兄弟姐妹或伙伴和父母共同参与患儿的活动，如家庭聚餐或集体游戏等；通过集体讨论兄弟姐妹的感觉来评估他们的适应能力，并制定相应护理措施。间接护理措施：帮助父母理解、应对患儿兄弟姐妹所经历的反应。

3. 濒死患儿及其家庭的心理护理

（1）不同年龄阶段患儿对死亡的认识　儿童对死亡的认识是与其认知水平的发展密切联系的。不同年龄的儿童对死亡的认识和反应是不同的。婴幼儿不理解死亡是什么，濒死患儿往往用哭闹来表达他们的不舒服。学龄前儿童对死亡有一定的认识，但他们往往认为死亡是暂时的，象睡觉一样，不知道死后不能复生。他们还会将死亡与自己的不良行为联系在一起，认为是对自己的一种惩罚。因此，他们害怕与父母的分离，认为只要有父母在身边，就感到一切安全。学龄期儿童对死亡有了更多的认识，逐步了解死亡的概念。他们开始懂得死亡是生命的终结，是普遍存在的，是不可避免的，开始惧怕死亡。青少年对死亡的认识与成人相似，但他们很难接受生命的终止，特别害怕在自己的愿望还未实现前就死亡。

（2）家庭对濒死患儿的反应　濒死患儿父母的心理反应过程常经历5个阶段：①否认、震惊；②愤怒；③协议或磋商；④抑郁；⑤接受。当父母知道自己的子女濒临死亡的消息时，首先的反应是不接受，认为这是不可能的事，“那不是我的孩子”。他们会不顾一切地四处为患儿求医，而忽略了对患儿的照顾。当濒死的事实无法否认时，他们会感到“不公平”，“为什么会是我的孩子”。他们往往会把这种愤怒和怨恨发泄到医生、护士及周围人的身上。同时也责备自己没有照顾好子女，感到内疚。此时家长对医院抱以过高期望，祈求医生、护士、甚至神灵，只要治愈儿童的绝症，家长愿做出任何牺牲和努力。当父母意识到将要发生的一切，而表现出对将要失去自己的子女无比忧伤。他们往往不愿与任何人交谈，独自的回忆过去。最后，父母意识到“那是没有办法的事”，逼迫接受既成事实。而这往往是在患儿去世几年后父母才会接受这一现实。濒死患儿的心理反应也会经历以上5个阶段。但因患儿年龄的不同，以及病情的变化而发生反复。每个阶段所经历的时间较短，年龄较小的患儿心理反应过程少于5个阶段。

（3）护理要点

1）做好临终关怀　护理人员尽可能固定，有益于给患儿支持和安慰，并获得家长的信任。为濒死患儿提供良好全面的照顾，最大程度地减轻患儿的痛苦和不适，尽可能满足患儿的各种要求。

2）理解、同情并帮助父母　鼓励父母多陪伴、搂抱和抚摸患儿；允许他们为患儿做其愿意做和力所能及的护理工作；护士还应主动地给父母提供护理患儿的指导；使他们得到心理上的安慰。患儿死后，护士应理解和同情患儿的父母，满足他们希望在患儿身边多停留一些时间的愿望，了解死亡的过程等的要求。此外，有条件的医院，还可安排僻静的场所，让父母发泄和表达内心的悲愤。医护人员应给予适当的劝解和抚慰。为患儿做好尸体料理，动作轻柔，温暖体贴，维护患儿最后的尊严。

项目五　儿童用药护理

药物治疗是防治疾病综合措施中的一个重要组成部分。由于儿童解剖、生理特点随其年龄增长而有差异，故对药物的反应亦不同。所以，儿童用药在药物选择、药物剂量、给药途径及间隔时间等方面，均应综合考虑机体特点，且儿童病情多变，因此对儿童用药须慎重、准确、针对性强，做到合理用药。

一、常用药物的选择

儿童各组织器官的功能发育均不成熟，用药应慎重选择，不可滥用。应结合儿童的年龄、病情有针对性地选择药物，注意观察用药效果和毒副作用。

1. 抗生素　抗生素是儿科临床最常用的药物之一，主要对由细菌引起的感染性疾病有较好的治疗效果。在使用中要严格掌握适应证，针对不同细菌、不同部位的感染，正确选择用药，保证适当的用量、足够的疗程，不可滥用，因抗生素在作用强、疗效好的同时，亦存在某些毒副作用，如氯霉素可抑制造血功能、链霉素能损害听神经、喹诺酮类药物影响软骨发育等。较长时间应用抗生素，使体内微生态紊乱，容易造成肠道菌群失调，甚至引起真菌和耐药性细菌感染。

2. 退热药　发热为儿童疾病常见症状，药物降温常用对乙酰氨基酚和布洛芬，用法详见模块十七项目一。小婴儿多采用物理降温和多饮水等措施。婴儿不宜使用阿司匹林，以免发生Reye综合征。

3. 镇静止惊药　患儿出现高热、烦躁不安、惊厥时，常选用镇静止惊药，可使其安静休息，解除惊厥，利于恢复。常用药物有苯巴比妥、水合氯醛、地西泮等。使用中应注意观察呼吸情况，以免患儿发生呼吸抑制。

4. 镇咳、祛痰、止喘药 婴幼儿呼吸道感染时多有咳嗽，分泌物多，痰不易咳出。咳嗽时，一般不首先使用镇咳药，而应用祛痰药口服或雾化吸入法稀释分泌物，配合体位引流排痰，使之易于咳出。对哮喘患儿可吸入 β_2 受体激动剂类药物；必要时使用氨茶碱平喘，但该药可引起精神兴奋，应慎用并于使用时加强护理观察。

5. 泻药与止泻药 儿童便秘较少使用泻药，常以增加蔬菜、水果、蜂蜜等饮食，或者使用开塞露外用药等方法通便。儿童腹泻一般不用止泻药，以免因肠蠕动减少，增加肠道内毒素的吸收，加重全身中毒症状。

6. 肾上腺皮质激素 临床应用广泛，多与相关药物配合使用，起到抗炎、抗毒、抗过敏等作用。应严格掌握使用指征，剂量与疗程应适当。在诊断未明确时避免滥用，以免掩盖病情。长期使用者，不可随意减量或停药，防止出现反弹现象。较长期使用可抑制骨骼生长，影响水电解质、蛋白质、脂肪的代谢，也可引起血压增高和库欣综合征，尚可导致肾上腺皮质萎缩，可降低机体免疫力，使病灶扩散，水痘患儿禁用激素，以防加重病情。

二、儿童药物剂量计算

1. 按体重计算 按体重计算药物剂量法是目前临床应用广泛和最基本的药物剂量计算方法。其计算公式为：

每日（次）需用剂量 = 每日（次）每公斤体重所需的药量 × 患儿体重（kg）

患儿体重应以实际测得的值为准。若计算结果超出成人剂量，则以成人量为限。

2. 按体表面积计算 由于许多生理过程（如心搏出量、基础代谢）与体表面积关系密切，按体表面积计算药物剂量较其他方法更为准确，但计算过程相对复杂。计算公式为：

每日（次）剂量 = 每日（次）每平方米体表面积所需药量 × 患儿体表面积（m^2）。

儿童体表面积可按下列公式计算：

＜ 30kg 的儿童的体表面积（m^2）= 体重（kg）×0.035+0.1

＞ 30kg 的儿童的体表面积（m^2）=［体重（kg）−30］×0.02+1.05

3. 按年龄计算 有些药物剂量幅度大，不需精确计算，可采用简便易行的按年龄计算的方法。如止咳糖浆、营养类药物按每次每岁 1mL 给药，最多一次不超过 10mL。

4. 按成人剂量折算 不作常规使用的计算方法，只限于某些未提供儿童用药剂量的药物，所得的剂量多偏小。计算公式为：儿童剂量 = 成人剂量 × 儿童体重（kg）/50。

以上方法在实际应用时，要全面考虑儿童的生理特点、所患疾病及其病情轻重，结合患儿具体情况，确定具体用药剂量。对于新生儿和小婴儿，因肾功能较差，一般用药剂量要偏小。但对新生儿耐受较强的药物如苯巴比妥则可适当加大剂量。重症比轻症使用药物剂量要大。同一种药物在治疗不同疾病时剂量可有较大差异，如用青霉素治疗化脓性脑膜炎时，其剂量较治疗一般感染时要增大几十倍。给药途径不同，也影响药物剂量。一般来讲，口服药物剂量要大于静脉注射剂量。

三、给药方法

1. 口服法 口服法是临床普遍使用的给药方法，对患儿身心的不良影响小，只要条件许可，尽量采用口服给药。对儿童应鼓励并教会其自己服用药物；对婴儿可将药片研碎加糖水调匀，若用小药匙喂药，则从婴儿的口角处顺口颊方向慢慢倒入药液，待药液咽下后方可将药匙离开，以防患儿将药物吐出；喂药时最好抱起儿童或抬高其头部后喂服，以防呛咳。

2. 注射法 注射法多用于急、重症患儿及不宜口服药物的患儿。常采用肌内注射、静脉推注及静脉滴注法。其特点是能快速显效，但易造成患儿恐惧。应在注射前作适当解释、注射中给予鼓励。一般选择臀大肌外上方，对不合作、哭闹挣扎的婴幼儿，可采取“三快”（即进针、注药及拔针均快）的特殊注射方法，以缩短时间，防止发生意外。肌内注射次数过多易造成臀肌损害，使下肢活动受影响，应引起重视并尽量避免。静脉推注多用于抢救，在推注时速度要慢，并密切观察，勿使药液外渗。静脉滴注不仅用于给药，还可补充水分及营养、供给热量等，在临床应用较为广泛，需根据患儿年龄、病情等调控滴速，保持静脉的通畅。

3. 外用法 以软膏为多，也可有水剂、混悬剂、粉剂及膏剂等，根据不同的用药部位，可对患儿手进行适当约束，以免因患儿抓、摸使药物误入眼、口而发生意外。

4. 其他 雾化吸入较常应用，灌肠给药及含剂、漱剂在儿童时期使用不便，故应用较少。

重点、难点、考点

1. 重点：儿科门诊与病室的设置、与儿童的沟通。
2. 难点：住院儿童及其家庭的心理护理、儿童用药护理。
3. 考点：儿童住院护理常规。

复习思考

1. 儿童医疗机构的组织及护理管理特点。
2. 与儿童的沟通特点及技巧。
3. 儿童给药方法。

扫一扫，知答案

扫一扫，看课件

模块六

儿科常用护理技术

【学习目标】

1. 掌握体重和身高（长）测量、婴儿沐浴、约束法、头皮静脉输液法、温箱使用法。
2. 熟悉尿布皮炎护理、颈外静脉穿刺术、股静脉穿刺术、光照疗法。
3. 了解儿童床使用、更换尿布法。
4. 能熟练运用儿科常用护理技术对患儿进行护理。

项目一 儿科一般护理技术

一、体重测量

【目的】

体重为身体各器官、组织及体液重量的总和。是衡量儿童营养和发育状况的重要指标；可以了解患儿病情变化；为儿科临床计算输液量、用药剂量、喂奶量提供依据。

【准备】

1. 用物准备 磅秤、尿布、衣服或毛毯。新生儿及婴儿用载重 10 ～ 15kg 的盘式秤，精确读数至 10g；幼儿用载重 20 ～ 30kg 的坐式秤，读数至 50g；3 ～ 7 岁的儿童用载重 50kg 的秤；7 岁以上用载重 100kg 的站式秤，读数至 100g。测量前必须校正调零。

2. 环境准备 检查室光线充足、安静，保持适宜的温、湿度。

3. 护士准备 了解儿童的日（月或年）龄，出生的胎龄、身高、体重等。

4. 患儿准备 在晨起空腹，尽量排空大小便后或进食 2 小时后测量，测量时儿童应脱鞋，只穿内衣裤，衣服不能脱去时应在测量后减去衣服重量，保证测量值的准确。

称重时婴儿取卧位；1 ～ 3 岁取坐位；3 岁以上站立。

测量时不可扶儿童，儿童也不可触及其他物体或身体晃动。每次测量在同一磅秤、同一时间进行，以减少误差。所测得数值与前次差异较大时，应重新测量核对，患儿体重降低幅度较大应报告医生。

【操作步骤】

1. 婴儿测量法

（1）将盘式秤放置平稳，将尿布铺在婴儿磅秤的秤盘上，指针调节到零点。

（2）将婴儿衣服脱去、尿布撤掉，然后将婴儿轻轻平放于秤盘中央（图 6–1）称重，操作者一手接近婴儿，防止婴儿跌落，但不要接触身体以免影响体重测量准确度。

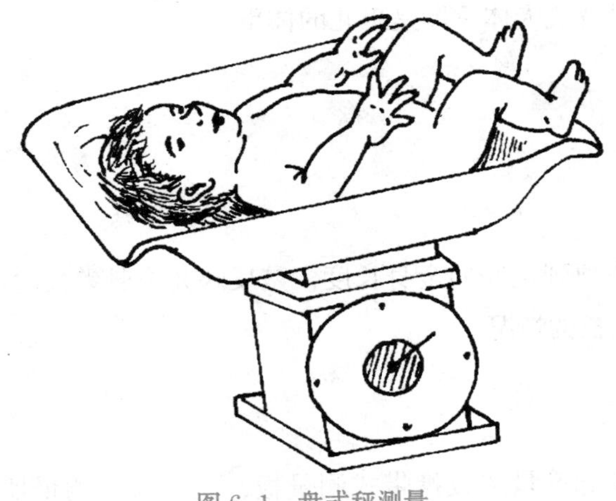

图 6–1 盘式秤测量

（3）在天气寒冷或对于体温偏低及病情较重的患儿，应先称出婴儿的衣服、尿布、毛毯的重量，然后给婴儿穿衣，包好毛毯再测量，所测体重减去衣服及毛毯等物品的重量即是婴儿的体重。记录测量结果。

2. 儿童测量法

（1）年龄较大的儿童可用坐式或成人磅秤测量，测量者待儿童坐稳或站稳后，观察体重计指针的指数并记录。1 ～ 3 岁用坐式杠杆秤测量（图 6–2）；3 岁以上用站式秤或成人磅秤测量，扶儿童站立于踏板中央，两手自然下垂（图 6–3）；测量时儿童不可接触其他物体或晃动。

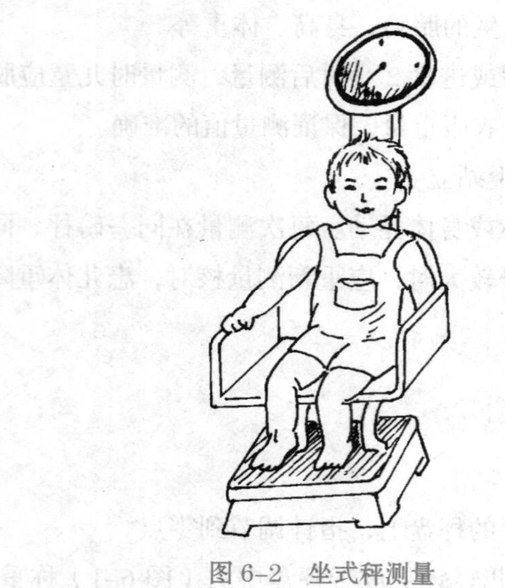
图 6-2 坐式秤测量

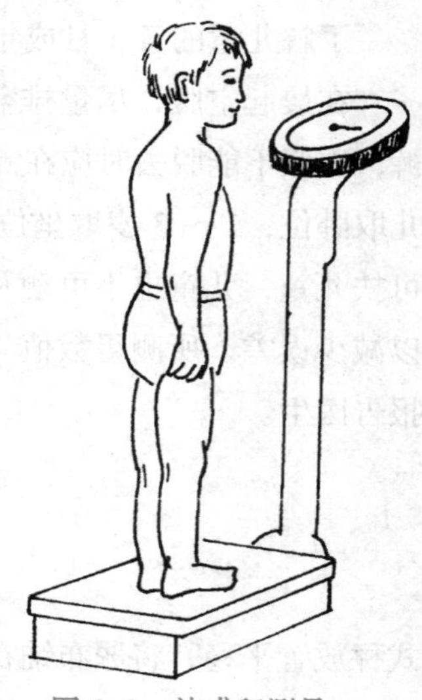
图 6-3 站式秤测量

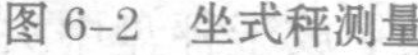

（2）不合作者或病重不能站立的患儿，由护理人员或家长抱着患儿一起测量。然后减去患儿衣服、毛毯重量及成人体重即是患儿的体重。

二、身高（长）测量

【目的】

身高（长）指从头顶到足底的全身长度，是反映儿童骨骼发育状况的重要指标之一。可用于评价儿童体格生长的情况。

【准备】

1. 用物准备 准备标准量床或携带式测量板，立位身高测量器或有身高测量杆的磅秤，清洁布。3 岁以下儿童用测量床卧位测量身长（图 6-4）；3 岁以上儿童用身高测量器测量立位身高。

2. 环境准备 检查室光线充足、安静，保持适宜的温、湿度。

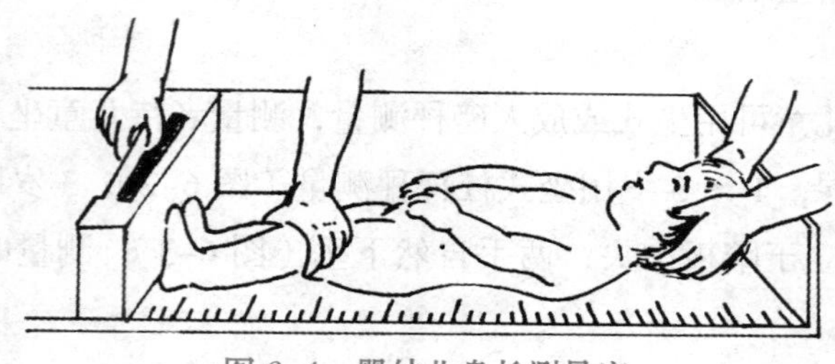
图 6-4 婴幼儿身长测量床

【操作方法】

1. 婴幼儿测量法

（1）帮助儿童脱帽、鞋、袜及外衣，穿单衣仰卧于铺有清洁布的测量床底板中线上，助手将儿童头扶正固定，面向上，两耳在同一水平上，头顶轻贴测量板的顶端，脚跟与测量床底板垂直。检查测量板有无裂缝、头板与底板是否垂直、足部是否歪斜。

（2）测量者立于儿童右侧，左手按住儿童双膝部，使双下肢相互接触伸直紧贴底板，右手移动足板使之紧贴足底，注意滑板与儿童长轴垂直，滑板两侧读数一致。测量者的眼睛要与滑板在一个水平面上，读数至 0.1cm。

2. 儿童测量法

（1）儿童脱去帽子和鞋袜，仅穿背心、短裤站在立位测量器或有身高测量杆的磅秤上，取立正姿势，面向前，双眼平视，头部保持直立位置，挺胸收腹，两臂自然下垂，足跟靠拢，足尖分开约 60°，足跟、臀部、两肩胛、枕骨粗隆保持在一平面，均同时紧贴测量杆（图 6–5）。

（2）测量者轻轻移动头顶板与儿童头顶接触，头顶板与测量杆呈 90°，测量者的眼睛要与滑板在一个水平面上，读数至 0.1cm。

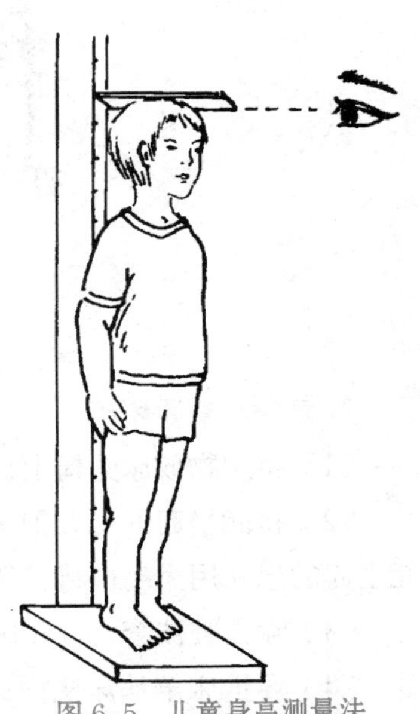

图 6–5　儿童身高测量法

三、儿童床使用

【目的】

保持病室清洁、整齐、美观；为患儿准备舒适、整洁的床铺。

【准备】

1. 用物准备　儿童床或婴儿床、床垫、床褥、童毯、被单、橡胶单、大单、中单、枕套、床头柜及床旁椅、床刷及刷套。将用物按取用顺序放好。

2. 环境准备　打开窗户，保持室内空气流通及适宜的温、湿度。

3. 护士准备　护士洗手、戴口罩。

【操作方法】

1. 铺婴儿床

铺婴儿床（图 6–6）操作时需要放下两侧栏杆，被筒应小而严紧，以达到保暖作用，铺完后拉起床栏杆。操作应轻巧、迅速，注意安全，避免患儿受凉，患儿进食或治疗时暂缓操作。其他操作步骤与《基础护理技术》的铺床术相同。

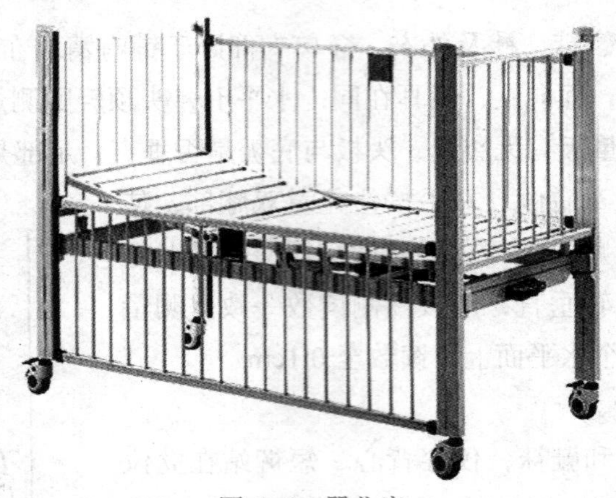

图 6-6 婴儿床

2. 更换儿童床床单

（1）将用物放床旁椅上，搬椅至床尾，放下近侧床栏杆，拆松脏床单、中单的四边。

（2）将能坐起的患儿抱至床尾与对侧栏杆的三角区内，暂用中单略加约束于床栏；不能坐起的患儿用大毛巾将其暂行全身约束，横放于床尾处。

（3）除去脏被套，放在床下横杆处，将棉被放在床旁椅上。

（4）卷折床单从床头向床尾至患儿身旁，扫净床褥，铺好床头洁净的床单、橡胶单、中单。抱患儿到铺好的洁净床单上，除去脏床单，并铺好床尾部分的床单。转至对侧，同法铺好床单、中单。

（5）套好被套并盖在患儿身上，换好枕套放于床头，拉起床栏杆。再将床头柜及床旁椅搬至原处。

（6）整理床单及用物。

四、婴儿沐浴

【目的】

使患儿皮肤清洁、舒适，预防感染；促进血液循环，帮助皮肤排泄和散热；活动肌肉和肢体；增加肌肤的抵抗能力；便于对患儿病情，尤其是皮肤情况的观察。

【准备】

1. 用物准备 浴盆、水温计、热水、婴儿浴液、婴儿洗发液、平整便于操作的处置台、大小毛巾、婴儿尿布及衣服、包被、棉签、棉球、0.1% ～ 0.5% 聚维酮碘、爽身粉、护臀霜、磅秤、弯盘，根据需要备液状石蜡油、指甲剪等。

2. 环境准备　关好门窗，调节环境温度至 26 ～ 28℃。

3. 护士准备　按护士素质要求做好准备，仪表大方，举止端庄，态度和蔼，言语温和恰当；服装、鞋帽整洁，洗手、戴口罩。

【操作方法】

1. 擦浴法

（1）携用物至患儿床旁并按顺序放好，水盆放置于床旁凳上或操作台上。

（2）将盖被三折至床尾，脱去患儿衣服（可根据病情需要测量体重），保留尿布，用大毛巾包裹患儿全身。

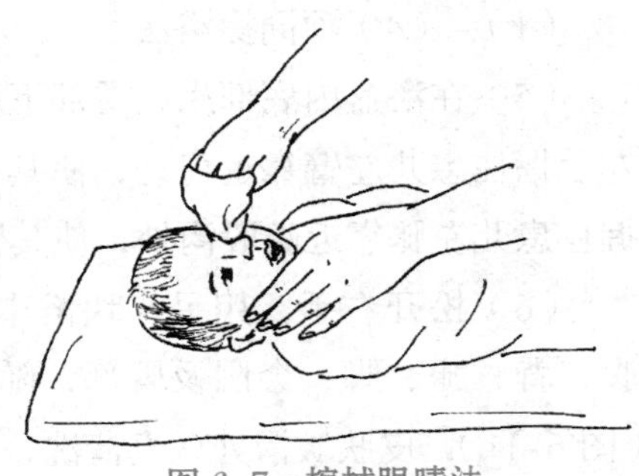

图 6-7　擦拭眼睛法

（3）擦洗面部时操作者一手扶住患儿头部，另一只手用面巾轻轻地由眼内眦向外眦擦拭眼睛（图 6-7），仅用清水不用肥皂。更换面巾部位，同法擦拭另一只眼睛，接着擦洗耳郭及外耳道，最后擦洗面部，用棉签清洁鼻孔。

（4）擦洗头部时将患儿抱起，左手像握球一样托住患儿枕部，腋下夹住患儿躯干，左手拇指和中指分别向前折患儿双耳郭，以堵住外耳道口（图 6-8），右手轻轻用婴儿肥皂洗头、颈、耳后，然后用清水冲洗擦干，避免肥皂水流入眼或耳中。对较大患儿护士可用前臂托住患儿上身，将下半身托于护士腿上（图 6-9）。

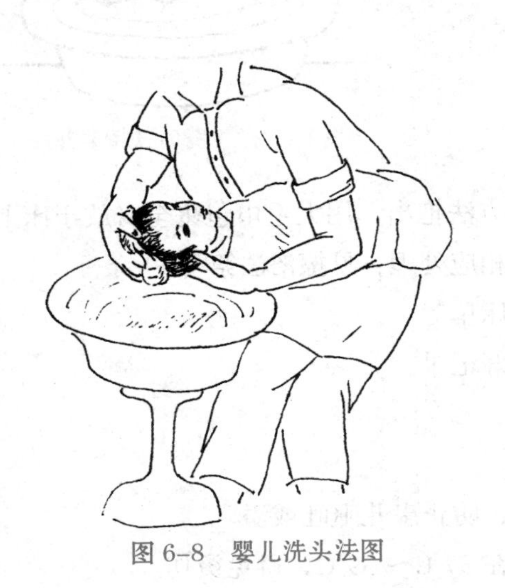

图 6-8　婴儿洗头法图

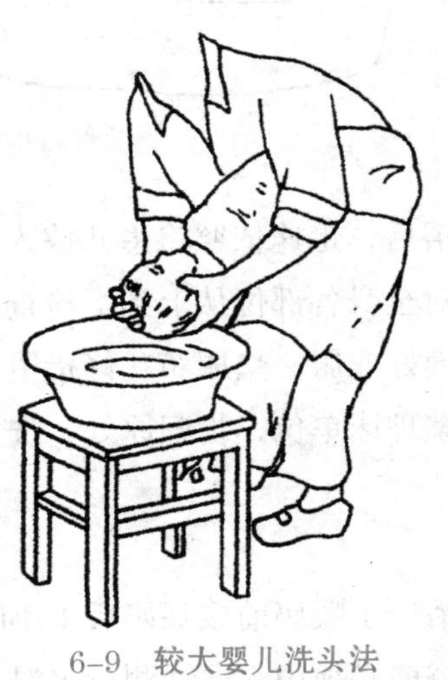

6-9　较大婴儿洗头法

（5）擦浴时先暴露身体的一个部位，用手抹肥皂，轻轻擦洗后，用拧干的浴巾擦净皮肤，并用大毛巾沾干，依此顺序洗另一侧手臂、颈、胸腹及背部。

（6）除去尿布，清洁腿、脚、会阴及臀部，皮肤皱褶处涂爽身粉。

（7）将女婴阴唇分开，用消毒石蜡油棉签，自上而下擦洗，防止粪便等物污染阴道及尿道。将男婴包皮上推，用消毒石蜡油棉签将污垢擦掉，再推回包皮，轻轻擦拭阴囊、阴茎。

（8）整理床单位，物归原处、洗手、记录。

2. 盆浴法

（1）–（4）项同擦浴法。

（5）在浴盆内底部患儿臀部下面放一块浴巾，防止患儿滑倒。去掉大毛巾和尿布，用左手握住患儿左臂靠近肩处，使其颈枕于护士手腕处，再以右前臂托住患儿双腿，用右手握住患儿左腿靠近腹股沟处，使其臀部位于护士手掌上，轻放水中（图 6–10）。

（6）松开右手，用另一块浴巾淋湿患儿全身，抹肥皂，按顺序洗颈下、臂、手、胸腹、背、腿、脚、会阴及臀部，随洗随冲净，在冲洗过程中，护士左手始终将患儿握牢（图 6–11），皮肤皱褶处认真清洗，同时观察皮肤有无异常。

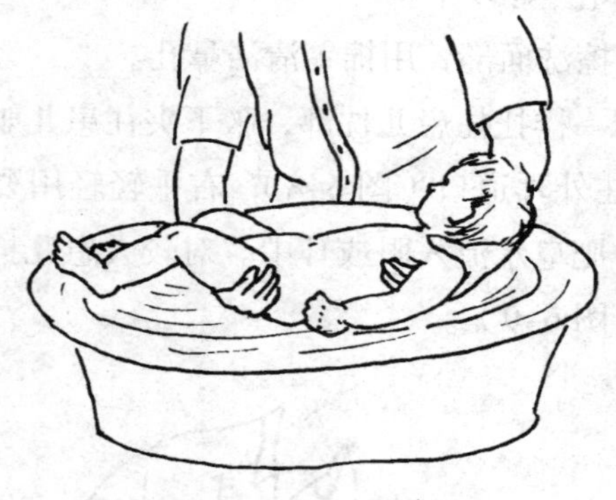

图 6–10　出、入浴盆握持患儿法

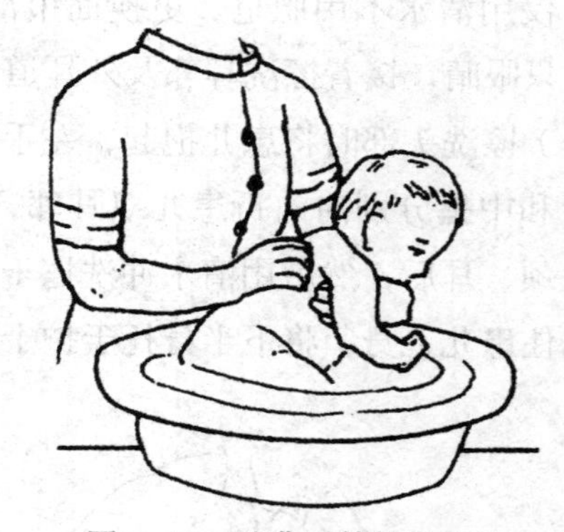

图 6–11　洗背时扶持婴儿法

（7）浴后，迅速依照将患儿放入水盆的方法抱出，用大毛巾包裹全身放于床上，并将水吸干，对全身各部位从上到下检查，给予相应处理，见擦浴法第（7）条。

（8）换好衣服、垫尿布、修指甲、更换床单等。

（9）整理床单位，物归原处、洗手，做好记录。

【注意事项】

1. 沐浴应于喂奶前或喂奶后 1 小时进行，防止患儿呕吐或溢乳。

2. 沐浴前必须用水温计测量水温，水温在 37℃～ 39℃，避免烫伤。

3. 动作轻快敏捷，注意保暖，减少患儿暴露时间。

4. 眼、耳内不得有水及肥皂沫进入。

5. 对患儿头顶部的皮脂结痂不可用力擦洗，可涂石蜡油浸润，次日用木梳轻轻梳去结痂后再给予清洗。

6. 擦洗过程中密切观察患儿病情变化、皮肤颜色、皮疹等情况，有尿布皮炎者，遵医嘱按尿布性皮炎护理。

7. 沐浴后新生儿脐部有分泌物者，用3% 过氧化氢溶液及75% 酒精清洗后，用0.1% ～ 0.5% 聚维酮碘或2% 碘酊消毒，局部滚动涂药。

8. 男、女婴清洗外阴时注意无菌操作，以免引起感染。

五、更换尿布法

【目的】

保持婴幼儿臀部皮肤清洁、干燥、舒适，预防尿布皮炎的发生，避免着凉，保持床铺整洁。

【用物准备】

尿布、尿布桶，必要时备软毛巾、温水及盆、消毒植物油或爽身粉、棉签。

【操作方法】

1. 携用物至床旁，拉下一侧床栏，将尿布折成合适的长条形，放床边备用。

2. 轻轻揭开盖被下端，暴露婴幼儿的下半身，解开被大小便污湿的尿布。

3. 婴幼儿仰卧位，操作者一手握住其两脚轻轻提起，露出臀部；若有粪便，另一只手用尿布洁净的上端将会阴部及臀部擦净（女婴由前向后擦），取出污湿的尿布，卷折污湿部分于内面，放入尿布桶内。

4. 必要时将婴幼儿抱起，用温水清洗会阴部及臀部，清洗时一手托住其大腿根部及臀部，并以同侧前臂及肘部护住其背部，另一只手清洗会阴部及臀部，洗后轻轻用软毛巾擦干，将婴幼儿放回床上。

5. 再握住并提起婴幼儿双脚，使臀部略抬高，将清洁尿布的一端垫于儿童腰骶部，其较厚层部分，对女婴要放在后面，对男婴要放在前面，用消毒的植物油或爽身粉涂于臀部，放下双脚，由两腿间拉出尿布另一端并覆盖于下腹部，用尿布带环绕固定，并在下腹部打活结。

6. 拉平衣服，整理床铺，盖好被子，拉好床栏。取走污湿的尿布，洗手。

【注意事项】

1. 选择质地柔软、透气性好、吸水性强的棉织品做尿布，或采用一次性尿布，以减少对臀部的刺激。

2. 更换尿布时动作应轻、快，避免暴露儿童上半身，以免受凉。

3. 尿布包扎松紧度应适宜，防止因过紧而影响儿童活动或过松造成大便外溢。

4. 病室内温、湿度适宜，避免对流风。

六、尿布皮炎护理

尿布皮炎又称臀部红斑（俗称臀红），是由于臀部皮肤长期受湿尿布、尿液、粪便刺激所致，亦可因尿布冲洗不净，留有残皂液或因腹泻粪便刺激而引起。

【目的】

1. 保持臀部皮肤干燥清洁，无破溃。

2. 增加患儿的舒适感。

【准备】

1. 用物准备 温水瓶、毛巾、浴巾、40W 鹅颈灯或红外线灯、尿布、棉签、无菌敷料、污物桶等。根据病情备植物油、鱼肝油膏、紫草油、5% 鞣酸软膏、40% 氧化锌油。

2. 护士准备 服装整洁，洗手、戴口罩。

【操作方法】

1. 操作者到床边核对患儿床号、姓名，评估患儿的臀部皮肤情况，并向患儿家属说明臀部护理的目的和方法，取得患儿家属的理解和配合。

2. 操作者衣帽整洁，洗手、戴口罩后携带用物至床旁，再次核对患儿姓名。

3. 撤掉尿布，温水冲洗臀部，用柔软湿巾或柔软棉毛巾擦干净。

4. 根据臀红程度不同，采取相应的护理措施。

（1）轻度尿布皮炎在局部皮肤发红处可涂以紫草油、5% 鞣酸软膏或 40% 氧化锌油。

（2）重度尿布皮炎清洗方法同上，清洗时用手蘸水冲洗，禁用肥皂水，避免用小毛巾直接擦洗，并用小毛巾蘸吸干水分。臀部皮肤溃破、糜烂或感染时可用 1∶5000 高锰酸钾溶液清洗患处，并可用红外线灯或鹅颈灯光照射法，即：洗净臀部后，垫好尿布，用红外线灯或 25 ～ 40W 的鹅颈灯照射臀部，灯距皮肤 30 ～ 40cm，每天 2 ～ 3 次，每次

10～15分钟，使局部皮肤干燥。照射时护士必须坚持守护患儿，避免烫伤；男童用尿布遮住会阴部。清洗、照射后，局部涂以紫草油、鱼肝油膏、康复新液、氧化锌油或紫草油纱布包敷；如有继发感染，涂红霉素软膏或硝酸咪康唑霜（达克宁霜），每日2次，用至局部感染控制。

【预防】

1. 选用质软、吸水性好、浅色棉布做尿布或使用纸尿裤。尿布应清洗干净不留残皂，并在日光下暴晒，定期消毒。

2. 勤换尿布，保持皮肤清洁、干燥，尿布外尽量不用塑料布或橡胶布包裹臀部。

3. 每次大便后用温开水清洗臀部，擦干，涂一层护臀膏，不用肥皂洗臀部。

4. 对腹泻患儿，每次便后及时洗净臀部，用小毛巾吸干水分，换好尿布，涂一薄层植物油，必要时涂5%鞣酸软膏以保护皮肤。

七、约束法

【目的】

防止患儿过度活动，保护伤口及敷料，避免抓伤或感染，便于诊疗操作的顺利进行，避免躁动或意识不清的患儿发生意外。

【用物准备】

大毛巾或床单（全身约束）、约束带、夹板、纱布、胶布或绷带、棉垫、2.5kg重沙袋（沙袋约束）、布套等。

【操作步骤】

将用物携至床旁，核对患儿，向患儿及家长解释使用约束的目的及过程。

1. 全身约束法

（1）将大毛巾或大单折成患儿肩部至踝部同等长度。

（2）抱患儿置于中间，将患儿靠近操作者一侧手臂舒适地放好，用大单紧包患儿同侧上肢、躯干和双脚，至对侧腋窝处整齐地塞于其背后（图6-12）。

（3）再用上法将另一侧肢体包裹好，将大单剩余部分塞于近侧肩背下（图6-13）。

（4）若患儿过于躁动，可外加布带固定。

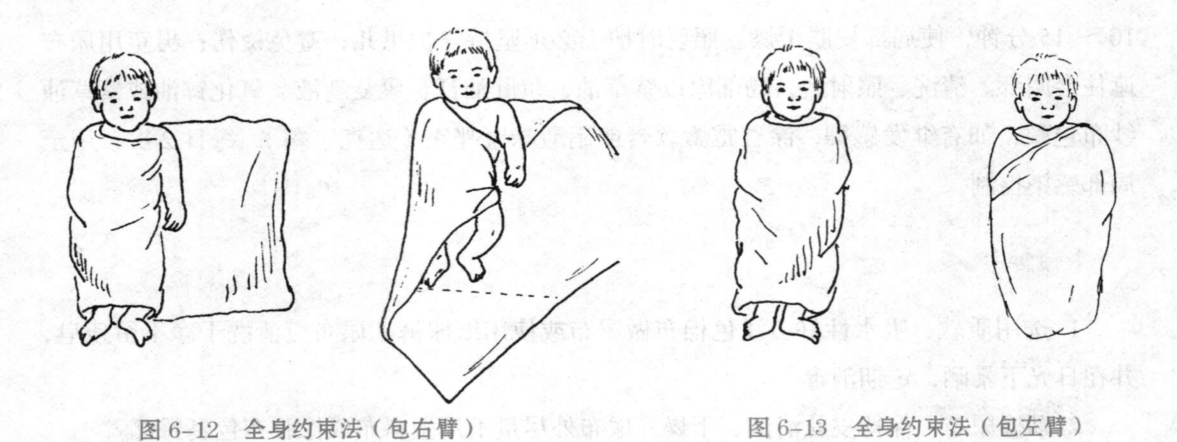

图 6-12　全身约束法（包右臂）　　图 6-13　全身约束法（包左臂）

2. 手或足约束法

（1）约束带法　用约束带 A 端系于手腕或足踝部，使患儿手或足姿势舒适，B 端系于床栏上。双套结约束法让患儿仰卧于床上，或维持一舒适的姿势，先用棉垫包裹手腕或踝关节，再用宽绷带打成双套结或用约束带布的一端平整缠绕于手腕部或踝部，布带打结后系于床沿。松紧度以手或足不易脱出，且不影响血液循环为宜（图 6-14）。

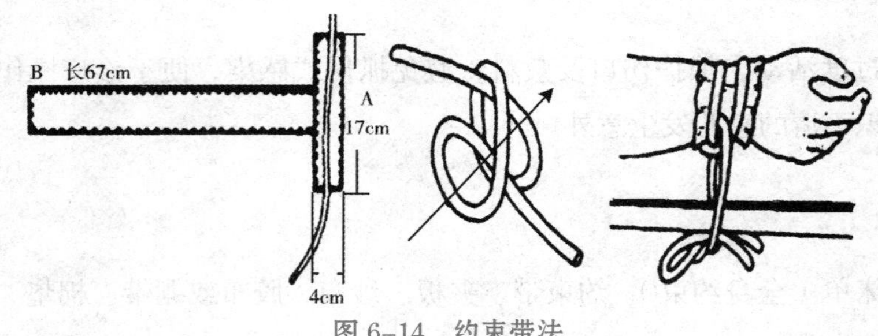

图 6-14　约束带法

（2）夹板法　为防止关节屈曲，如持续静脉输液、手术时使用。选择适合患儿四肢关节的夹板，衬上棉垫，夹板放于固定关节下面，使其位于恰当的固定位置，用衬垫或衣袖等其他软的物质垫于中间，在其上下处用胶布或绷带固定（图 6-15）。

（3）手套法　戴并指手套，避免指甲抓伤皮肤或伤口。

3. 沙袋约束法　将 2.5kg 重的沙袋套上布套，根据需约束部位的不同，确定沙袋的摆放位置。①固定头部，防止其转动时，用两个沙袋呈“人”字形摆放在头部两侧（图 6-16）。②保暖、防止患儿将被子踢开，可将两个沙袋分别放在患儿两肩旁，压在棉被上。③侧卧避免其翻身时，将沙袋放于患儿背后。

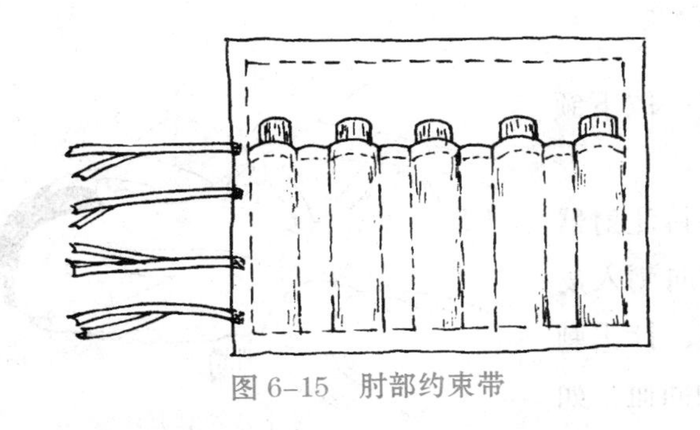
图 6-15　肘部约束带

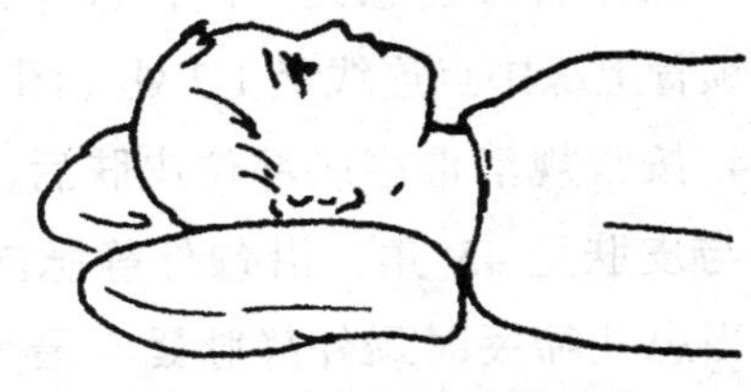
图 6-16　头部沙袋约束法

【注意事项】

1. 结扎或包裹松紧适宜，避免过紧损伤儿童皮肤、影响血液循环、限制胸廓运动；过松失去约束意义。

2. 保持儿童姿势舒适，定时给予短时的姿势改变，减少疲劳。

3. 约束期间，随时注意观察约束部位皮肤颜色、温度，患儿的呼吸、循环状况。

项目二　协助检查诊断的操作

一、颈外静脉穿刺术

【目的】

采集静脉血样，为诊断及治疗提供依据。适用于婴幼儿或肥胖儿童。

【用物准备】

治疗盘内放 5 ～ 10mL 一次性注射器、无菌镊子及泡镊筒、碘附或 2% 碘酊、75% 酒精，无菌棉签、无菌干棉球，标本试管。

【操作方法】

1. 备齐用物，认真核对检验项目、患儿姓名、床号，根据检验项目选择合适的试管，贴好标签，检查无误后，向患儿及家长解释以取得合作，用大单或大毛巾全身约束患儿抱至治疗室。

2. 操作者和助手洗手，戴口罩、帽子。患儿去枕侧卧，助手两前臂放在患儿身体两侧夹住躯干及上肢，一手扶头，一手扶肩，使患儿肩部与治疗台边沿相齐，头部转向一侧并垂于治疗台边沿下，充分暴露出颈外静脉。

3. 操作者站在患儿头侧，选择穿刺点，取下颌角与锁骨上缘中点连线上1/3处（图6-17）。

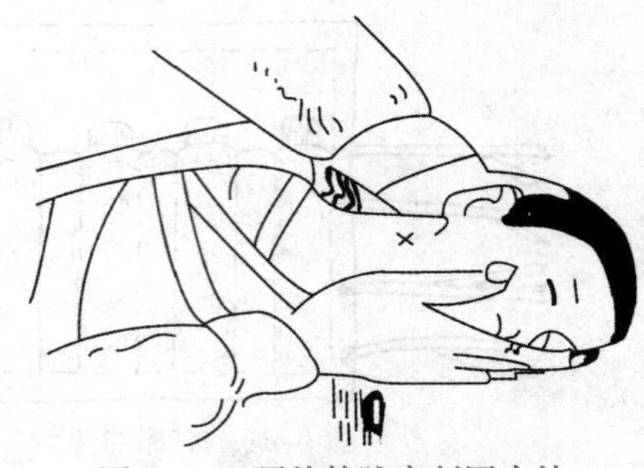

图6-17 颈外静脉穿刺固定法

4. 按常规消毒穿刺部位皮肤后，右手持注射器针尖与皮肤呈45°角，沿颈外静脉向心方向刺入皮肤，当患儿啼哭时颈外静脉暴露最为明显，针头刺入皮肤后再呈25°角刺入血管，左手慢慢抽回血，如无血抽出可将针头缓缓后退，边退边抽，抽到血液后固定针头，待抽取所需血量后迅速拔出针头。

5. 拔针后用无菌棉球或无菌纱布压迫穿刺部位2～3分钟后，直到不出血为止。助手托起患儿头部，安抚患儿，检查局部无出血，送患儿回病室。

6. 将抽出的血液注入相应的标本容器中，若同时抽取不同种类的血标本，应先注入血培养瓶，再注入抗凝试管，最后注入干燥试管，送检。

7. 整理治疗室。

【注意事项】

1. 做好患儿及家长的解释工作，缓解其紧张情绪。

2. 严格执行无菌操作，防止感染。

3. 固定体位后，应立即进行操作，以防患儿头部下垂时间过长，影响头部血液回流。

4. 严重心、肺疾病患儿慎用此法，一般情况不佳和病情危重患儿禁用。有出血倾向者穿刺时应谨慎，拔针后应延长加压时间，以免渗血。新生儿因颈部短小，操作较困难，一般不选用此处。

5. 操作者要求技术熟练。因颈部软组织及血管多，如穿破静脉会引起血肿，甚至压迫气管，妨碍呼吸。局部静脉穿破后立即加压止血，待止血后更换对侧采血。

6. 穿刺时助手应随时观察患儿面色和呼吸情况，发现异常，立即停止穿刺。

二、股静脉穿刺术

【目的】

采集血标本。

【用物准备】

同颈外静脉穿刺，加一个小垫枕。

【操作方法】

1. 备齐用物，认真核对检验项目、患儿姓名、床号，协助患儿取仰卧位，固定大腿外展成蛙形，暴露腹股沟穿刺部位（图 6–18），用脱下的一侧裤腿或尿布遮盖会阴部。

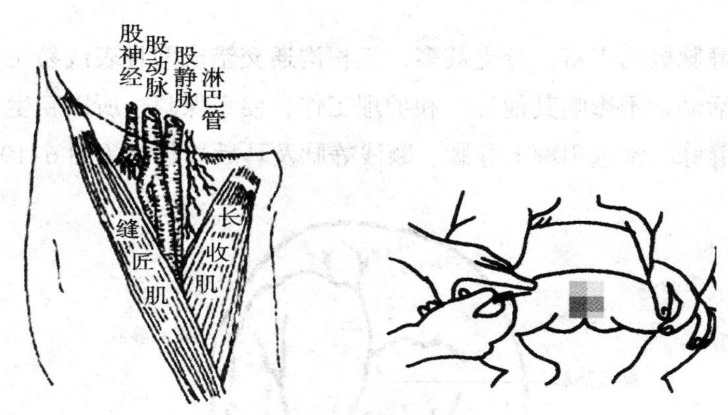

图 6–18　股静脉穿刺法

2. 操作者站在患儿足端或穿刺侧，常规消毒穿刺部位皮肤及操作者左手示指。

3. 操作者左手示指在腹股沟中 1/3 与内 1/3 交界处触到股动脉搏动点，再次消毒穿刺点及操作者左手示指，右手持注射器沿股动脉搏动点内侧 0.3 ～ 0.5cm 处垂直刺入，然后慢慢向上提针，边提边抽回血，见回血时固定针头，抽取所需血量后，拔出针头。亦可采用斜刺法，在腹股沟下 1 ～ 3cm 处，针头与皮肤呈 30°～ 45°角向股动脉搏动点内侧 0.3 ～ 0.5cm 处向心方向刺入，其余操作同垂直穿刺法。

4. 拔针后立即用消毒棉球或无菌纱布加压止血 3 ～ 5 分钟，确认无出血方可放松。将抽取的血液沿试管壁缓慢注入标本容器中，若同时抽取不同种类的血标本，应先注入血培养瓶，再注入抗凝试管，最后注入干燥试管，送检。

5. 助手安抚患儿，平整衣服，送患儿回病室。

6. 整理治疗室。

【注意事项】

1. 穿刺过程中密切观察患儿反应，穿刺失败，不宜在同侧多次穿刺，以免局部形成血肿。

2. 若回血呈鲜红色，表明误入股动脉，应立即拔出针头，用无菌棉球或无菌纱布加压止血 5 ～ 10 分钟，直到无出血为止。

项目三　协助治疗的操作

一、婴幼儿头皮静脉输液法

婴幼儿头皮静脉极为丰富，分支甚多，互相沟通交错成网且表浅易见，不滑动且易固定，方便其肢体活动，不影响其他诊疗和护理工作，便于保暖。所以新生儿、婴幼儿静脉输液多采用头皮静脉。常选用额上静脉、颞浅静脉及耳后静脉等（图 6–19）。

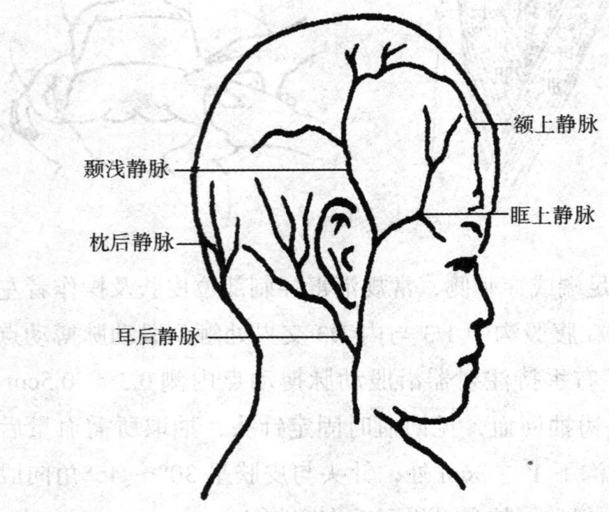

图 6–19　婴幼儿常用头皮静脉输液部位图

【目的】

维持体液平衡，补充营养，使药物快速进入体内。

【用物准备】

治疗盘、治疗车，输液器、液体及药物，输液架，必要时备约束用品。治疗盘内置碘附或 2% 碘酊、75% 酒精、无菌棉签、无菌镊子筒、弯盘、胶布，止血钳、剃毛刀、毛刷、肥皂、纱布块、橡胶单及治疗巾，一次性输液器。无菌巾内放已吸入生理盐水或 10% 葡萄糖 10mL 的注射器、棉球、硅胶管头皮针。

【操作方法】

1. 衣帽整齐、戴口罩、洗手。备齐用物携至床旁，认真核对（输液准备与成人外周静脉输液法相同）。

2. 协助患儿取仰卧或侧卧位，头下垫橡胶单、治疗巾及小枕，助手站于操作台旁，固定其躯干肢体、头部。必要时采用全身约束法。

3. 将输液瓶挂于输液架上，密闭排气，关闭调节器。

4. 操作者站于患儿头端，仔细选择静脉，必要时顺应头发方向剃去头部静脉周围的头发，用纱布擦净局部，以 75% 酒精消毒皮肤，其面积大于 5cm×5cm，再次核对。

5. 排尽输液管内空气。操作者以左手拇指、示指分别固定静脉两端皮肤，右手持针，在距静脉最清晰点向后移 0.3cm 处将针头与皮肤呈 10°～ 20°角刺入头皮，然后将针头近似平行刺稍挑起，沿静脉走行向心方向穿刺。

6. 当针头刺入静脉时阻力减小，有落空感同时有回血，再进针少许。血管细小或充盈不全常不见回血，进入极少量液体局部无隆起，证实穿刺成功，松开调节器，先固定针柄，胶布下垫一小棉球固定于针眼处，用长胶布绕针柄后在针头前方交叉固定，将头皮针管在针头后绕一圈，用胶布固定，防止针头脱出。

7. 根据病情、药物或遵医嘱调节好输液速度，将患儿安置于舒适卧位，再次核对。填写并挂好输液卡，整理用物，洗手。

8. 输液完毕，轻轻取下胶布，关闭调节器，用无菌棉球轻压，将针头快速拔出，压迫片刻至无出血。

9. 整理用物，记录输液时间、输液量及药液。

【注意事项】

1. 注意区分头皮动静脉。

2. 密切观察输液是否通畅，局部是否肿胀，针头有无移动和脱出，特别是输注刺激性较强的药物时，应注意观察。

3. 头皮针和输液管的固定应牢固，防止头皮针移动脱落。

二、温箱使用法

【目的】

为新生儿提供适宜的中性温度和湿度，使其体温维持在正常范围。

【准备】

1. 用物准备　预先清洁消毒温箱（图 6–20）。

2. 环境准备　调节室温（高于 23℃），减少辐射热的损失。温箱避免放置在阳光直射、有对流风或取暖设备附近，以免影响箱内温度。

3. 护士准备 操作前洗手。

4. 患儿准备 患儿穿单衣，裹尿布。

【操作步骤】

1. 检查温箱的性能，温箱水槽内加入蒸馏水。

2. 接通电源，打开电源开关将预热温度调至 28℃～32℃，预热时间 2 小时左右。硬肿症患儿预热温度调至 26℃，以后根据需要每 0.5～1 小时调高 1℃，最高不超过 34℃。

3. 根据患儿体重及出生日龄调节箱内温度（详见模块七表 7–2），当温度升高至所需温度时，箱内湿度应维持在 55%～65%。将患儿穿单衣、裹尿布后放入温箱内，打开温箱通气孔，若保暖不好，可加盖被，但勿堵住通气孔。

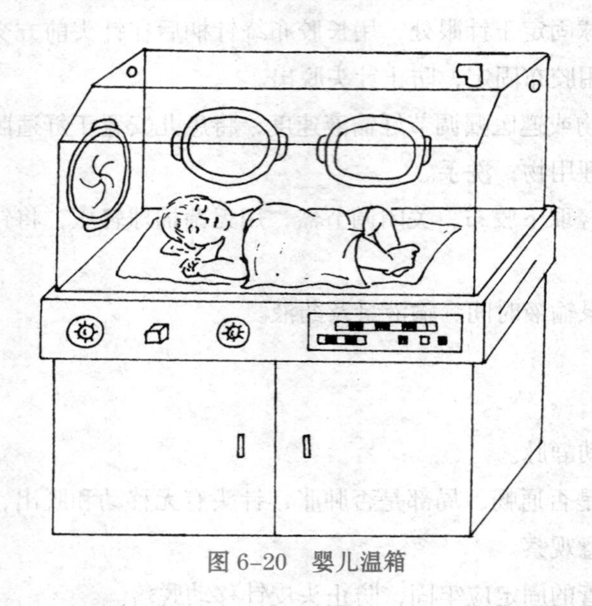

图 6–20 婴儿温箱

4. 使用中随时观察温箱温度和湿度，定时测体温，根据体温调节箱温，在患儿体温未升至正常之前应每小时测温 1 次，升至正常后每 4 小时测温 1 次，保持体温在 36℃～37℃之间，并做好记录。

5. 使用后，将各控制开关调至“0”位，放尽温箱水槽的水，经消毒处理后备用。

【注意事项】

1. 温箱避免放置在阳光直射、有对流风或取暖设备附近，以免影响箱内温度；温箱放置应呈水平位，防止振动，以免自动控制失灵。

2. 各项护理操作均通过操作孔在箱内尽可能集中进行，以免开箱次数过多影响保暖。

称体重和需要暂时出箱治疗检查时，应注意在保暖措施下进行，冬天在患儿出箱前应先将其衣服暖好后再包裹，避免其受凉。

3. 温箱在使用过程中应每天用消毒液擦拭箱内外；温箱水槽内水应每日更换，并加1：10000 硝酸银 2mL，以防“水生菌”滋生；每周更换 1 次温箱。用过的温箱先用消毒液擦拭，再用紫外线照射 30 分钟。箱体后空气净化材料应 2 个月更换 1 次。

4. 按时对温箱采样做细菌培养，检查清洁消毒的质量，如培养出致病菌应将温箱搬出病房彻底消毒，防止交叉感染。

5. 专业人员定期对温箱进行检修，确保温箱结构、功能正常，保证患儿安全。

【出温箱条件】

1. 体重≥ 2000g，体温稳定 3 天以上，且能用奶瓶或胃管喂养，一般情况良好者。

2. 在停止加温的温箱内，患儿穿衣，在室温 24° C ～ 26° C 的情况下，能保持正常体温者。

3. 患儿在温箱内生活了 1 个月以上，体重虽不到 2000g，但一般情况良好者。

三、光照疗法

【目的】

光照疗法（光疗）是降低血清非结合胆红素简单而有效的方法，用于新生儿高胆红素血症的辅助治疗。

【准备】

1. 用物准备 光疗箱一般采用波长为 425 ～ 475nm 的蓝色荧光灯，光度以 160 ～ 320W 为宜。单面蓝光箱可用 20W 蓝色荧光灯 5 ～ 10 支排成弧形，双面光疗箱可上、下各装 20W 蓝色荧光灯 5 ～ 6 支，灯管距患儿皮肤为 33 ～ 50cm。患儿护眼罩（用双层黑布制成）、长条尿布、尿布带。

2. 环境准备 光疗最好在有空调的室内进行；无空调时，夏季可打开箱门注意避风降温，防止过热；冬季应特别注意保暖。

3. 患儿准备 患儿入箱前清洁皮肤，禁忌在皮肤上涂粉和油类，剪短指甲。

【操作步骤】

1. 照射前检查灯管是否全亮，清洁光疗箱，清除灯管及反射板的灰尘，箱内湿化器水槽中加蒸馏水至指示刻度。

2. 接通电源预热光疗箱，检查线路和灯管亮度，调节箱内温度至患儿中性温度（足月儿 30℃～32℃，早产儿 32℃～35℃），保持相对湿度为 55%～65%。

3. 测量患儿体温，检测血清胆红素水平，必要时测体重。

4. 患儿全身裸露，戴护眼罩，用尿布折成长条型遮盖会阴、肛门部，男婴注意保护阴囊，抱入已预热好的光疗箱中，记录入箱时间（图 6-21）。

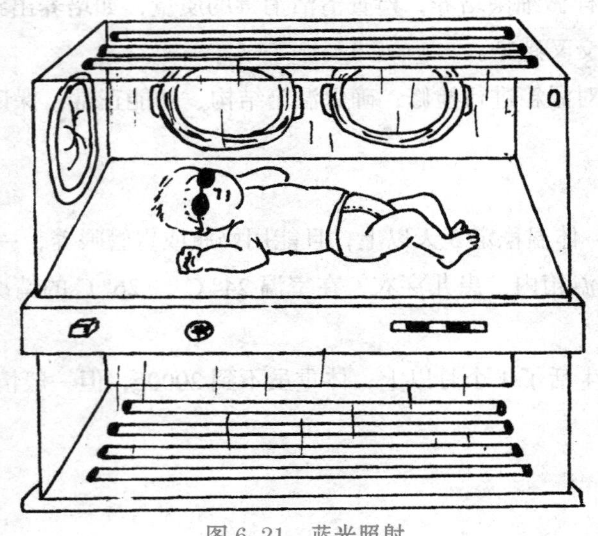

图 6-21　蓝光照射

5. 光疗时间视病情而定，应按医嘱执行。一般光照 12～24 小时才能使血胆红素浓度下降，大多数患儿经 24～48 小时照射即可获得满意疗效，个别可超过 72 小时。一般情况下，血清胆红素＜171μmol/L（10mg/dL）时即可停止光疗。

6. 每 2～4 小时测量体温 1 次，观察呼吸、脉搏及黄疸情况，监测血清胆红素变化。定时喂奶，两次喂奶间喂水，或按时静脉输液。

7. 出箱前，先将包裹用的衣服预热，切断电源，除去护眼罩，包裹好患儿抱回病房，测体温、体重和验血。记录出箱时间和患儿病情。

8. 光疗结束后，倒尽水槽中的水，清洗、消毒后备用。光疗箱应放置在无阳光直射、干净、温湿度变化小的地方。

【注意事项】

1. 灯管使用 300 小时后灯光能量输出减弱 20%，超过 900 个小时减弱 35%，若使用时间超过 2700 个小时则减弱 45%。累积时间过长会影响光疗效果，因此，必要时应及时更换灯管，每只灯管累计使用 1000 小时必须更换，以免影响疗效。

2. 光疗过程中每天检查患儿眼睛，保持清洁，并注意更换眼罩，防止结膜炎发生。及时清除呕吐物、大小便及汗水，做好臀部及皮肤护理，防止感染。

3. 若使用单面光疗箱应注意每 2 小时翻身 1 次，以保证患儿皮肤均匀受光，身体广泛接受照射。俯卧照射时，要有专人巡视，避免口鼻受压而影响呼吸。

4. 光疗时应每小时测体温和箱内温度 1 次，保持患儿体温在 36℃～37℃，如体温超过 37.8℃或低于 35℃，暂停光疗，经处理体温恢复正常后再继续光疗。

5. 光疗时要保证水分和营养供给，因光疗时患儿不显性失水增加，水需要量增加每日 20mL/kg，应按需喂奶，可在两次喂奶之间喂糖水，必要时静脉补液。观察和记录出入液量。

6. 严密观察病情变化，照射时应勤巡视，注意患儿精神、呼吸、脉搏及黄疸程度的变化；观察大便颜色与性状；检查皮肤有无发红、干燥、皮疹，有无呼吸暂停、烦躁、嗜睡、发热、腹胀、呕吐、惊厥等；监测血清胆红素。若有异常情况及时与医生联系，以便查找原因，及时处理。严格进行交接班。

7. 光疗常见副作用及处理

（1）体温不稳定　注意监测患儿体温，保持体温正常。体温过高：由于箱温过高，给予物理降温，如调低温箱，洗澡。体温过低：由于箱门未关闭好或箱温过低等。体温超过 38.5℃时须暂停光疗；如出现烦躁、惊厥等，应立即报告医生，及时处理。

（2）腹泻、呕吐　光疗中患儿可排绿色稀薄大便，小便深黄色，一般光疗结束后即可停止，不需特殊处理。注意补充水分，防止脱水；及时清除呕吐物，防止窒息发生。

（3）皮疹　多为一过性皮疹，可随病情好转而消失，一般不需处理。较重者，如出现皮肤瘀点可暂停光疗，待皮疹消退后再继续照射。

（4）青铜症　若结合胆红素浓度超过 68.4μmol/L（4mg/dL）且有肝功能损害时，光疗使胆绿素蓄积，皮肤、尿液、泪液可呈青铜色，出现此情况时，应停止光疗，约两周后自然消失。

（5）呼吸暂停　严密观察病情变化，并报告医生。

重点、难点、考点

1. 重点：儿科一般护理技术
2. 难点：协助检查诊断的操作
3. 考点：协助治疗的操作

复习思考

1. 婴儿沐浴法的操作步骤及注意事项。
2. 婴儿头皮静脉输液法。

扫一扫，知答案

扫一扫，看课件

模块七

新生儿与患病新生儿的护理

【学习目标】

1. 掌握正常足月儿和早产儿的特点及护理要点。
2. 熟悉新生儿常见疾病的护理评估、护理诊断、护理措施及健康教育。
3. 了解新生儿的分类。
4. 能正确护理新生儿和患病新生儿。

项目一　概　　述

新生儿（neonate，newborn）系指从脐带结扎到生后 28 天内的婴儿。

围生期指产前、产时和产后的一个特定时期，在我国围生期一般是指自妊娠 28 周至生后 7 天的一段时期。围生期间的胎儿和新生儿称为围生儿，由于经历了宫内外环境的巨大转换，其死亡率和发病率居各年龄段之首，尤其是生后 24 小时内。国际上通常将新生儿死亡率和围生期死亡率作为衡量某个国家和地区经济水平和卫生保健状况的标准之一。

【新生儿分类】

1. 根据胎龄分类

（1）足月儿　指 37 周≤胎龄＜ 42 周的新生儿。

（2）早产儿　指胎龄＜ 37 周的新生儿。

（3）过期产儿　指胎龄≥ 42 周的新生儿。

2. 根据出生体重分类

（1）正常出生体重儿　出生体重≥ 2500 克并≤ 4000 克的新生儿。

（2）低出生体重儿　出生体重＜ 2500 克的新生儿，其中体重＜ 1500 克者称极低出生体重儿，出生体重＜1000克者称超低出生体重儿。

（3）巨大儿　出生体重＞4000克者。

3. 根据出生体重与胎龄的关系分类

（1）适于胎龄儿　出生体重在同胎龄平均体重的第10～90百分位之间者。

（2）小于胎龄儿　出生体重在同胎龄平均体重第10百分位以下者。

（3）大于胎龄儿　出生体重在同胎龄平均体重的第90百分位以上者。

4. 根据出生后周龄分类

（1）早期新生儿　生后1周以内的新生儿。

（2）晚期新生儿　生后第2～4周的新生儿。

5. 高危新生儿　指已经发生或可能发生危重疾病，需要特殊监护的新生儿。常见于以下情况：

（1）母亲疾病史　孕母有糖尿病、感染、慢性心肺肾疾病；母亲为Rh阴性血型，过去有死胎、死产或性传播病史，孕母有吸烟、吸毒或酗酒史。

（2）母亲异常妊娠史　孕母年龄＞40岁或＜16岁，母孕期有阴道流血、妊娠高血压、先兆子痫、羊膜早破、胎盘早剥、前置胎盘等。

（3）异常分娩史　难产、手术产、急产、产程延长、分娩过程中使用镇静或止痛药物史。

（4）出生异常的新生儿　出生时Apgar评分低于7分、脐带绕颈、早产儿、过期产儿、小于胎龄儿、巨大儿、多胎儿以及有宫内感染和先天性畸形等的新生儿。

项目二　正常足月儿和早产儿的特点与护理

正常足月儿（normal term infant）是指胎龄≥37周并＜42周，出生体重≥2500克并≤4000克，无畸形和疾病的活产婴儿。早产儿又称未成熟儿（preterm infant；premature infant），指胎龄≥28周并＜37周，体重＜2500克的活产婴儿。

一、正常足月儿和早产儿的特点

1. 外观特点　正常足月儿和早产儿的外观特点（表7-1）。

表7-1　正常足月儿和早产儿的外观特点

外观	正常足月儿	早产儿
哭声	响亮	低弱
四肢肌张力	良好	低下
皮肤	红润、毳毛少、胎脂多、皮下脂肪丰满	绛红、毳毛多、胎脂少、水肿

续表

外观	正常足月儿	早产儿
头发	分条清楚	细而乱
耳壳	软骨发育良好、耳舟成形、直挺	软、缺乏软骨、耳舟不清楚
乳腺	乳晕清楚，结节＞4mm，平均7mm	乳晕不清，无结节或＜4mm
指（趾）甲	达到或超过指（趾）端	未达指（趾）端
跖纹	足纹遍及整个足底	足底纹理少
外生殖器	男婴阴囊皱褶多、睾丸已降至阴囊 女婴大阴唇遮盖小阴唇	男婴阴囊皱褶少、睾丸未降或未全降 女婴大阴唇不能遮盖小阴唇

2. 各系统特点

（1）呼吸系统　新生儿时期呼吸中枢及肋间肌发育不够成熟，呼吸运动主要依靠膈的升降而呈腹式呼吸。呼吸浅表、节律不匀，但频率较快，安静时呼吸次数约40次/分，如持续超过60～70次/分，称呼吸急促。胸廓呈桶状，呼吸道管腔狭窄，黏膜柔嫩，血管丰富，纤毛运动差，易致气道阻塞、感染、呼吸困难。

早产儿呼吸中枢较足月儿更不成熟，呼吸浅快而不规则，易出现呼吸暂停（呼吸停止＞20秒，伴心率减慢＜100次/分，并出现紫绀）；由于肺泡表面活性物质少，易发生呼吸窘迫综合征。

（2）循环系统　出生后血液循环动力学发生重大变化：①脐带结扎，胎盘－脐血循环终止；②肺循环阻力下降；③体循环压力上升；④卵圆孔及动脉导管功能上关闭。新生儿心率波动范围较大，通常为90～160次/分。足月儿血压平均为70/50mmHg（9.3/6.7kPa）。

早产儿心率快，血压较足月儿低，部分早产儿早期可有动脉导管未闭。

（3）消化系统　足月儿出生时吞咽功能已完善，但食管下端贲门括约肌松弛，而幽门括约肌较发达，胃呈水平位，易溢乳甚至呕吐。消化道面积相对较大，管壁薄、黏膜通透性高，有利于吸收乳汁中的营养物质，但肠腔内的毒素和消化不全的产物也容易进入血循环，引起中毒症状。除胰淀粉酶外，消化道已能分泌充足的消化酶，因此，不宜过早喂淀粉类食物。一般于生后24小时内排胎便，其成分由胎儿肠道分泌物、胆汁、咽下的羊水、脱落的上皮细胞等组成，呈糊状，墨绿色，胎便2～3天内排完。如果生后24小时仍不排胎便，应检查是否存在消化道畸形，如肛门闭锁等。

早产儿吸吮力差，吞咽反射弱，胃容量小，常出现哺乳困难或乳汁吸入引起吸入性肺炎。消化酶含量接近足月儿，但胆酸分泌少，脂肪的消化吸收较差。缺氧或喂养不当等不利因素易引起坏死性小肠结肠炎。由于胎粪形成较少及肠蠕动差，胎粪排出常延迟。早产儿肝功能更不成熟，葡萄糖醛酸转移酶的量和活性均不足，生理性黄疸程度较足月儿重，持续时间更长，病理性黄疸时易发生胆红素脑病。肝脏合成蛋白的能力差，糖原储备少，易发生低蛋白血症、水肿和低血糖。

（4）泌尿系统　足月儿出生时肾结构发育已完成，但功能仍不成熟。肾小球滤过率低，不能有效地处理过多的水和溶质，易发生水肿和脱水。新生儿一般生后24小时内开始排尿，少数在48小时内排尿。生后第1周内每日排尿可达20次。

早产儿肾浓缩功能更差，肾小管对醛固酮反应低下，对钠的重吸收功能差，易出现低钠血症。葡萄糖阈值低，易发生糖尿。碳酸氢根阈值极低和肾小管排酸能力差。

（5）血液系统　出生时血红蛋白为170g/L（140～200g/L）。刚出生时入量少、不显性失水等原因使血液浓缩，血红蛋白值上升，生后24小时达峰值，约于第1周末恢复至出生时水平，以后逐渐下降。白细胞数出生第1天为（15～20）×10^9/L，3天后下降，5天后接近婴儿值。分类以中性粒细胞为主，4～6天与淋巴细胞相近，6天后淋巴细胞占优势。由于胎儿肝脏维生素K储存量少，凝血因子Ⅱ、Ⅶ、Ⅸ、Ⅹ活性较低。

早产儿血容量为85～110mL/kg，周围血中有核红细胞较多，白细胞和血小板稍低于足月儿。大多数早产儿第3周末嗜酸性粒细胞增多，并持续2周左右。由于早产儿红细胞生成素水平低下，先天性铁储备少、血容量迅速增加，“生理性贫血”出现早，且胎龄越小，贫血持续时间越长，程度越重。早产儿凝血因子少，易发生出血。

（6）神经系统　足月儿脑相对大，但脑沟、脑回仍未完全形成。脊髓相对长，足月儿大脑皮层兴奋性低，睡眠时间长，觉醒时间一昼夜仅为2～3小时。大脑对下级中枢抑制较弱，且锥体束、纹状体发育不全，常出现不自主和不协调动作。足月儿出生后已具备多种原始反射，如觅食反射、吸吮反射、握持反射、拥抱反射。正常情况下，生后3～4个月原始反射自然消失。

早产儿神经系统成熟度与胎龄有关，胎龄愈小，原始反射愈难以引出或反射不完全。此外，早产儿尤其是极低体重儿脑室管膜下存在发达的胚胎生发层基质，容易发生脑室周围－脑室内出血及脑室周围白质软化。

（7）体温调节　足月儿体温调节中枢尚不完善，皮下脂肪薄，体表面积相对较大，皮肤表面角化层差，易散热。寒冷时无寒战反应而靠棕色脂肪化学产热。生后环境温度显著低于宫内温度，散热增加，如不及时保暖，可发生低体温、低氧血症、低血糖、代谢性酸中毒或寒冷损伤。

早产儿体温调节中枢发育更不完善，且棕色脂肪含量更少，更易出现体温低下；早产儿汗腺发育差，环境温度过高时体温亦易升高。

中性温度（neutral temperature）是指使机体维持体温正常所需的代谢率和耗氧量最低时的最适环境温度。出生体重、出生日龄不同，中性温度也不同（表7–2）。

表 7-2 不同出生体重新生儿的中性温度

出生体重（kg）	中性温度			
	35℃	34℃	33℃	32℃
1.0～	初生 10 天内	10 天以后	3 周以后	5 周以后
1.5～	—	初生 10 天以内	10 天以后	4 周以后
2.0～	—	初生 2 天以内	2 天以后	3 周以后
＞2.5	—	—	初生 2 天以内	2 天以后

（8）能量、水和电解质需要量　足月儿基础热量消耗约为 209kJ（50kcal）/kg，每日总热量为 418～502kJ（100～120kcal）/kg。初生婴儿体内含水量占体重 70%～80%，每日水需要量为：生后第一天 60～100mL/kg，以后每日增加 30mL/kg，直至每日 150～180mL/kg。足月儿钠需要量为每日 1～2mmol/kg；出生 10 日内一般不需补钾，以后钾需要量为每日 1～2mmol/kg。

早产儿在生后 1 周内每日所需能量较足月儿低，因吸吮、消化能力差，常需肠道外营养。每日水需要量较足月儿高。＜32 周的早产儿钠需要量为每日 3～4mmol/kg；因甲状旁腺功能低下易发生低钙血症。

（9）免疫系统　新生儿特异性和非特异性的免疫功能均不成熟。皮肤黏膜薄嫩易损伤，脐残端未完全闭合，容易造成感染。胎儿可以从母体内获得 IgG，但 IgA 和 IgM 不能通过胎盘，容易发生呼吸道、消化道感染，易患败血症和化脓性脑膜炎，尤其是革兰阴性菌感染。T 细胞免疫功能低下的主要原因是新生儿免疫应答无能。

早产儿皮肤娇嫩，屏障功能更差；体液及细胞免疫功能均更不完善，IgG 和补体水平更低，极易发生感染。

3. 新生儿几种特殊生理状态

（1）生理性黄疸　详见本模块项目三。

（2）“马牙”和“螳螂嘴”　在新生儿口腔上腭中线和齿龈部位，有黄白色、米粒大小的颗粒，是由上皮细胞或黏液腺分泌物积留形成，俗称“马牙”，数周后可自然消退；两侧颊部各有一隆起的脂肪垫，俗称“螳螂嘴”，有利于吸吮乳汁。两者均属正常现象，不可挑破，以免发生感染。

（3）乳腺肿大和假月经　男女新生儿生后 4～7 天均可有乳腺增大，呈蚕豆或核桃大小，2～3 周消退，部分婴儿乳房甚至可分泌出一些奶汁。此种现象与新生儿刚出生时体内存在有一定数量来自母体的雌激素、孕激素有关，切勿挤压，以免感染。部分女婴生后 5～7 天阴道流出少许血性分泌物，或排出大量非脓性分泌物，可持续 1 周。此现象是来自母体雌激素突然中断所致。

（4）新生儿红斑及粟粒疹　生后1～2天，在头部、躯干及四肢常出现大小不等的多形性斑丘疹，称为“新生儿红斑”，1～2天后自然消失。也可因皮脂腺堆积，在鼻尖、鼻翼、颜面部形成小米粒大小黄白色皮疹，称为“新生儿粟粒疹”，脱皮后自然消失。

二、正常足月儿的护理

【护理评估】

1. 健康史　评估新生儿父母的健康状况、家族的特殊病史；产妇的既往妊娠史、分娩史；询问母亲本次妊娠期情况，生产史、新生儿出生后的一般情况、喂养及脐带情况等。

2. 身体状况　表现出正常足月儿的特点。新生儿生后各器官发育尚不完全成熟，适应能力差，保暖、喂养、护理不当和消毒隔离措施不严格，常成为新生儿患病的危险因素。

3. 心理－社会状况　初为父母的双亲由于对新生儿的生理和护理常识缺乏了解，使父母感到焦虑、紧张。

4. 治疗要点　保暖；合理喂养，提倡母乳喂养；保持呼吸道通畅；做好脐部、皮肤黏膜的护理，预防感染；预防接种及新生儿筛查等。

【护理诊断】

1. 有体温改变的危险　与体温调节中枢发育不完善有关。

2. 有窒息的危险　与新生儿溢乳、呕吐有关。

3. 有感染的危险　与新生儿免疫功能不足有关。

4. 有受伤的危险　与没有自我防卫能力、家长育儿知识缺乏有关。

【护理措施】

1. 维持体温稳定

（1）环境　新生儿应置于阳光充足、空气流通的区域，保持适宜的室内温度和湿度，使新生儿处于中性温度中。足月儿在穿衣、盖被的情况下，室温应维持在22℃～24℃，适宜的环境湿度为55%～65%。新生儿每张床空间最好有2.5m^2，床间距为60cm以上。

（2）保暖　出生后立即用预热的毛巾擦干全身，头戴绒布帽、母亲胸前怀抱、母亲“袋鼠”怀抱、热水袋（应注意避免烫伤）、婴儿培养箱和远红外辐射床等采取各种保暖措施，使婴儿处于“中性温度”中。在治疗和护理操作过程中注意不要过分暴露新生儿，接触婴儿的手、仪器、物品均应预热，以免导致传导散热。

2. 保持呼吸道通畅

（1）新生儿娩出后开始呼吸前，应迅速清除口、鼻内的黏液及羊水，保持呼吸道通畅，以免引起吸入性肺炎和窒息。

（2）保持新生儿适宜的体位，一般取右侧卧位，仰卧时避免颈部前屈或过度后仰；给予俯卧时，需专人看护，头偏向一侧，防止窒息。

（3）经常检查鼻腔是否通畅，及时清除鼻腔内的分泌物。避免物品阻挡新生儿的口、鼻或胸部被压迫。

3. 合理喂养 正常足月儿生后半小时即可抱至母亲处哺乳，以促进乳汁分泌，按需哺乳。无母乳者先试喂 5% ～ 10% 葡萄糖水 5 ～ 10mL，如吸吮吞咽功能良好、无消化道畸形可给予配方乳。奶量根据所需热量及耐受情况计算，遵循从小量渐增的原则，以吃奶后安静、无腹胀和理想的体重增长（15 ～ 30g/d）为标准。人工喂养者，乳具专用并定时消毒。

4. 预防感染

（1）建立消毒隔离制度和完善清洗设施 严格无菌操作，入室更衣换鞋，接触新生儿前后要洗手或涂抹消毒液，每季度对工作人员做 1 次咽拭子培养，对带菌者及患感染性疾病者应暂时调离新生儿室，避免交叉感染。

（2）预防接种 新生儿生后 1 天注射乙肝疫苗、卡介苗。

5. 皮肤黏膜护理

（1）勤洗澡，保持皮肤清洁 新生儿出生后，可用消毒植物油轻轻拭去皱褶处过多的胎脂。体温稳定后，每天定时洗澡，以达到清洁皮肤和促进血液循环的目的。每次大便后用温水清洗会阴及臀部，勤换尿布，防止尿布皮炎发生。

新生儿脓疱疮的预防

新生儿脓疱疮发病急骤，传染性强，常造成在婴儿室及哺乳室中的流行。凡患有化脓性皮肤病的医护人员或家属均不能与新生儿接触，并隔离患儿。为防止本病因自体接种而继发传播，应设法避免搔抓或摩擦，勤洗勤换患儿衣物，并严格消毒处理。

（2）保持脐带残端清洁干燥 在新生儿娩出后 1 ～ 2 分钟内无菌结扎脐带，脐带脱落前应注意脐部不被粪尿污染，并用 3% 过氧化氢溶液及 75% 酒精清洗，每日 2 ～ 3 次，直至脐带残端脱落并保持脐凹干燥。一般生后 3 ～ 7 天残端脱落。脱落后如有黏液、渗血或化脓感染，同前方法进行脐部清洗后，用2%碘酊消毒，每日2～3次，视情况重新结扎；慢性脐炎形成肉芽肿者，可用硝酸银棒或10%硝酸银溶液涂擦。

6. 日常观察和记录　严密观察新生儿的反应、哭声、皮肤、体温、呼吸、心率、奶量、睡眠及大小便等情况，如有异常及时报告医生。

【健康指导】

1. 宣讲母婴同室和母乳喂养的优点，在情况允许的条件下，应尽早（30分钟内）将新生儿安放在母亲身边，给予皮肤接触，鼓励早吸吮，促进感情交流，使新生儿得到良好的身心照顾。

2. 宣教育儿保健知识，指导家长正确的喂养，教会父母对新生儿的日常护理和预防接种等知识，学会观察婴儿吸吮情况、大小便情况，并及时发现和处理异常情况。

3. 讲解开展新生儿筛查的重要性。

三、早产儿的护理

【护理评估】

1. 健康史　评估母亲妊娠史、生产史，是否双胎或多胎，此次生产情况，出生后Apgar评分、喂养及护理情况。

2. 身体状况　早产儿各器官发育均不成熟，对外界适应能力差，生活能力低下；胎龄愈小，体重愈低，患病率和死亡率愈高。早产儿体温不稳定；呼吸浅表不规则，易出现呼吸暂停；吸吮力弱，吞咽功能差，易溢乳；易发生感染或颅内出血。

3. 心理－社会状况　早产儿提前娩出，需要特殊监护和治疗，家长因担心喂养、护理困难而感到焦虑甚至恐惧。

4. 辅助检查　根据情况监测血糖、血胆红素、血红蛋白及其他相应检查。

5. 治疗要点　保暖，防止窒息、出血、低血糖，合理喂养，预防感染等。

【护理诊断】

1. 体温过低　与早产儿体温中枢发育不成熟有关。

2. 自主呼吸受损　与呼吸中枢和呼吸器官发育不完善有关。

3. 营养失调：低于机体需要量　与吸吮、吞咽、消化、吸收功能差有关。

4. 有感染的危险　与机体免疫功能不成熟，脐部开放性伤口有关。

5. 潜在并发症　出血，与维生素K的缺乏有关。

【护理措施】

1. 保暖　早产儿室温应维持在24℃～26℃，相对湿度在55%～65%。根据早产儿的体重、成熟度和病情，分别给予不同的保暖措施。体重＜2000g者应置于温箱内，根据出生体重和日龄来调节箱温（表7–2），选择个体适合的中性温度。当其体重增达2000g时，如体温稳定可出温箱。各种护理操作应集中进行，尽量缩短操作时间。若需抢救，应在远红外辐射床保暖下进行。

2. 维持有效呼吸、保持呼吸道通畅　早产儿仰卧时可在肩下放置小软垫，避免颈部弯曲，以保持呼吸道通畅。出现发绀、呼吸急促、呼吸暂停是给氧的指征，吸氧浓度以维持动脉血氧分压在50～70mmHg（6.7～9.3kPa）或经皮血氧饱和度90%～95%为宜。切忌常规吸氧，氧浓度＜40%为宜，因高浓度氧或吸氧时间过长可引起早产儿视网膜病变而失明，肺部可导致支气管–肺发育不良，供氧过多可使红细胞易破坏，而促使生理性黄疸及生理性贫血加重。

3. 喂养　合理喂养对提高低出生体重儿的存活率至关重要。一般在生后尽早母乳喂养。母乳是低体重儿的最佳营养来源；对吸吮能力差、吞咽功能不协调的早产儿或有病者可由母亲挤出乳汁经鼻饲喂养。无法母乳喂养者用早产儿配方乳。喂养量应因人而异，原则上胎龄愈小、出生体重愈低，每次哺乳量愈少，喂奶间隔愈短。

表7–3　早产儿喂奶量与间隔时间

出生体重（g）	＜1000	1000～1499	1500～1999	2000～2499
开始量（mL）	1～2	3～4	5～10	10～15
每天隔次增加量（mL）	1	2	5～10	10～15
喂奶间隔时间（h）	1	2	2～3	3

早产儿体内缺乏维生素K依赖性凝血因子，出生后应连续3天肌注维生素K_1，剂量0.5～1mg/d，以预防出血。此外，还应补充维生素A、C、D、E、叶酸等物质。极低出生体重儿出生后可给予重组人类红细胞生成素，以减少输血需要。

4. 预防感染　早产儿消毒隔离要求更高，应给予保护性隔离，空气净化。接触早产儿前应严格洗手，室内物品定期更换消毒，医疗器械使用前后必须严格消毒。早产儿更应注意保持皮肤的完整性和清洁，体重达2000g以上再进行预防接种。

5. 密切观察病情　早产儿病情变化快，易出现呼吸暂停，除监护生命体征外，还应注意观察其进食情况，是否有胃内残留，注意反应、哭声、面色、皮肤颜色、反射、肢体末梢的温度及大小便等情况。输液时一定注意控制速度，配制液体量要精确，操作手法轻柔。

【健康指导】

1. 指导正确的保暖，加强体温监测。室内适当通风，保持适宜的温度与湿度。

2. 指导喂养，尽量母乳喂养，如需人工喂养，正确选择适合早产儿的配方乳。根据医嘱补充维生素 D，预防佝偻病。

3. 指导生活护理，教会家长做好早产儿个人卫生，定时沐浴，注意皮肤护理。护理早产儿前后洗手，减少探视，家中有感染者应与早产儿隔离，预防交叉感染。

4. 指导早产儿出院后定期随访，定期检查智力生长发育情况，院内有吸氧史的患儿应在生后 4 ～ 6 周到眼科进行眼底检查，以便及时治疗早产儿视网膜病。

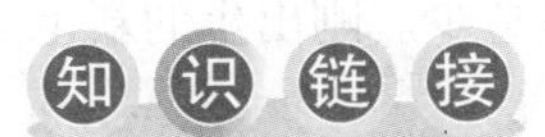

新生儿低血糖的预防

新生儿低血糖多出现于生后 24 ～ 72 小时。无症状性低血糖是症状性的 10 ～ 20 倍。主要表现为：反应差、喂养困难、呼吸暂停、嗜睡、青紫、哭声异常、颤抖、震颤，甚至惊厥，经静脉注射葡萄糖后，上述症状消失，血糖恢复正常。

孕妇合理进食是预防新生儿低血糖的关键措施。自然分娩的产妇在产程前后应适当进食，少食多餐，以富含热量的流食、半流食为主，如果汁、藕粉、稀面条、稀饭等。当产妇因情绪紧张、焦虑而缺乏食欲或畏惧进食时，可给予 5% ～ 10% 葡萄糖静脉滴注。剖宫产的新生儿较自然分娩的新生儿更容易出现低血糖，这与孕妇禁食时间长和术中补盐多于补糖有关。对此，术前给孕妇滴注 5% ～ 10% 葡萄糖，可提高其产时血糖浓度，有利于改善胎儿对糖的需求。

新生儿应避免可导致低血糖的高危因素（如寒冷损伤等），高危儿定期监测血糖。无论是自然分娩还是剖宫产的新生儿，都应及早开奶；不能经胃肠道喂养者可给 10% 葡萄糖静脉滴注。

项目三　患病新生儿的护理

一、新生儿黄疸

新生儿黄疸（neonatal jaundice）又称新生儿高胆红素血症，是由于新生儿体内胆红素

（大多是非结合胆红素）聚积过多而引起皮肤、黏膜、巩膜等部位黄染的表现，严重者可引起胆红素脑病（核黄疸），造成神经系统永久性损害，留下智力落后、听力障碍等后遗症，甚至危及生命。

【新生儿胆红素代谢特点】

1. 胆红素生成过多 ①胎儿宫内处于血氧含量偏低的环境，红细胞代偿性增多，生后血氧分压增高，使红细胞破坏增多。②新生儿红细胞平均寿命短，且血红蛋白的分解速度是成人的 2 倍。③旁路和其他组织来源的胆红素增加。

2. 血浆白蛋白联结胆红素的能力不足 胆红素进入血液，与白蛋白联结后，运送至肝脏进行代谢。早产儿胎龄愈小，白蛋白含量愈低，联结的胆红素含量愈少。刚出生的新生儿常伴有不同程度的酸中毒，影响胆红素与白蛋白的联结。

3. 肝细胞处理胆红素能力差 肝细胞的受体蛋白（Y、Z 蛋白，是一种细胞内的转运蛋白）含量低，使肝细胞对胆红素摄取能力减低；肝细胞内尿苷二磷酸葡萄糖醛酸转移酶含量和活性极低，形成结合胆红素的功能差，此酶生后 1 周接近正常。

4. 肠肝循环增加 新生儿刚出生时肠蠕动性差和肠道菌群尚未建立，不能将进入肠道内的胆红素转化为尿胆原和粪胆原排泄掉；新生儿肠道内 β－葡萄糖醛酸酶活性较高，能很快将进入肠道内的结合胆红素水解成非结合胆红素和葡萄糖醛酸，非结合胆红素又被肠壁重吸收，经门静脉入血到达肝脏。

【新生儿黄疸的分类】

1. 生理性黄疸 特点为：①一般状况良好；②足月儿生后 2～3 天出现黄疸，4～5 天达高峰，5～7 天消退，最迟不超过 2 周；早产儿黄疸多于生后 3～5 天出现，5～7 天达高峰，7～9 天消退，最长可延迟到 3～4 周；③每日胆红素上升值＜ 85μmol/L（5mg/dL）；④血清胆红素足月儿＜ 221μmol/L（12.9mg/dL），早产儿＜ 257μmol/L（15mg/dL）。

2. 病理性黄疸 特点为：①生后 24 小时内出现黄疸；②血清总胆红素足月儿＞ 221μmol/L（12.9mg/dL），早产儿＞ 257μmol/L（15mg/dL），或每日上升值＞ 85μmol/L（5mg/dL）；③黄疸持续时间足月儿＞ 2 周，早产儿＞ 4 周；④黄疸退而复现；⑤血清结合胆红素＞ 34μmol/L（2mg/dL）。具备上述任何一项者均可诊断为病理性黄疸。

引起病理性黄疸的主要原因有：

（1）新生儿溶血病 因母、子血型不合引起的同族免疫性溶血。以 ABO 溶血病最常见，母亲多为 O 型，新生儿 A 型或 B 型；可以发生在第一胎。其次是 Rh 溶血病，以 RhD 溶血最常见；一般不会发生在第一胎。

（2）新生儿败血症及其他感染 细菌由脐部侵入引起者多见，以葡萄球菌和大肠埃希菌常见。其他感染如尿路感染、先天性疟疾等。

（3）新生儿肝炎　大多由巨细胞病毒、乙型肝炎病毒、风疹病毒、疱疹病毒等经胎盘传给胎儿或产程中感染引起。

（4）先天性胆道阻塞　如先天性胆总管、肝管或肝内胆管发育不全、狭窄或闭锁。临床以肝内胆管闭锁多见。

（5）母乳性黄疸　部分母乳喂养的婴儿可发生。可能由于母乳中 β－葡萄糖醛酸苷酶活性高，使胆红素在肠道重吸收增加所致。在除外溶血、感染等原因后，若停止哺乳 24～72 小时后黄疸明显减退者可确诊，可继续母乳哺养。

（6）遗传性疾病　如红细胞 6－磷酸葡萄糖脱氢酶（G-6-PD）缺陷、遗传性球形红细胞增多症、先天性甲状腺功能减退症、半乳糖血症等。

【护理评估】

1. 健康史　评估患儿母亲的健康情况，有无肝炎病史；询问妊娠史，有无不明原因的流产、早产及死胎、死产史，了解母子血型、母亲有无输血；询问患儿健康史，是否有引起病理性黄疸的疾病，了解患儿胎次、出生时情况、黄疸出现时间、大便颜色、病情进展情况。

2. 身体状况　评估黄疸程度、范围、并发症及伴随症状。当患儿血清总胆红素大于 342μmol/L（20mg/dL）时，游离的非结合胆红素可透过血脑屏障，造成基底核等处的神经细胞损害，出现中枢神经系统症状，发生胆红素脑病，早期表现为嗜睡、反应差、肌张力下降、吸吮无力、拥抱反射减弱等，12～24 小时很快出现凝视、肌张力增强、抽搐、尖叫、呼吸不规则、发热等症状。预后极差，病死率高，存活者多留有神经系统后遗症。

不同原因所致黄疸的表现：①新生儿溶血病：多数 ABO 溶血病在生后第 2～3 天出现黄疸，而 Rh 溶血病一般在 24 小时内出现黄疸，并进行性加重，伴不同程度的贫血及肝脾肿大。②新生儿肝炎：一般起病较慢，常在生后 1～3 周或更晚出现黄疸，逐渐加重伴有厌食、体重不增、大便色淡及肝脾肿大。血清学检查及病毒分离可检出相应病原体。③新生儿败血症：黄疸常在生理性黄疸基础上加重、迟迟不退或退而复现，伴全身中毒症状及感染病灶，感染控制后黄疸消退。④先天性胆道阻塞：多于生后 2～3 周出现黄疸，进行性加重，皮肤呈黄绿色，大便由浅黄转为灰白色，肝脏进行性增大、边缘光滑、质硬。⑤母乳性黄疸：母乳喂养后 4～5 天出现黄疸，常与生理性黄疸重叠且持续不退，无其他症状，停乳 3 天后黄疸即下降。新生儿一般情况良好，黄疸于 4～12 周后下降。

3. 心理－社会状况　因患儿家长对本病病因、病情及可能出现的预后认识不足，可产生焦虑、恐惧，或在早期忽视病情。

4. 辅助检查

（1）血常规　溶血者红细胞和血红蛋白降低（早期新生儿＜145g/L），网织红细胞显著增多（＞6%），有核红细胞增高。

（2）肝功能　血清总胆红素增高，非结合胆红素和（或）结合胆红素升高。

（3）血型测定　新生儿溶血病时可见母婴ABO或Rh血型不合。

5. 治疗要点　祛除病因，积极治疗原发性疾病；采用光照疗法、输入血浆和白蛋白、肝酶诱导剂及换血疗法等，以降低血清胆红素。

【护理诊断】

1. 潜在并发症　胆红素脑病、心力衰竭、贫血。

2. 有感染的危险　与机体免疫功能低下有关。

3. 知识缺乏　与患儿家长缺乏新生儿黄疸知识有关。

【护理措施】

1. 密切观察病情

（1）观察黄疸的进展和消退情况　监测胆红素值；观察皮肤、巩膜黄染程度、范围及其变化；注意大小便色泽变化。

（2）观察胆红素脑病情况　注意有无拒乳、嗜睡、肌张力减弱等胆红素脑病的早期表现，立即通知医生，做好抢救准备。

（3）观察贫血进展情况　严密监测患儿贫血的实验室检查结果。观察患儿面色、呼吸、心率、尿量、尿色、水肿及肝脏大小等情况，判断有无心力衰竭。

2. 减少胆红素产生，促进胆红素代谢，预防胆红素脑病

（1）做好光照疗法和换血疗法准备工作与护理工作。

（2）遵医嘱给予血浆、白蛋白和肝酶诱导剂等，非结合胆红素增高明显者遵医嘱尽早输入血浆、白蛋白，以降低胆红素脑病的危险。纠正酸中毒，以利于胆红素与白蛋白结合，防止胆红素脑病的发生。

（3）杜绝一切加重黄疸、诱发胆红素脑病的因素，如避免发生低温、低血糖、窒息、缺氧、酸中毒、感染等，避免不恰当使用药物。

3. 减轻心脏负担，防止心力衰竭

（1）保持患儿安静，减少不必要的刺激，各项治疗护理操作尽量集中进行。

（2）白蛋白静脉输注4小时左右，必要时在输注后遵医嘱预防性使用呋塞米以减轻心脏负荷。

（3）心力衰竭时输液速度每小时5mL/kg左右，遵医嘱给予利尿剂和洋地黄类药物，

并密切观察药物反应，防止中毒。

【健康指导】

1. 介绍本病的特点及患儿的病情。向患儿家长讲解本病的常见原因，如何观察黄疸程度及病情变化。介绍患儿病情、治疗效果及预后，争取家长的配合。

2. 宣传新生儿黄疸的预防知识。如预防新生儿败血症、肝炎，对于新生儿溶血病做好产前咨询及孕妇预防性治疗。

3. 指导喂养。对母乳性黄疸者，可继续母乳喂养，但要改为间隔母乳喂养，然后逐渐过渡到正常母乳喂养；若黄疸严重，患儿一般情况差，可考虑暂停母乳喂养，黄疸消退后再恢复正常喂养。

4. 对 G-6-PD 缺陷症患儿，要嘱其家长必须禁食蚕豆及其制品。此外，禁用磺胺及解热镇痛药物；患儿衣物存放要远离樟脑丸。

5. 对可能留有后遗症者，指导家长早期进行功能训练。

二、新生儿窒息

新生儿窒息（asphyxia of newborn）是指婴儿出生后不能建立正常的自主呼吸而导致低氧血症、高碳酸血症、代谢性酸中毒及全身多脏器损伤，是一种紧急状态，需要及时处理。

【病因】

1. 孕母因素 孕母有慢性或严重疾病，如心肺功能不全、严重贫血、糖尿病、高血压等；妊娠高血压综合征；孕母吸毒、吸烟或被动吸烟；孕母年龄≥ 35 岁或＜ 16 岁以及多胎妊娠等。

2. 分娩因素 头盆不称、臀位产、宫缩乏力，使用高位产钳、胎头吸引，产程中麻醉药、镇静药或催产药使用不当等。

3. 胎盘和脐带因素 前置胎盘、胎盘老化、胎盘早剥等；脐带绕颈、脱垂、打结、过短或牵拉等。

4. 胎儿因素 早产儿或巨大儿；先天性畸形：如肺发育不全、喉蹼、食管闭锁、先天性心脏病等；宫内感染；羊水、黏液或胎粪吸入导致的呼吸道阻塞。

【病理生理】

1. 呼吸改变

（1）原发性呼吸暂停 胎儿或新生儿缺氧初期，呼吸代偿性加深加快，如缺氧未及时纠正，随即转为呼吸停止、心率减慢，即原发性呼吸暂停。此时患儿肌张力存在，血压稍升高，伴有紫绀。此阶段若病因解除，经清理呼吸道和物理刺激即可恢复自主呼吸。

（2）继发性呼吸暂停　若缺氧持续存在，则出现几次喘息样呼吸，继而出现呼吸停止，即继发性呼吸暂停。此时肌张力消失，苍白，心率和血压持续下降，此阶段需正压通气方可恢复自主呼吸，否则将死亡。

2. 各器官缺血缺氧改变　窒息开始时，由于低氧酸中毒，引起体内血液重新分布，即肺、肠、肾、肌肉和皮肤等非生命器官的血管收缩，血流量减少，以保证脑、心和肾上腺等生命器官的血流量。如缺氧持续存在，无氧代谢使代谢性酸中毒进一步加重，体内储存糖原消耗尽，脑血管代偿机制失败，心肌功能受损，心率和血压下降，生命器官供血减少，脑血流明显减少，脑损伤发生。其他非生命器官血流量进一步减少而导致各脏器受损。

3. 血液生化和代谢改变　缺氧导致 PaO_2 降低、$PaCO_2$ 增高、pH 下降。窒息早期应激状态下儿茶酚胺及胰高血糖素释放增加，血糖正常或增高；缺氧持续存在，无氧糖酵解使糖原耗竭，出现低血糖。酸中毒抑制胆红素与白蛋白结合，降低肝内酶的活性，使非结合胆红素增加。缺氧血压降低，刺激左心房的压力感受器，引起抗利尿激素分泌异常，发生稀释性低钠血症。缺氧时钙通道开放、钙泵失灵，钙内流，引起低钙血症。

【护理评估】

1. 健康史　评估母亲孕期健康史，有无影响胎盘血流的疾病、分娩过程及母亲的用药情况，评估窒息程度。

2. 身体状况

（1）胎动、胎心率改变　胎儿宫内窒息早期胎动增加，胎心率加快≥ 160 次 / 分；晚期胎动减少或消失，胎心率减慢＜ 100 次 / 分。

（2）羊水呈黄绿或墨绿色　缺氧胎儿肛门括约肌松弛，排出胎粪污染羊水。

（3）皮肤、指甲胎粪污染。

（4）Apgar 评分降低　Apgar 评分分别于生后 1 分钟、5 分钟和 10 分钟进行，如果新生儿需复苏，15、20 分钟仍需评分（表 7–4）。1 分钟评分仅是窒息诊断和分度的依据，5 分钟和 10 分钟评分有助于判断效果及预后。临床上根据 1 分钟 Apgar 评分，0 ～ 3 分重度窒息，4 ～ 7 分轻度窒息，8 ～ 10 分为正常。如果出生 1 分钟评分 8 ～ 10 分，5 分钟后复评降到≤ 7 分亦属窒息；窒息儿 5 分钟再评分仍低于 6 分，神经系统损害较大，预后较差。

表 7-4　Apgar 评分标准

体征	评分标准			评分	
	0	1	2	1 分钟	5 分钟
皮肤颜色	青紫或苍白	躯干红，四肢青紫	全身红		
心率（次 / 分）	无	＜ 100	＞ 100		
呼吸	无	慢，不规则	正常，哭声响		
肌张力	松弛	四肢略屈曲	四肢活动		
弹足底或插鼻管反应	无反应	有些动作，皱眉	哭，喷嚏		

（5）多器官受损表现　大多数新生儿经抢救能恢复自主呼吸，肤色转红，哭声响亮。少数因缺血缺氧造成器官受损，由于不同组织细胞对缺氧的耐受程度不同，各器官损伤发生的频率和程度有差异，以脑细胞最敏感，其次为心肌、肝和肾上腺，而上皮及骨骼肌细胞耐受性较高。

1）中枢神经系统　缺氧缺血性脑病，颅内出血。

2）呼吸系统　羊水、胎粪吸入综合征，肺出血，急性呼吸窘迫综合征等。

3）心血管系统　持续性肺动脉高压，缺氧缺血性心肌病致心律失常、心力衰竭、心源性休克等。

4）泌尿系统　肾功能不全、衰竭及肾静脉血栓形成等。

5）消化系统　应激性溃疡，坏死性小肠结肠炎，黄疸加重或持续时间延长等。

6）代谢改变　低血糖或高血糖，低钙及低钠血症等。

7）血液系统　出血倾向及 DIC。

3. 心理 – 社会状况　家长因患儿治疗及预后而产生恐惧和担忧，对可能出现的后遗症、康复护理知识和方法了解不足而焦虑。

4. 辅助检查

（1）血气分析　$PaCO_2$ 升高，PaO_2 降低，pH 下降。

（2）血生化检查　血清钾、钠、钙、镁及血糖降低或血糖、血钾升高，心肌酶谱增高，血肌酐、尿素氮增高。

（3）胸部 X 线检查　可显示肺炎、肺不张或肺气肿。

（4）颅脑 B 超检查　可显示脑水肿或颅内出血。

（5）头颅 CT 检查　缺氧缺血性脑病或颅内出血改变。

5. 治疗要点　积极治疗孕母疾病；做好抢救准备工作；及时复苏。

【护理诊断】

1. 不能进行有效呼吸 与肺动脉收缩、肺血管阻力增加、肺血流减少，羊水胎粪吸入，中枢神经受损有关。

2. 心输出量减少 与肺水肿、肺动脉收缩、液体转移到组织间隙、心肌受损有关。

3. 组织灌注改变 与低血容量、缺血有关。

4. 有感染的危险 与免疫功能低下和吸入羊水等有关。

5. 潜在并发症 体温异常、颅内出血、坏死性小肠结肠炎。

6. 恐惧（家长） 与病情危重、担心预后有关。

【护理措施】

1. 正确复苏 熟练掌握复苏程序，积极配合医生进行复苏。应严格按照 A → B → C → D → E 步骤进行复苏。具体如下：

（1）A（通畅气道） ①保暖：新生儿娩出后立即置于远红外或其他方法预热的保暖台上，用温热毛巾拭干头部和全身。②体位：抢救时患儿仰卧位，肩部垫高 2 ～ 3cm，使颈部稍后伸至中枕位。③清理分泌物：立即清除口、鼻、咽及气道内分泌物。

（2）B（建立呼吸） ①触觉刺激：拍打或弹足底和摩擦患儿背部促使呼吸出现。②复苏囊加压给氧：如无自主呼吸或心率＜ 100 次 / 分，立即用复苏囊加压给氧。面罩应密闭口鼻，通气频率为 30 ～ 40 次 / 分，手指压与放的时间比为 1 : 1.5，氧流量应≥ 5 升 / 分，压力大小随患儿体重和肺部发育情况而定，胸廓起伏证明通气有效。③气管插管：应用复苏囊效果不好，仍无规律性呼吸或心率＜ 100 次 / 分，需进行气管插管行正压通气。

（3）C（建立循环） 如充分正压通气 30 秒后，心率＜ 60 次 / 分或在 60 ～ 80 次 / 分不再增加，应同时行胸外心脏按压。方法为：用中、示指或双拇指按压胸骨体下 1/3 处，频率 90 次 / 分（每按压 3 次，正压通气 1 次），按压深度为 2 ～ 3cm，或为胸廓前后径的 1/3。

（4）D（药物治疗） 建立有效的静脉通路，保证药物应用。胸外心脏按压 30 秒后，心率仍＜ 80 次 / 分或心率为 0，应遵医嘱立即给予 1 : 10000 肾上腺素 0.1 ～ 0.3mL/kg 脐静脉导管内或 0.5 ～ 1mL/kg 气管导管内注入，并根据医嘱扩容，纠正酸中毒、低血糖、低血压，必要时使用纳洛酮。

（5）E（评估） 复苏过程中，每操作一步的同时，都要评估患儿的情况。

3. 维持合适体温 整个复苏过程中都应注意患儿的保暖，将患儿置于远红外保暖床上，病情稳定后置温箱中，维持肛温 36.5℃～ 37℃。有缺氧缺血损伤的婴儿应避免体温过高，必要时应用人工低温疗法。

4. 复苏后护理

（1）加强监护　复苏后仍需监测体温、呼吸、心率、血压、尿量、肤色、血氧饱和度；监测各种辅助检查结果，如血气分析、血钾、血氯、血钠值，血糖、血胆红素、心肌酶谱、肌酐、尿素氮值等。监测窒息可能引起的多器官功能损伤：①注意观察有无脑受损的表现，如惊厥、尖叫、凝视、肌张力情况等；②监测尿量、液体出入量，了解肾功能情况；③观察心脏功能，心率、心音、血压、毛细血管充盈情况等；④注意观察有无腹胀、呕吐咖啡色物等应激性溃疡表现及腹胀、胃潴留、便血等坏死性小肠结肠炎等表现。

（2）保证营养　维持血糖正常，严防低血糖造成神经系统损伤。如无并发症生后半小时可吸吮母亲乳头；重度窒息儿复苏恢复欠佳者，适当延迟开奶时间，并防止呕吐物吸入再次引起窒息。

（3）预防感染　曾气管插管，疑有感染者用抗生素预防感染，加强新生儿口腔、皮肤、脐部护理；加强新生儿室的环境管理，严格执行无菌操作技术，工作人员接触患儿前洗手。

5. 心理支持　向家长耐心细致地解答病情，介绍有关医学基础知识，取得家长的理解，减轻家长的恐惧，得到家长最佳的配合。

【健康教育】

1. 告知家长有关疾病的医学基础知识，争取家长的理解和配合，以便估计胎儿生后有窒息可能时早期预测，提前做好充分准备，包括人员、仪器物品等，提早预防。

2. 对恢复出院的患儿，指导喂养，正确护理，定期复查。

3. 对有后遗症的患儿，教会家长对患儿进行训练，如刺激视听，做婴儿被动操等。

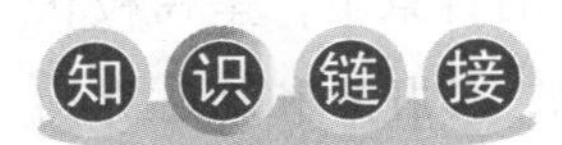

新生儿坏死性小肠结肠炎

新生儿坏死性小肠结肠炎多发于早产儿、极低出生体重儿，往往与窒息、感染、喂养不当有关。胎龄越小，发病越晚，常在生后 4 ～ 10 天发病。起病急，病死率高。临床是以进行性腹胀、呕吐、便血，大便奇臭为特点。腹部 X 线平片示：肠壁积气和门静脉充气征。一旦确诊需绝对禁食，并常规胃肠减压。

三、新生儿呼吸窘迫综合征

新生儿呼吸窘迫综合征（neonatal respiratory distress syndrome，NRDS）又称肺透明膜

病，是指新生儿出生后不久出现进行性加重的呼吸困难、呼吸窘迫和呼吸衰竭。是由于肺表面活性物质缺乏导致呼气末肺泡萎陷引起，病理特征为肺泡壁至终末细支气管壁上附有嗜伊红的透明膜和肺不张。多见于早产儿，胎龄愈小，发病率愈高；此外，剖宫产儿、双胎的第二婴、男婴及糖尿病母亲的婴儿，本病的发生率明显增高。

【护理评估】

1. 健康史 询问患儿是否为早产、剖宫产儿，母亲是否有糖尿病；评估患儿分娩时有无窒息，生后出现呼吸窘迫的时间等。

2. 身体状况 评估患儿的呼吸，是否有进行性加重的呼吸困难、呼吸不规则、呼吸暂停、紫绀等。

出生时多正常，一般在生后6小时内出现呼吸窘迫，主要表现为呼吸急促（＞60次/分）、紫绀、鼻扇、吸气性三凹征和明显的呼气性呻吟，呼吸窘迫进行性加重是本病的特点。体格检查：可见胸廓扁平，听诊呼吸音减低，可闻及细湿啰音。严重时患儿呼吸浅表、呼吸节律不整、呼吸暂停及四肢松弛。一般生后2～3天病情最重，如能存活，3天后肺成熟度增加，病情逐渐恢复。

3. 心理－社会状况 评估家长对本病的了解程度和对患儿的关注程度，评估家庭经济状况。家长常因患儿病情较重、担心预后而恐惧和焦虑。

4. 辅助检查

（1）胸部X线检查 是目前确诊的最佳手段。起病数小时有特征性表现：①早期和轻症患儿，呈毛玻璃样改变：两肺普遍性透过度降低，可见弥漫性均匀一致的细颗粒网状影；②中晚期或重症病例表现为支气管充气征：在普遍性肺泡不张的背景下，呈树枝状充气的支气管清晰显示；③严重病例表现为白肺：整个肺野呈白色，肺肝界和肺心界均消失。

（2）血气分析 有助于呼吸困难的判断，PaO_2降低、$PaCO_2$升高、pH降低。

（3）泡沫试验 取胃液（代表羊水）1mL加95%酒精1mL，振荡15秒，静置15分钟后沿管壁出现多层泡沫形成，可除外肺透明膜病；若无泡沫可考虑为肺透明膜病。其原理为：肺表面活性物质有利于泡沫形成和稳定，而酒精起抑制作用。

（4）肺成熟度的判断 测定羊水或患儿气管吸引物中卵磷脂/鞘磷脂（L/S）比值，若≥2提示“肺成熟”，1.5～2为可疑，＜1.5提示“肺未成熟”。

5. 治疗要点 主要包括保暖、氧疗及表面活性物质替代疗法等，目的是保证通气和换气功能正常。

【护理诊断】

1. 呼吸困难　与肺表面活性物质缺乏有关。

2. 体温不稳定　与早产及保暖不当有关。

3. 有感染的危险　与早产免疫功能差、损伤性操作及人工气道有关。

4. 潜在并发症　呼吸衰竭、心力衰竭。

【护理措施】

1. 维持有效通气，保持呼吸道通畅

（1）及时清除口、鼻、咽部分泌物，保持呼吸道通畅；必要时可用雾化后吸痰。

（2）供氧和辅助呼吸　根据病情及血气分析采用不同的给氧方式和调节氧流量，因早产儿易发生氧中毒，$PaO_2$50 ～ 70mmHg（6.7 ～ 9.3kPa）和 $SaO_2$85% ～ 95% 为宜。

1）尽早使用持续气道正压通气呼吸（CPAP），由于功能残气量增加，可防止肺泡萎陷，从而改善通气血流比值，PaO_2 增加。

2）当 CPAP 无效，PaO_2 仍 $<$ 50mmHg（6.7kPa），或 $PaCO_2$ $>$ 60mmHg（7.9kPa）时，或频发呼吸暂停时，行气管插管并采用间歇正压通气（IPPV）加呼气末正压通气（PEEP）。

（3）遵医嘱尽早使用肺表面活性物质　表面活性物质替代疗法可明显降低肺透明膜病的病死率和气胸的发生率，目前已用于预防或治疗肺透明膜病。肺表面活性物质有天然、半合成和人工合成三种。根据制剂的不同，剂量和给药时间间隔各不相同。滴入肺表面活性物质之前应彻底吸净气道内分泌物，经气管插管，分别取仰卧位、右侧卧位、左侧卧位，最后再仰卧位，各 1/4 量缓慢滴入气道内，每次注入后用复苏囊加压通气 1 ～ 2 分钟。

（4）遵医嘱纠正酸中毒　呼吸性酸中毒以改善通气为主；代谢性酸中毒给予 5% 碳酸氢钠治疗，剂量根据血气值而定。

2. 保证营养和水分的供给　准确记录 24 小时出入量。能吸乳者按需喂养，不能经口喂养者可经鼻饲或静脉补充，病情好转后改为经口喂养。

3. 预防感染　保持室内空气新鲜，严格执行无菌操作，使用呼吸机时注意消毒。如有感染，根据病原菌的不同选用合适的抗生素。

4. 严密观察病情　用监护仪监测体温、呼吸、心率、经皮血氧饱和度和氧分压等，随时进行评估，及时准确记录，随时向医生报告。

【健康指导】

1. 加强高危妊娠和分娩的监护及治疗，预防早产。

2. 向家长宣传本病的预防知识。对有可能发生早产的孕妇在分娩前 2 ～ 3 天给予地塞米松或倍他米松促进肺成熟；对胎龄 24 ～ 34 周的早产儿，力争生后 30 分钟内常规应用肺表面活性物质，若条件不允许也应争取 24 小时内应用，以预防本病发生。

3. 介绍本病的特点，让家长了解本病的危险性、预后及治疗过程，争取家长积极配合。

4. 出院后科学育儿，定期随访，检查眼底、体格、智能及行为发育，并予以指导。

四、新生儿缺氧缺血性脑病

新生儿缺氧缺血性脑病（hypoxic-ischemic encephalopathy，HIE）是指围生期窒息引起的部分或完全缺氧、脑血流减少或暂停而导致胎儿或新生儿的脑损伤。病情重，病死率高，成活者易留下不同程度的神经系统后遗症。

【病因与发病机制】

1. 病因

（1）围生期窒息　是导致本病的主要原因。凡引起胎儿或新生儿血氧浓度降低的因素均可引起窒息，如孕母患有严重贫血、心脏病，前置胎盘、胎盘早剥，脐带脱垂、打结，早产儿、羊水或胎粪吸入，各种难产、手术产及产程中应用镇痛剂、麻醉剂、催产药不当等。

（2）出生后的疾病　如反复呼吸暂停、严重的肺部疾患和心脏病变、休克、严重失血或贫血等。

2. 发病机制

（1）脑血流改变　当缺氧缺血时，机体内血液出现代偿性重新分配，以保证脑组织的血液供应；随着缺氧时间延长，这种代偿机制丧失，脑血流灌注下降。缺氧及酸中毒还可导致脑血管自主调节功能障碍，形成“压力被动性脑血流”，即脑血流灌注完全随全身血压变化而变化，当血压升高时，可使脑血流过度灌注而造成颅内血管破裂出血；当血压下降时，脑血流减少，则可引起缺氧性脑损伤。

（2）脑组织代谢障碍　缺氧时脑组织无氧酵解增加，乳酸堆积，能量产生急剧减少，最终因能量衰竭，使脑损害加重，并导致脑细胞死亡。

【护理评估】

1. 健康史　了解有无宫内窒息病史，了解出生时有无产程延长，有无羊水污染及新生儿复苏等病史。

2. 身体状况　主要表现有意识改变、肌张力变化，重者出现脑干功能障碍。临床上根据意识、肌张力、原始反射改变、有无惊厥、病程及预后等分为轻、中、重三度。

（1）轻度　24小时内症状明显，以兴奋症状为主，拥抱反射活跃，吸吮反射正常，肌张力正常，无意识障碍，症状多3天内消失，预后好。

（2）中度　有嗜睡、肌张力低下，常出现惊厥，瞳孔对光反射迟钝，拥抱、吸吮反射减弱，前囟正常或稍饱满，生后24～72小时症状明显，多在1周末消失，10天后仍不消失者可遗留后遗症。

（3）重度　以抑制症状为主，表现为昏迷、肌张力低下或间歇性伸肌张力增高，反射消失，前囟饱满、紧张，反复呼吸暂停，多在1周内死亡，存活者症状持续数周，多遗留瘫痪、癫痫、智力低下、共济失调等后遗症。

3. 心理－社会状况　家长因患儿病情危重而产生焦虑、恐惧、失望等心理反应，表现坐立不安、不知所措，对医护人员的言行和态度过于敏感等；个别家长担心会留下严重后遗症而遗弃患儿。

4. 辅助检查

（1）头颅B超、CT扫描、核磁共振　可确定病变部位、范围及性质等。

（2）脑电图　有助于判断脑损害程度及预后。

（3）血生化检查　测定血清磷酸肌酸激酶同工酶，以判断脑损害程度。

5. 治疗要点

（1）支持疗法　供氧、纠正酸中毒、维持血糖在正常的高值、维持血压稳定，以保证各器官的血液灌注，维持神经细胞代谢。足月儿缺氧缺血性脑病有主张采用亚低温疗法。

（2）控制惊厥　首选苯巴比妥钠，负荷量为20mg/kg，于15～30分钟静脉滴入，若不能控制惊厥，1小时后可加10mg/kg。12～24小时后给予维持量每日3～5mg/kg。肝功能不良者改用苯妥英钠，剂量同苯巴比妥。顽固性抽搐者加用地西泮，每次0.1～0.3mg/kg静脉滴注；或加用水合氯醛50mg/kg灌肠。

（3）治疗脑水肿　避免输液过多是防治脑水肿的基础，液体总量不超过每日60～80mL/kg；有颅内高压症状时首选呋塞米，静脉注射；严重者可用20%甘露醇。

【护理诊断】

1. 潜在并发症　颅内高压症、呼吸衰竭。

2. 不能进行有效呼吸　与脑损伤、羊水吸入有关。

3. 体温异常　与体温中枢功能失调、摄入不足有关。

4. 有废用综合征的危险　与缺氧缺血导致后遗症有关。

5. 恐惧（家长）　与病情严重及预后不良有关。

【护理措施】

1. 预防颅内压增高

（1）保持呼吸道通畅，给氧 及时清除呼吸道分泌物，根据患儿情况选择适当的给氧方式，可鼻导管给氧或头罩给氧，重者可考虑气管插管及机械通气。

（2）正确遵医嘱给予镇静剂、利尿剂及脱水剂。

（3）观察病情 严密观察患儿的神志、瞳孔、前囟张力、肌张力、神经反射、心率、呼吸及有无惊厥等，及早发现颅内压增高的征象，及时告知医生给予处理。

2. 早期康复干预 对疑有后遗症的患儿，可将其肢体固定于功能位，病情稳定后尽早给予智能和体能的康复训练，促进脑功能的恢复。

3. 心理疏导与支持 耐心细致地解答家长提出的问题，并给予安慰；告知家长本病的预后与疾病的严重程度及抢救是否正确、及时关系密切，以减轻其恐惧心理，取得家长最佳的配合。

【健康教育】

1. 指导家长必须坚持定期随访，及早发现和处理后遗症。指导家长康复护理方法，如对瘫痪患儿进行皮肤护理及肢体运动功能训练，对智力障碍患儿进行智能开发及引导。

2. 强调本病预防的重要性，预防本病的关键是积极推广新法复苏，防治围生期窒息。

五、新生儿颅内出血

新生儿颅内出血（intracranial haemorrhage of the newborn，ICHN）主要由产伤、缺氧引起的一种脑损伤。以中枢神经系统的兴奋或抑制症状为主要特征，表现为反复的呼吸暂停，昏迷，顽固性惊厥，肌肉强直或松软，脑干功能受累，持续性颅内高压。早产儿多见，病死率高，存活者常留有神经系统后遗症。

【护理评估】

1. 健康史 评估母孕期的健康状况，有无严重贫血、心力衰竭、妊娠高血压、肝炎等病史；询问患儿出生时有无难产、急产、窒息及复苏抢救等病史；有无胎位异常、高位产钳、负压吸引助产等可能造成产伤的病史；了解患儿胎龄、是否早产；生后有无输入碳酸氢钠、甘露醇、葡萄糖酸钙等高渗液体或机械通气不当等；询问有无使患儿血小板、凝血因子减少的因素，如母亲有出血性疾病史、母孕期间曾使用苯巴比妥、利福平、阿司匹林等药物。

2. 身体状况 与出血部位和出血量有关，轻者可无症状；大量出血者可在短时间内死亡。一般出生后1～2天出现症状。常见表现有：①神志改变：易激惹、过度兴奋或表情淡漠、嗜睡、昏迷等；②呼吸改变：呼吸增快或减慢，不规则或暂停等；③颅内压增高：呕吐、脑性尖叫、前囟隆起、惊厥、角弓反张等；④眼征：双目凝视、斜视、眼球震颤等；⑤瞳孔：出血量大时可见不等大，对光反应差甚至消失；⑥肌张力改变：早期增高，以后减低或消失；⑦其他：不明原因的苍白、贫血和黄疸。

3. 心理－社会状况 由于发病早，家长没有心理准备，且对本病的严重程度、病程进展、预后及可能留有的后遗症缺乏了解，会表现出焦虑、恐惧、愤怒；因病情严重感到悲伤、失望。对患儿存活后遗留的神经系统后遗症表现出厌恶甚至遗弃，会带来一定的社会问题。

4. 辅助检查

（1）脑脊液检查　呈均匀血性和有皱缩红细胞有助于诊断，但检查正常者不能排除本病，病情危重者不宜进行此项检查。

（2）脑颅CT和B超检查　可确定出血部位和范围，有助于判断预后。

5. 治疗要点 主要包括加强支持疗法、止血、镇静止惊、降低颅内压和治疗并发症。

【护理诊断】

1. 潜在并发症 颅内压增高。

2. 不能进行有效呼吸 与呼吸中枢受损有关。

3. 有窒息的危险 与惊厥、昏迷、镇静剂应用有关。

4. 体温异常 与体温调节中枢受损、摄入不足、继发感染有关。

5. 焦虑（家长） 与病情危重担心预后有关。

【护理措施】

1. 控制出血、预防再出血，降低颅内压

（1）绝对静卧，保持安静减少干扰　尽量减少对患儿的移动与刺激，哺乳时不能抱起，各项操作集中进行，动作做到轻、稳、准，静脉穿刺最好用留置针，以免因患儿烦躁哭闹而加重缺氧和出血。抬高头部（将头肩部抬高15°～30°），有利于头部血液回流，从而降低颅内压。

（2）正确使用镇静、止惊剂　详见本项目（四、新生儿缺氧缺血性脑病）。

（3）控制脑水肿　最初3天适当限制液体量，输液泵24小时匀速静脉输入。对明显颅内压增高者，可遵医嘱用呋塞米，每次0.1～1mg/kg，每日2～3次静脉注射。颅内出血不一定都伴有脑水肿，早期还有继续出血倾向，因此脱水剂应慎用。对明显颅内高压有中枢性呼吸衰竭者，可小剂量使用甘露醇，每次0.25～0.5g/kg，每6～8小时1次。

（4）止血剂　遵医嘱静脉或肌内注射维生素 $K_1$5 ～ 10mg。

2. 保持呼吸道通畅，合理用氧

（1）及时清除呼吸道分泌物，避免毛巾、被子、奶瓶遮盖患儿口鼻等引起窒息。

（2）合理用氧　根据缺氧程度选择不同的给氧方式和浓度，以维持 PaO_2 在 60 ～ 80mmHg（7.9 ～ 10.6kPa），$PaCO_2$ 低于 40mmHg（5.32kPa）。有呼吸暂停时可刺激患儿皮肤，呼吸暂停过于频繁者，根据医嘱给予呼吸兴奋剂，必要时应用人工呼吸机。病情好转及时停止吸氧，防止氧浓度过高或用氧时间过长引起的氧中毒。

3. 保持体温稳定　体温过高时可给予物理降温，体温过低时注意保暖。

4. 病情观察　观察患儿意识、呼吸、肌张力、瞳孔、前囟张力等改变，定期测量头围，及时记录阳性体征并向医生汇报。

【健康教育】

1. 向家长解释疾病的严重程度、治疗效果及预后，给予支持和安慰，使其有治疗疾病的信心。

2. 建议家长尽早去有条件的医院进行新生儿行为神经测评，有吸氧史的早产儿出院后应定期检查眼底。

3. 鼓励并指导家长对有后遗症的患儿尽早进行肢体功能训练和智力开发，以促进各项功能的恢复。

4. 加强孕妇保健工作，预防早产、难产、急产。

六、新生儿败血症

新生儿败血症（neonatal septicemia）是指病原体侵入新生儿血液循环，并在其中生长、繁殖、产生毒素，造成的全身感染性疾病。早产儿多见，是新生儿期重要的感染性疾病之一，其发病率和死亡率都较高。常见病原体为细菌，也可为真菌、病毒或其他病原体。细菌感染以葡萄球菌、大肠埃希菌为主。感染可发生在产前、产时和产后，以产后感染最多见。

【护理评估】

1. 健康史　评估母孕期间是否有感染性疾病、羊膜早破或羊膜囊穿刺等创伤性操作。患儿有无宫内窘迫、产时窒息、胎膜早破、产程延长等病史；了解接生情况，脐部情况及育婴情况等。

2. 身体状况　根据发病时间分为早发型和晚发型。前者生后 7 天内起病，感染发生在宫内或分娩时，常由母亲垂直传播引起，病原菌以大肠埃希菌为主，病死率高；后者多发生在出生后，细菌大多由人群和污染器械传播，以金黄色葡萄球菌及铜绿假单胞菌多见，常在出生 7 天后起病，常有脐炎、肺炎或脑膜炎等局灶性感染，病死率较早发型低。

（1）黄疸　可为败血症的唯一表现。生理性黄疸消退延迟，或 1 周后始出现黄疸；黄疸迅速加重，或退而复现；无法用其他原因解释的黄疸，均应怀疑本症。

（2）出血倾向　患儿皮肤黏膜出现瘀点、瘀斑、针眼处渗血不止、消化道出血、肺出血等，严重时发生 DIC。

（3）休克　患儿出现面色青灰、皮肤大理石样花纹、血压下降、尿少或无尿，硬肿症出现常提示预后不良。

（4）肝脾肿大　出现较晚，一般为轻至中度肿大。

（5）其他　可出现中毒性肠麻痹（腹胀、肠鸣音消失）、脓尿、深部脓肿、化脓性关节炎、骨髓炎、脑膜炎等。

3. 心理－社会状况　评估家长对本病的了解程度，家长因病情较重、疾病发展的不确定性及抗生素治疗过程长等因素，而产生焦虑、恐惧和自责，若为产时感染引起，还会对医护人员产生抱怨、不信任及不愿合作等。

4. 辅助检查

（1）血常规　白细胞总数＜ 5×10^9/L 或＞ 20×10^9/L，出现中毒颗粒或空泡，血小板计数＜ 100×10^9/L 有诊断价值。

（2）病原学检查　①血培养应在使用抗生素之前进行，抽血时必须严格消毒；阳性有诊断意义，但阴性不能排除本病。②脑脊液、尿液培养阳性有助于诊断。

（3）C 反应蛋白　在早期可增加。

5. 治疗要点

（1）合理使用抗生素　应早期、静脉、联合、足量、足疗程，注意药物毒副作用，根据药敏试验用药。血培养阳性者，疗程不少于 10 ～ 14 天，有并发症者应治疗 3 周以上。

（2）处理严重并发症、支持和对症治疗。

【护理诊断】

1. 体温失调　与感染有关。

2. 皮肤黏膜完整性受损　与皮肤破损或化脓感染有关。

3. 营养失调　与食欲缺乏、摄入量不足及疾病消耗增加有关。

4. 潜在并发症　感染性休克、化脓性脑膜炎、骨髓炎、出血倾向等。

5. 知识缺乏　家长缺乏护理新生儿知识和技能。

【护理措施】

1. 血培养　采集应在抗生素使用之前抽血以提高血培养阳性率，抽血时严格无菌操作避免污染采血后即送细菌室培养加药敏试验。

2. 清除局部病灶　注意清除病灶，促进皮肤黏膜早日愈合，防止感染扩散。

3. 保证有效静脉用药

（1）抗生素现配现用，遵医嘱准时分次使用，以维持抗生素有效血浓度。熟悉所用抗生素的药理作用、用法、不良反应及配伍禁忌。

（2）遵医嘱正确静脉输入免疫球蛋白，部分患儿输注免疫球蛋白 1 小时内可出现头痛、哭闹、心率加快、恶心。因此最初半小时以 5mL/h 速度输入，如无不良反应再加快速度。血管活性药物应尽可能使用上肢近心端静脉，以较快发挥效果。纠正酸中毒用碳酸氢钠一般稀释至 1.4%，30 ～ 60 分钟内输完。

4. 维持正常体温　提供中性环境温度；体温偏低或体温不升时，及时予以加盖包被、热水袋或温箱保暖；体温过高时给予松解包被、洗温水澡、多喂水，新生儿不宜用退热剂、酒精擦浴等刺激性强的降温，以免体温过度下降。体温不稳定时，每 1 ～ 2 小时测 1 次体温，观察体温变化。

5. 耐心喂养，保证营养供给　尽量母乳喂养，少量多次，细心喂养。不能进食时可行鼻饲或通过静脉补充营养和水分，必要时输注血浆或新鲜血，以改善营养状况。

6. 观察病情

（1）症状和体征的观察　监测体温，观察面色、精神反应、哭声、吃奶、黄疸情况。注意有无出血倾向如皮肤黏膜出血，重症出血时可口吐咖啡色液体，应及时吸引清除防止窒息，并给予吸氧和止血药物。注意有无腹胀、潴留、呕吐、黏液血便等坏死性小肠结肠炎表现，必要时禁食，腹胀明显者给予胃肠减压、肛管排气。

（2）并发症的观察　如患儿出现面色青灰、呕吐、脑性尖叫、前囟饱满、两眼凝视，提示可能有脑膜炎的可能；如患儿面色青灰、皮肤发花、四肢厥冷、脉搏细弱、皮肤有出血点应考虑伴有感染性休克或 DIC 的可能，应立即向医生报告，积极处理，必要时专人看护。

（3）观察药物疗效及不良反应　抗生素应用后如病情无改善、反复或恶化，应及时与医生联系，以便适当调整抗生素。头孢类抗生素可引起二重感染和凝血功能障碍；万古霉素可造成听力、肾脏损害，输液速度宜慢，保证输注 1 小时以上，并监测尿常规，及时做听力检查。

7. 预防感染　接触患儿前后要洗手，保持患儿皮肤黏膜清洁、干燥、完整，做好脐部护理等，防止院内继发感染。

8. 心理护理 耐心解答家长的疑问，做好家长心理护理。

【健康指导】

1. 介绍本病的特点及病情，向家长讲述本病的有关知识和护理常识，让家长及时了解患儿病情，树立家长对患儿康复的信心。指导家长正确观察、喂养和护理患儿。

2. 讲解本病的预防，让家长知晓新生儿发生局部感染时，应及时彻底进行治疗，清除原发病灶，以防感染扩散引起败血症。

3. 生活护理指导，告之家长正确的日常护理知识，预防感染。如保持婴儿皮肤黏膜、臀部及脐部的清洁干燥，避免任何损伤。勤换尿布，每次大便后洗净臀部，预防尿布皮炎。避免尿液污染未愈合的脐部，包裹脐带的敷料必须无菌。接触婴儿前洗手，护理时动作应轻柔。减少探视，避免患病者护理新生儿。根据气候变化及时添加衣被，避免过冷或过热等。

七、新生儿寒冷损伤综合征

新生儿寒冷损伤综合征（neonatal cold injury syndrome）亦称新生儿硬肿症，系由于寒冷和（或）多种疾病所致，以低体温和皮肤硬肿为主要表现，重症可并发多器官功能衰竭。主要发生于寒冷季节，重症感染及缺氧时四季均可发生，多在生后 1 周内发病，早产儿多见。

由于新生儿体温调节中枢不成熟，体表面积相对较大，皮下脂肪少，皮肤薄，血管丰富，易于散热；胎龄越小棕色脂肪含量越少，且新生儿缺乏寒战产热方式，产热能力差，易发生低体温；新生儿皮下脂肪中饱和脂肪酸含量高，其熔点高，体温低时容易凝固出现硬化。疾病因素如严重感染、缺氧、心力衰竭和休克等使能源物质消耗增加，而摄入能量不足，产热能力不足，使患儿在正常散热条件下，出现低体温和硬肿。

低体温和皮肤硬化使局部血液受阻，引起缺氧和酸中毒，导致皮肤毛细血管通透性增强，液体渗出，出现水肿。如果低体温持续存在或皮肤硬肿面积继续扩大，缺氧和酸中毒进一步加重，引起心、肾等多器官功能损害。

【护理评估】

1. 健康史 询问胎龄、日龄、体重、分娩史及 Apgar 评分情况；患儿有无感染、损伤等病史，分娩时环境温度及出生后保暖措施；评估患儿居室温度、保暖措施及喂养情况。

2. 身体状况 发病初期表现低体温、反应低下、吸吮能力差或拒乳、哭声低弱或不哭，活动减少，心率减慢等。

（1）低体温 体温＜ 35℃。轻度 30℃～ 35℃；重度＜ 30℃，可出现四肢甚至全身冰冷。

（2）皮肤硬肿　皮肤紧贴皮下组织不能移动，按之有橡皮样感觉，呈暗红色或青紫色，水肿者有指压凹陷。硬肿发生顺序为：小腿→大腿外侧→整个下肢→臀部→面颊→上肢→全身。硬肿面积计算：头颈部20%，双上肢18%，前胸及腹部14%，背部及腰骶部14%，臀部8%，双下肢26%。

（3）多器官损害　病情严重时可出现休克、DIC和急性肾功能衰竭等多器官功能损害表现。

根据体温硬肿范围及器官功能受损程度，将病情分为轻、中、重3度（表7-5）。

表7-5　新生儿寒冷损伤综合征病情分度

分度	肛温（℃）	腋－肛温差	硬肿范围（%）	全身情况及器官功能改变
轻度	≥35	正值	＜20	无明显改变
中度	＜35	0或负值	20～50	反应差，功能明显低下
重度	＜30	负值	＞50	休克、DIC、肺出血、急性肾衰竭

3. 心理－社会状况　家长由于家庭居住环境及经济状况不佳、对本病的了解程度不足而产生忽视，由于住院后患儿病情严重家长可产生内疚、焦虑、恐慌。评估其家庭居住环境、生活习惯及经济状况等。

4. 辅助检查　根据病情需要检测血常规、血细菌培养判断有无感染。动脉血气分析有无确定酸中毒及低氧血症。血电解质、尿素氮、肌酐检查判断有无肾衰。血小板计数、凝血酶原时间、纤维蛋白原测定等确定DIC。此外可有低血糖、低血钠、高钾血症，必要时可做心电图、胸部X线检查等。

5. 治疗要点　复温是关键，同时加强支持疗法、合理用药及对症处理。

【护理诊断】

1. 体温过低　与早产、寒冷、感染及体温调节功能不足等因素有关。

2. 营养失调　与吸吮无力、能量摄入不足有关。

3. 有感染的危险　与免疫功能低下有关。

4. 皮肤完整性受损　与皮肤硬化、水肿及局部血液供应不良有关。

5. 潜在并发症　肺出血、DIC等。

【护理措施】

1. 复温　复温是低体温患儿治疗的关键，目的是在体内产热不足的情况下，通过提高环境温度以恢复和保持正常体温。复温的原则是逐步升温，循序渐进。

（1）肛温＞30℃，腋－肛温差≥0，提示体温虽低，但棕色脂肪产热较好。复温方法：足月儿一般用温暖的襁褓包裹，置于25℃～26℃室温环境中，可用热水袋保暖，体温往往很快恢复正常。早产儿，更换好温暖的衣服后将患儿置于30℃的温箱中，每小时监测肛温1次，根据患儿体温恢复情况调节温箱温度在30℃～34℃之间。一般在6～12小时内可恢复正常体温。

（2）肛温＜30℃时，多数患儿腋－肛温差＜0，提示体温很低，棕色脂肪被耗尽，很容易造成多器官功能损害。复温方法：将患儿置于比体温高1℃～2℃的温箱中开始复温，以后每1小时监测肛温、腋温1次，同时提高箱温0.5℃～1℃，箱温不大于34℃，使患儿体温在12～24小时恢复正常。然后根据体温调节温箱温度。

（3）如无条件，也可采用母亲将患儿抱在怀中、热水袋、火炕、电热毯等方式。注意防止烫伤。

（4）复温过程中随时观察患儿生命体征和尿量，注意温箱的温度和湿度，监测血糖、电解质及肾功能等。

2. 保证能量和水分供给　供给充足的能量有助于复温和维持正常体温。轻度能吸吮者可经口喂养；吸吮无力者可用鼻饲胃管喂养；重危者暂禁食由静脉补充营养。能量供给从每日210kJ（50kcal）/kg开始，随体温上升逐渐增加至每日419～512kJ（100～120kcal）/kg。保持静脉通畅，用输液泵匀速输液，维持血糖正常。有明显心、肾功能损害者，严格控制输液量及输液速度。

3. 预防感染　实行保护性隔离，与感染患儿分室居住；做好病室、温箱内的清洁消毒；严格遵守无菌操作规程，避免医源性感染；加强皮肤护理，经常变换体位，防止体位性水肿和坠积性肺炎，防止皮肤受压，经常更换尿布，注意臀部等处的清洁，尽量避免肌内注射，防止皮肤破损而致感染；遵医嘱应用抗生素预防和治疗感染。

4. 密切观察病情　注意体温、脉搏、呼吸、硬肿范围及程度、尿量、有无出血点等，详细记录护理单，备好抢救药物和设备（氧气、吸引器、复苏囊、呼吸器等），如发现患儿出现面色突然青紫、呼吸增快、肺部啰音增多，要考虑肺出血，应立即将患儿头偏向一侧，保持呼吸道通畅，及时向医生汇报，积极抢救。

【健康教育】

1. 向家长介绍新生儿寒冷损伤综合征的有关知识。

2. 指导家长加强护理，防止感染。注意保暖，保持适宜的环境温度和湿度。

3. 鼓励母乳喂养，保证足够的能量。

知识链接

新生儿低钙血症

新生儿低钙血症是新生儿惊厥的常见原因之一。血清总钙低于1.8mmol/L或常游离钙低于0.9mmol/L即为低钙血症。主要表现为神经、肌肉兴奋性增高。患儿如发生惊厥时可静脉缓慢注射或滴注稀释的10%葡萄糖酸钙。但心率低于60次/分时，应暂停注射。

重点、难点、考点

1. 重点：正常足月儿和早产儿的特点及护理；新生儿黄疸的分类。

2. 难点：新生儿常见疾病的护理评估、护理诊断、护理措施及健康教育。

3. 考点：新生儿的分类、特点及护理；新生儿常见疾病的护理评估、护理诊断、护理措施。

复习思考

1. 试述生理性黄疸与病理性黄疸的区别。

2. 简答新生儿寒冷损伤综合征复温的具体要求。

3. 案例：孕妇36周，胎心监测时，发现胎心率80次/分，急行剖腹产，胎儿娩出时见脐绕颈3周，无自主呼吸，即行心肺复苏，1分钟Apgar评分3分，5分钟评分8分，转入新生儿病房，体检见患儿呈昏迷状，偶见面部及四肢抽动，前囟紧张。

（1）患儿目前的诊断是什么？

（2）患儿的护理诊断包括哪些？

（3）患儿的护理措施包括哪些？

扫一扫，知答案

扫一扫，看课件

模块八

营养紊乱患儿的护理

【学习目标】

1. 掌握维生素 D 缺乏性佝偻病和手足搐搦症的护理评估、护理诊断、护理措施和健康指导。

2. 熟悉单纯性肥胖、蛋白质－能量营养不良的护理评估及护理措施。

3. 了解单纯性肥胖、蛋白质－能量营养不良的病因。

4. 能对营养紊乱患儿进行健康指导。

项目一　蛋白质－能量营养不良

蛋白质－能量营养不良（protein–energy malnutrition，PEM）是由于缺乏能量和（或）蛋白质所致的一种营养缺乏症。多见于婴幼儿。主要表现为体重不增、体重下降、渐进性消瘦或水肿、皮下脂肪减少或消失，常伴有各器官系统不同程度的功能低下及新陈代谢失常，多种微量营养素缺乏，易并发肺炎、腹泻等疾病。蛋白质－能量营养不良可分为能量摄入严重不足的消瘦型、蛋白质严重缺乏为主的浮肿型和介于两者之间的中间型。

【病因】

1. 摄入不足　喂养不当是营养不良的主要原因。常见于母乳不足而未及时添加其他乳品；奶粉配制过稀；突然停奶而未及时添加转乳期食物；长期以淀粉类食品（米粉、粥、奶糕等）哺喂。较大儿童的营养不良多为婴儿期营养不良的继续，或因不良的饮食习惯，如偏食、挑食、吃零食过多所致。

2. 消化吸收不良　消化系统发育上的畸形（唇裂、腭裂、先天性幽门梗阻）、迁延性腹泻、过敏性肠炎、肠吸收不良综合征等均可影响食物的消化和吸收。

3. 需要量增加 持续高热、恶性肿瘤、甲状腺功能亢进、糖尿病、麻疹、结核、肝炎、肾病综合征（蛋白尿）等急慢性疾病使营养消耗过多或丢失过多；早产、双胎以及生长发育快速期等对热量和蛋白质的需要量增加造成摄入相对不足。

【护理评估】

1. 健康史 评估患儿的喂养史、起居环境、饮食习惯和生长发育情况，注意有无喂养不当、摄入不足，是否为双胎、早产；有无急慢性疾病史。

2. 身体状况 消瘦型营养不良以体重不增为最初表现，继之体重逐渐下降，皮下脂肪逐渐减少或消失，皮肤苍白、干燥无弹性。皮下脂肪减少的顺序：首先是腹部，其次是躯干、臀部、四肢，最后是面颊。营养不良程度随病情发展由轻变重，严重者面颊部脂肪垫消失，两颊下陷，颧骨凸出，皮肤松弛，额部出现皱纹，呈“老人貌”，肌张力渐低下、肌肉松弛、肌肉萎缩呈“皮包骨”样，四肢可有挛缩，身长亦低于正常。精神萎靡，烦躁与抑制交替，对外界反应差。常有体温偏低，脉细缓，血压偏低，心电图呈低电压、T 波可低平。患儿食欲低下，便秘或腹泻，血浆蛋白降低而水肿。常并发营养性贫血、多种维生素和微量元素缺乏，各种感染性疾病，如反复呼吸道感染、肺炎、结核、鹅口疮、尿路感染等；可并发自发性低血糖，患儿可突然出现面色苍白、神志不清、呼吸暂停、脉搏减慢、体温不升，重者可出现低血糖昏迷甚至猝死，常发生于早晨或空腹时。

浮肿型营养不良又称恶性营养不良，除以上表现外，其外观呈“泥膏样”，水肿出现早，多从内脏器官开始，以后才出现于四肢、面部，严重者为全身性。中间型介于两型之间。临床上根据症状程度不同，将营养不良分为三度（表 8–1）。

表 8–1 蛋白质 – 能量营养不良分度（婴幼儿）

	营养不良分度		
	Ⅰ度（轻度）	Ⅱ度（中度）	Ⅲ度（重度）
体重低于正常均值	15% ～ 25%	25% ～ 40%	> 40%
身长	尚正常	低于正常	明显低于正常
精神状态	稍不活泼	情绪不稳，易疲乏，喜哭闹	萎靡、呆滞、烦躁与抑制交替，对事物反应低下，兴趣差
消瘦	不明显	明显	皮包骨样
皮肤颜色及弹性	正常或稍苍白	苍白、弹性差	明显苍白、多皱纹、弹性消失，可出现瘀点，头发黄而干燥，指甲薄
腹部皮下脂肪厚度	0. 4 ～ 0.8cm	< 0.4cm	消失
肌张力及肌肉情况	基本正常	张力低下，肌肉松弛	张力明显低下，肌肉萎缩

3. 心理－社会状况 评估患儿的家庭经济状况、抚养人是否照顾能力有限或缺乏育儿知识，抚养人是否有虐待婴儿现象。家长常因喂养不当、儿童疾病等造成儿童营养不良而内疚和自责，因缺乏育儿知识或不会调理饮食而焦虑。患儿因体力弱，不能参与同龄儿的活动而感到自卑、沮丧。

4. 辅助检查 血清白蛋白降低是最突出的表现，容易检测，但不灵敏。视黄醇结合蛋白、前白蛋白、甲状腺前白蛋白和转铁蛋白等较白蛋白减低更敏感，具有早期诊断价值；胰岛素样生长因子Ⅰ，反应灵敏且受其他因素影响小，被认为是诊断的较好指标。此外，多种血清酶活性、非必需氨基酸、血胆固醇、血糖、各种电解质和微量元素均降低，而生长激素水平升高。

5. 治疗要点 主要采取综合治疗措施，包括：祛除病因，治疗原发病；调整饮食，循序渐进，以适应吸收为度；促进和改善消化；积极预防、处理并发症，如各种继发感染、微量元素缺乏、自发性低血糖、水电解质紊乱、休克、肾衰竭等。

【护理诊断】

1. 营养失调 与能量、蛋白质摄入不足和（或）丢失、消耗过多有关。

2. 体温低下 与热能摄入不足、皮下脂肪减少致产热少散热快有关。

3. 有感染的危险 与机体免疫功能下降有关。

4. 潜在并发症 营养性贫血、低血糖、维生素A缺乏。

5. 生长发育落后 与营养物质缺乏，不能满足生长发育的需要有关。

【护理措施】

1. 调整饮食，纠正营养失调 原则是循序渐进、逐步补充。根据营养不良的程度、患儿对食物的耐受程度、消化吸收的能力等逐渐增加饮食量，规律饮食，忌食过饱。

（1）能量的供给

1）成分和比例 包括碳水化合物和脂肪。前者总能量控制在40%～80%之间，主要为谷类，麦面粉类更易消化；脂肪供给比例随年龄增加而下降：6个月以下婴儿占能量的45%～50%，6个月～2岁为35%～40%。

2）供应量 ①轻度营养不良患儿，在维持原膳食的基础上，供给的能量从每日250～330kJ（60～80kcal）/kg开始逐步递增；②中度及重度营养不良患儿消化吸收功能较差，饮食调整要从少到多，能量供给从165～230kJ（40～55kcal）/kg开始，若患儿消化吸收能力较好，可逐渐增至500～727kJ（120～170kcal）/kg。待体重恢复接近正常后，恢复供给正常生理需要量。

（2）蛋白质 供给量从每日（1.5～2.0g）kg开始，逐渐增加到每日（3.0～4.5g）kg。

以富含必需氨基酸的食物为主，选择易消化吸收的食物，以乳类为最好，包括母乳、奶粉、牛乳，其次是豆浆、蛋类、肝泥、肉类、鱼粉等高蛋白食物。

（3）补充维生素和微量元素　食物中应含有丰富的维生素及矿物质，烹制不宜过熟，以防营养素被破坏。

（4）适当的喂养方法　病情严重、吸收力弱者可用胃管或全静脉营养，随病情改善、吞咽能力及吸收力增强后给予滴管或奶瓶喂哺。喂哺时应耐心、细心，不可过分强迫进食。

（5）疗效观察　每周测体重 1 次，每月测身长 1 次，定期测量皮下脂肪厚度以判断治疗效果。每日记录患儿进食情况及对食物的耐受情况，以便及时调整营养入量。

2. 促进消化和改善功能　遵医嘱给予胃蛋白酶、胰酶或多酶片等各种消化酶帮助消化。促进食欲，遵医嘱给予蛋白同化类固醇制剂，如苯丙酸诺龙肌注，以促进蛋白质的合成。食欲极差者，遵医嘱皮下注射常规胰岛素 2 ～ 3U，可降低血糖，增加饥饿感以提高食欲，1 ～ 2 周为一疗程，注射前先口服葡萄糖，并预防低血钾和低血糖的发生。

3. 人工补充营养　重者可静脉输注葡萄糖、脂肪乳、白蛋白、少量多次输全血或血浆，输液时速度要慢，量不宜过多，以免加重心脏负担。静脉全营养时宜使用留置针头，有计划地使用穿刺点。补充锌剂及维生素 A、B、C、D 等，锌剂可提高味觉敏感度，增加食欲，还可增强免疫力，每日口服 0.5 ～ 1mg/kg；同时注意补充铁剂、叶酸等。

4. 预防感染　中、重度营养不良患儿要做好保护性隔离。保持室内空气新鲜、清洁，温湿度适宜，家属感冒等宜与患儿隔离，预防呼吸系统感染等。注意餐具消毒和饮食卫生，预防消化道感染。保持皮肤、口腔清洁，避免发生皮肤破溃、口炎。一切侵入性操作应严格无菌。

5. 维持正常体温　保持环境温度在 22℃～ 24℃，勿过多暴露患儿，可用保暖毯、热水袋、温箱保暖，操作时注意安全；每 6 小时监测体温一次。

6. 观察病情，预防并发症

（1）若患儿夜间、晨起或餐前突然面色灰白、神志不清、脉搏减慢、呼吸暂停时，应考虑发生低血糖，需立即静脉注射 25% ～ 50% 葡萄糖溶液进行抢救。

（2）因维生素 A 缺乏引起的干眼症者，可用生理盐水湿润角膜及涂抗生素眼膏，同时口服或注射维生素 A 制剂。

【健康指导】

1. 讲解本病的特点，向患儿家长解释营养不良的原因，介绍科学育儿知识，鼓励母乳喂养，指导混合喂养、人工喂养，纠正患儿的不良饮食习惯。

2. 合理安排生活，保证充足的睡眠，坚持户外活动，按时预防接种，预防感染，及时矫正先天畸形。

3. 指导喂养，同患儿家长一起探索患儿饮食营养方法，如饮食搭配、烹制方法，协助家长制订饮食方案，促进家长育儿水平的提高。

4. 教会家长观察病情，及时发现并发症和各种感染性疾病，如低血糖、酸中毒、上呼吸道感染等。

5. 指导一些简单易行的按摩技术，如捏脊等。患儿俯卧，术者两手半握拳，两示指抵于背脊上，以两手拇指伸向示指前方合力夹住肌肉提起，而后示指向前，拇指向后退，作翻卷动作，自长强穴起，捏到大椎穴，反复 3 ～ 5 次，每日 1 次，6 天 1 疗程（图 8–1）。

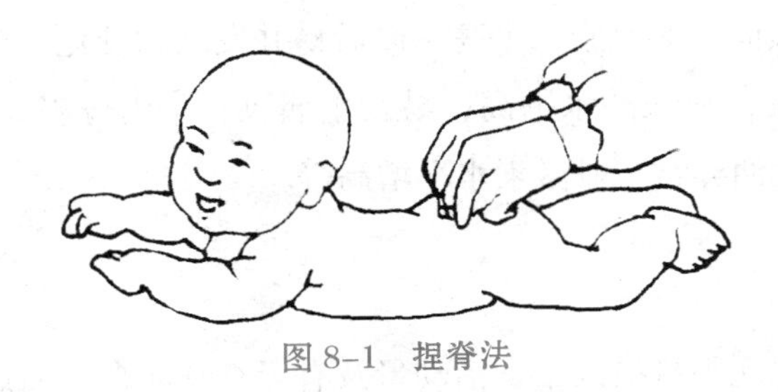

图 8–1 捏脊法

6. 定期测量体重及身长，以评估营养状况恢复情况，做好生长发育监测。

项目二 儿童单纯性肥胖

儿童单纯性肥胖（simple obesity）是由于长期能量摄入超过人体的消耗，使体内脂肪过度积聚、体重超过参考值范围的一种营养障碍性疾病。我国儿童肥胖的发病率为 5% ～ 8%，有上升趋势。肥胖不仅影响儿童的健康，且与成年期代谢综合征发生密切相关，易引起冠心病、高血压、糖尿病、胆石症、痛风、心理障碍等，已成为当今大部分公共健康问题的根源。

【病因】

单纯性肥胖占肥胖的 96% 左右，内分泌和代谢性疾病等引起的肥胖仅占 4% 左右。

1. 能量摄入过多 是肥胖的主要原因。摄入的能量超过机体代谢的需要，多余的能量转化成脂肪贮存体内，导致儿童肥胖。

2. 活动量过少 由于缺乏适当的体育锻炼，活动量过少，能量消耗少，即使摄食不多也易肥胖。肥胖儿童大多不喜爱运动，从而形成恶性循环。

3. 遗传因素 肥胖有高度的遗传性，双亲肥胖者子女发生肥胖高达 70% ～ 80%，双亲之一肥胖者后代肥胖发生率为 40% ～ 50%，双亲正常的后代发生肥胖者仅 10% ～ 14%。

4. 其他 进食过多、过快；精神创伤（如亲人病故、学习成绩下降）以及心理异常等。

肥胖主要病理改变是脂肪细胞的数量增多和（或）体积增大。人体脂肪细胞数目的快速增多主要在妊娠后期（出生前 3 个月）、婴儿期（1 岁以内）、青春期（11 ～ 13 岁）3 个时期。如果肥胖发生在这 3 个时期，可引起脂肪细胞数量增多性肥胖，治疗较困难且易复发；若不在这 3 个时期发生的肥胖，其病变的脂肪细胞体积增大为主，而数目正常，较易治疗。

肥胖患儿除体重增加外，还可发生一系列的代谢及内分泌改变：①对环境温度变化反应不敏感，有低体温倾向；②血脂水平高，以后易并发动脉硬化、冠心病、高血压、胆石症等；③嘌呤代谢异常，血尿酸水平高，易发生痛风；④内分泌异常，如 T_3 受体少、血浆生长激素减少、糖代谢异常、雌激素水平增高等。

【护理评估】

1. 健康史 评估患儿平日摄入量、活动量及有无喜吃甜食、油炸食物等高能量饮食的习惯；有无家族肥胖史；是否有引起患儿精神创伤和心理障碍的因素等。

2. 身体状况 肥胖症可发生在任何年龄阶段，多发生于婴儿期、5 ～ 6 岁和青春期，且男童多于女童。明显肥胖儿童常有疲乏感，用力时气短或腿痛。严重肥胖儿童因脂肪堆积限制胸廓和膈运动，导致肺通气不足、呼吸浅快引起低氧血症、气急、发绀，继发红细胞增多症、心脏扩大、充血性心力衰竭、甚至死亡，称肥胖 – 换氧不良综合征。

体格检查可见皮下脂肪丰满，分布较均匀，尤以面颊、肩部、腹壁较多，造成腹部膨隆下垂，胸腹、臀部、大腿部皮肤可出现白纹或紫纹。因体重过重，可有扁平足、膝外翻。女孩胸部脂肪过多应与真正乳房发育相鉴别，男孩阴茎常隐匿在阴阜脂肪垫中而显阴茎过小。肥胖儿童性发育常较早，身高常在上限或超过上限，但最终身高常略低于正常儿童。肥胖症的分度如下（表 8–2）。

表 8–2 肥胖症的分度

评价方法	超重	肥胖症		
		轻度	中度	重度
超过同性别、同身高均值百分比（%）	10 ～ 19	20 ～ 29	30 ～ 49	≥ 50
体质指数（BMI）	24 ～ 26.9	27 ～ 29.9	30 ～ 39.9	≥ 40

注：体质指数（BMI）= 体重（kg）/ 身长的平方（m^2）

3. 心理－社会状况 患儿常因肥胖受到别人讥笑而不愿与人交往，喜欢独处，易导致性格孤僻、胆怯和自卑，也可因交友困难引发心理障碍。家长常因患儿肥胖会带来一系列生活社会问题，如择偶等，而产生焦虑的心理，一些严重并发病也可引起家长忧虑和恐慌。

4. 辅助检查

（1）脂类 甘油三酯、胆固醇、低密度脂蛋白、游离脂肪酸常升高，高密度脂蛋白减低。

（2）蛋白质 嘌呤代谢异常，血尿酸水平增高。

（3）内分泌 ①甲状腺功能：正常，但 T_3 受体减少。②生长激素：血浆生长激素减少，睡眠时生长激素高峰消失。③性激素：女性雌激素水平增高，可有月经不调和不孕；男性雄激素被脂肪芳香化为雌激素，雌激素水平升高，可有轻度性功能低下、阳痿，但不影响睾丸发育和精子形成。④胰岛素：高胰岛素和胰岛素抵抗同时存在，可发生糖耐量减低或糖尿病。

（4）肝脏 B 超 常有脂肪肝。

5. 治疗要点 饮食疗法和运动疗法是两项最主要的措施，减少热能性食物的摄入和增加机体对热能的消耗，使体内脂肪不断减少，体重逐步下降。儿童不宜应用减肥药物和外科手术治疗。

【护理诊断】

1. 营养失调 与摄入高能量食物过多和（或）运动少有关。

2. 体像紊乱 与肥胖造成自身形体改变有关。

3. 社交障碍 与肥胖造成行动不便、心理障碍有关。

4. 知识缺乏 家长对合理营养的认识不足。

【护理措施】

1. 限制饮食 既要满足儿童生长发育的需要，又要让体重逐渐过渡到正常水平。

（1）适当减少每日食物总供能量 选择高蛋白、低（或正常）脂肪、低碳水化合物、高维生素的食物。给予低热量、高容积的食物如西红柿、黄瓜、萝卜、芹菜等，主食以粗杂食替代如红豆粥、燕麦片、玉米等，改变食物的制作及烹调方法以减少热量的摄入。

（2）循序渐进、逐渐减少 开始时以体重不增为目标，之后逐渐减少每日食物供能的总量，使其低于机体消耗的总量。

（3）养成良好的饮食习惯　不吃零食、不过饱、不吃夜宵，提倡少量多餐，避免油煎食品，少食甜食、软饮料及快餐，避免暴饮暴食。

2. 增加运动量　在控制饮食的同时，制定运动计划，运动疗法是减轻体重的主要手段之一。选择患儿喜爱而又容易坚持的运动项目，如骑自行车、散步、慢跑、游泳、各种球类运动、适合的家务劳动等，可变换花样或参加兴趣班。每日坚持运动1小时以上，以每次运动后轻松愉快、不感到疲劳为原则。监护人在患儿运动中要注意观察有无心慌、气促，慎防运动损伤和运动成瘾，避免运动后出现疲惫不堪和剧烈运动使食欲大增等运动过度情况。

3. 心理护理　鼓励患儿参加正常的集体活动和户外活动，及时表扬并引导患儿正确看待自身形象的改变。让患儿亲自参与饮食和运动计划的制定以提高他们的主动参与兴趣。消除患儿自卑、焦虑心态，纠正家长和周围人群讥笑责备行为，帮助患儿建立自信。患儿饥饿感强烈时不可强行禁食。

【健康指导】

1. 引导正确健康观念，使家长认识到肥胖对儿童健康的危害性。

2. 指导治疗，告之家长和患儿肥胖治疗以限制饮食、体格锻炼为主，儿童期肥胖不主张服用减肥食品、饮品及药物。体重减轻需要一个较长的过程，要不断鼓励，运动和饮食控制要可行且能长期坚持。

3. 指导科学喂养方法，指导家长为肥胖儿制定正确的饮食计划，培养儿童良好的饮食习惯，避免营养过剩。

4. 儿童出院后应每日监测体重，3～6个月复查肝功能、血脂，定期随访。

5. 做好社区保健工作，坚持生长发育监测，及时发现肥胖趋势。

项目三　维生素D缺乏性疾病

一、维生素D缺乏性佝偻病

维生素D缺乏性佝偻病（rickets of vitamin D deficiency）是由于儿童体内维生素D不足引起钙、磷代谢紊乱，钙盐不能正常沉积于骨骼的生长部分，造成以骨骼病变为特征的一种全身慢性营养性疾病。多见于2岁以内婴幼儿，我国北方冬季长、日照短，患病率明显高于南方。

1，25- 二羟维生素 D 是维持钙磷代谢的主要激素之一，主要生理功能有：①促进肠道对钙磷的吸收；②增加肾小管对钙、磷的重吸收，提高血磷浓度，有利于骨的矿化；③促进成骨细胞的增殖，使血中钙、磷向骨质生长部位沉积；④与甲状旁腺协同促进破骨细胞活动，使旧骨钙盐重吸收；⑤参与多种细胞的增殖、分化与调控过程。

【病因与发病机制】

1. 病因

（1）围生期维生素 D 不足　母亲妊娠期，特别是妊娠后期维生素 D 营养不足，如母亲严重营养不良、肝肾疾病、慢性腹泻，早产、双胎均可使得婴儿体内维生素 D 贮存不足。

（2）日照不足　体内维生素 D 的主要来源为皮肤内 7- 脱氢胆固醇经紫外线照射生成。但日光中的紫外线易被高层建筑、普通玻璃、烟雾、灰尘、衣服所阻挡，使患儿照射量减少。雨雾较多的地区和北方寒冷季节，户外活动少，接受紫外线量明显不足。

（3）生长速度快，需要增加　早产儿、多胎儿体内贮存钙、维生素 D 少，出生后生长速度较足月儿快，易导致维生素 D 缺乏。

（4）摄入不足　天然食物中维生素 D 含量很少，即使纯母乳喂养，婴儿若户外活动少，缺乏紫外线照射，未及时补充维生素 D，亦易发生佝偻病。

（5）疾病和药物　影响胃肠道疾病或肝胆疾病影响维生素 D 和钙、磷的吸收。肝和肾是维生素 D 两次羟化的器官，患病可直接影响维生素 D 的正常代谢。长期服用苯妥英钠、苯巴比妥类药物，能使维生素 D 分解为无活性的代谢产物，导致佝偻病。糖皮质激素有对抗维生素 D 对钙转运的作用而导致佝偻病。

2. 发病机制　维生素 D 缺乏性佝偻病可以看成是机体为维持血钙水平而对骨骼造成的损害。体内长期严重维生素 D 缺乏时，造成肠道吸收钙、磷减少，血中钙、磷水平下降。血钙的降低刺激甲状旁腺分泌甲状旁腺素增多，促进旧骨溶解，释放钙、磷入血，使血钙浓度维持正常或接近正常水平；但甲状旁腺素同时也抑制肾小管上皮细胞对磷的重吸收而使大量的磷从尿中排出，导致血磷降低，引起钙磷乘积下降。细胞外液钙、磷浓度不足破坏了软骨细胞正常增殖分化和凋亡的程序，使长骨钙化带消失，由此导致骨样组织矿化过程障碍，成骨细胞代偿性增生（碱性磷酸酶升高），局部骨样组织堆积，形成骨骼畸形和碱性磷酸酶分泌增多，出现佝偻病症状和血液生化改变。如果甲状旁腺对血钙的下降代偿功能不全，则不能维持血钙正常水平，出现低钙血症及维生素 D 缺乏性手足搐搦症（图 8–2）。

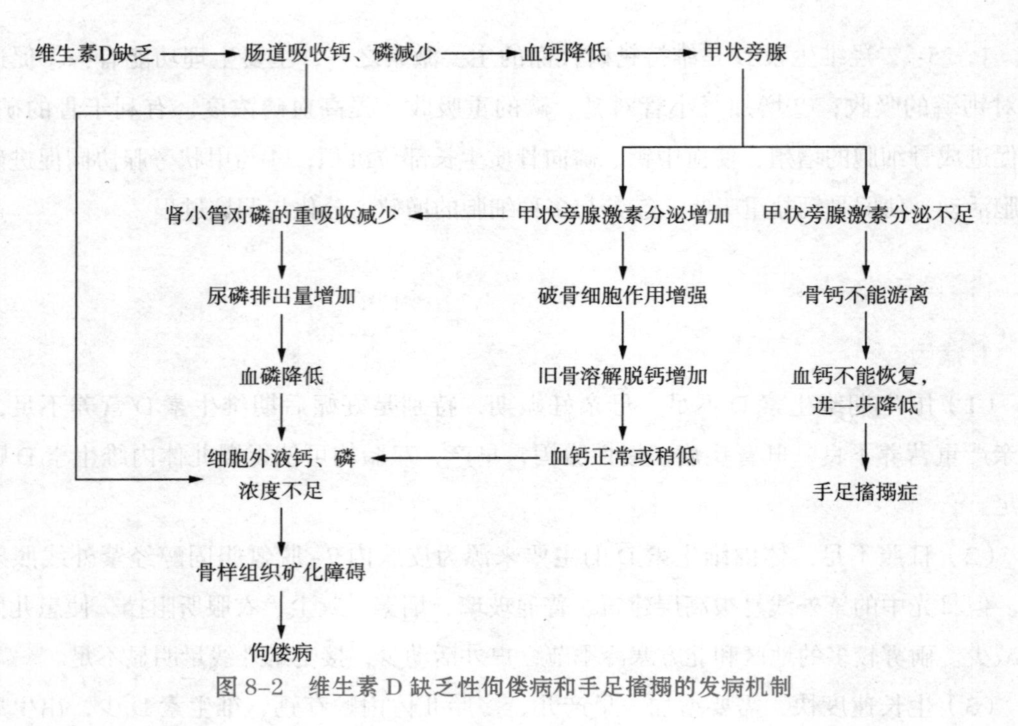

图 8-2　维生素 D 缺乏性佝偻病和手足搐搦的发病机制

【护理评估】

1. 健康史　评估患儿生活环境，询问患儿每日户外活动的时间、喂养方法及添加转乳期食物情况、生长发育的速度；有无肝、肾及胃肠疾病；母亲怀孕晚期有无严重缺乏维生素 D 的情况，患儿开始补充维生素 D 的时间和量。

2. 身体状况　因维生素 D 缺乏，机体出现一系列相关生理功能上的改变，包括神经、精神改变、骨骼肌肉改变、免疫功能低下等，其中以生长最快部位的骨骼改变最为突出，临床上将佝偻病分为以下四期：

（1）初期（早期）　多在 6 个月以内发作，尤其是 3 个月以内的小婴儿。以神经精神症状为主，如多汗（与室温季节无关）、夜惊、易激惹、睡眠不安、夜哭。头部汗多刺激头皮而摇头擦枕，体检常有枕秃。此期常无骨骼改变，若未经治疗，可发展为活动期。

（2）活动期（激期）　除神经精神症状更显著外，主要为骨骼改变，以生长速度最快部位如颅骨、四肢骨、胸廓影响最大，有肌肉松弛和运动功能发育延迟。

6 个月以内婴儿发生颅骨软化，严重者指压颅骨出现压乒乓球样的感觉；7 ～ 8 个月婴儿额骨和顶骨逐渐增厚，呈对称性隆起，发生方颅，严重时呈鞍状或十字状颅形。乳牙萌出延迟，至 10 个月后才出牙，且牙釉质发育差。前囟增宽、闭合延迟。肋骨与肋软骨交界处骨样组织堆积呈丘形隆起状如串珠，称“佝偻病串珠”，以第 7 ～ 10 肋骨最明显。

胸廓畸形多见于1岁左右儿童，胸骨和邻近软骨向前突起，形成鸡胸；或胸骨剑突部向内凹陷，形成漏斗胸，影响肺的呼吸功能。严重佝偻病患儿，膈附着处的肋骨长期受膈牵拉向内凹陷，形成肋膈沟或称郝氏沟。6个月以上婴儿腕和踝部骨骺处膨大形成钝圆形环状隆起，称“手、足镯”。由于骨质软化与肌肉关节松弛，婴儿开始站立与行走后因负重可出现下肢弯曲，形成膝内翻（“O”形腿）或膝外翻（“X”形腿）畸形。久坐者，因韧带松弛脊柱后突或侧弯畸形。

患儿全身肌张力低，肌肉、韧带、关节松弛，坐、立、行等运动功能发育落后，头颈部软弱无力，腹肌张力差，腹部膨隆如蛙腹，表情呆滞，语言发育迟。

（3）恢复期　以上各期经足量维生素D治疗及日光照射后，神经精神症状好转或接近消失，精神活泼、反应灵敏，肌张力恢复正常。

（4）后遗症期　多见于2岁以后的儿童，无任何临床症状。少数严重佝偻病可残留不同程度的骨骼畸形或运动障碍。

3. 心理－社会状况　患儿家长因患儿生长发育、智能发育受影响、担心遗留骨骼畸形而感到焦虑、内疚。患儿因自身形象改变而产生自卑、抑郁。

4. 辅助检查

（1）血液生化检查　初期血钙正常或稍低（正常值2.25～2.75mmol/L）、血磷降低（正常值1.3～1.8mmol/L）、钙磷乘积降低，碱性磷酸酶正常或稍高（金氏正常值106～213u/L），血清25-（OH）D_3下降，甲状旁腺素升高。活动期血钙、磷均降低，以血磷降低明显，碱性磷酸酶明显增高。恢复期血钙和血磷逐渐恢复正常，钙磷乘积正常，碱性磷酸酶开始下降，1～2个月降至正常。后遗症期血生化检查正常。

（2）骨骼X线检查　初期骨骺多正常或钙化带稍模糊。活动期长骨X线片显示长骨钙化带消失、骨骺软骨增宽，干骺端呈毛刷样、杯口状改变，骨密度降低，可伴骨干弯曲或青枝骨折。恢复期骨骼病变逐渐改善。后遗症期骨骼干骺端X线检查正常。

5. 治疗要点　积极控制活动期，维生素D治疗；加强营养，保证维生素D摄入；坚持户外活动；活动期避免久站久坐，防止骨骼畸形发生。

【护理诊断】

1. 营养失调　与日光照射不足和维生素D摄入不足有关。

2. 潜在并发症　骨骼畸形、药物不良反应（维生素A中毒、维生素D中毒）。

3. 有感染的危险　与免疫功能降低、维生素D缺乏引起胸廓发育畸形影响肺功能有关。

4. 知识缺乏　家长缺乏对佝偻病的预防及护理知识。

【护理措施】

1. 补充维生素 D

（1）增加日光照射　出生满2个月后开始到户外活动和游戏，每次时间从数分钟增至1小时以上，尽量多暴露皮肤受日光照射。

（2）合理喂养　提倡母乳喂养，及时添加转乳期食物，进食富含维生素D、钙、磷和蛋白质的食物，如鱼肝油、动物肝脏、蛋黄、奶油、蘑菇类及维生素D强化奶粉等。

（3）按医嘱补充维生素D和钙剂

1）维生素D治疗　原则上以口服为主，剂量为每日50～125μg（2000～5000IU）或1，25-（OH）$_2D_3$0.5～2.0μg，持续4～6周。之后改为预防量，小于1岁每日10μg（400IU），大于1岁每日15μg（600IU），至2岁，北方地区可延长至3岁。

2）补充钙剂　主张从膳食的牛奶、配方奶和豆制品补充钙和磷，若每天摄入500mL牛奶，不需要补充钙剂。若有低血钙表现、严重佝偻病和营养不足时，需要加服钙剂，每日1～3g，以防发生低钙抽搐。

2. 防止发生维生素 D、维生素 A 中毒

（1）应严格按医嘱给药，向家长讲解维生素D过量的危害性。

（2）观察有无维生素D中毒的症状，若发现患儿出现厌食、体重下降、烦躁、倦怠、嗜睡、低热、大便异常、夜尿增多等，及时通知医生，立即停药。

（3）需长期大量服用维生素D制剂时，不宜用鱼肝油。供给鱼肝油制剂时，要防止维生素A中毒，注意观察如嗜睡、烦躁、食欲下降、多汗、头痛、骨痛、毛发干燥易折、口唇皲裂、颅骨软化等征象。

3. 预防骨骼畸形、防止骨折　避免过早、过久地训练患儿坐、站、走，以免发生骨骼畸形；衣着应宽松、柔软、护理动作要轻柔，不可用力过猛，以防发生骨折。

4. 预防感染　每日清洗皮肤和头发，勤换内衣。保持室内空气清新、湿温度适宜，尽量避免交叉感染。

【健康指导】

1. 介绍本病的预防，孕妇应多户外活动，妊娠后期适量补充维生素D每日800IU。鼓励孕妇和婴幼儿常到户外晒太阳，保证每日1～2小时户外活动。

2. 喂养指导，选择富含维生素D、钙、磷和蛋白质的食物，提倡母乳喂养，及时添加转乳期食物。对早产儿、双胎儿、低体重儿，从生后1周开始补充维生素D800IU/日，3个月后改预防量；足月儿生后2周开始补维生素D400IU/日，均补充至2岁。夏季阳光充足，可暂停或减量服用维生素D。一般不加服钙剂，但乳类摄入不足和营养欠佳时可适量补充。

3. 对睡眠不安、多汗的患儿，指导家长每日清洁皮肤，勤洗头、勤换内衣和枕套。有畸形者，示范矫正方法。

4. 3岁后的佝偻病骨畸形者，应予矫正。如遗留胸廓畸形，可作俯卧位抬头展胸动作；下肢畸形可施行肌肉按摩，“O”形腿按摩外侧肌，“X”形腿按摩内侧肌，以增加肌张力，矫正畸形。遗留严重骨骼畸形者，可于4岁后行外科手术矫治，督促家长正确使用矫形器。

二、维生素D缺乏性手足搐搦症

维生素D缺乏性手足搐搦症（tetany of vitamin D deficiency）主要是由于维生素D缺乏使血钙降低，而甲状旁腺调节反应迟钝，血钙不能恢复，当总血钙＜1.75～1.88mmol/L（7～7.5mg/dL）或血清离子钙＜1.0mmol/L（4mg/dL）时，引起神经肌肉兴奋性增高，出现惊厥、喉痉挛或手足搐搦等临床表现。

维生素D缺乏时，机体出现甲状旁腺功能低下的原因尚不清楚，主要诱因有：①维生素D缺乏的早期，甲状旁腺调节反应迟钝，使血钙降低；②春夏季户外活动增多或近期补充大量维生素D，大量钙沉积于骨骼，而肠道吸收钙相对不足，使血钙降低；③感染、发热、饥饿时磷从细胞内释放，使血磷增加，与钙结合沉积于骨骼，血钙降低。血清钙离子水平还受血pH值的影响，pH值增高，离子钙降低，酸中毒患儿治疗后，易出现低钙惊厥。

【护理评估】

1. 健康史 评估患儿是否有佝偻病病史；了解患儿近期是否有日光照射量急剧增加、补充大量维生素D或发热、感染、饥饿、腹泻等诱因。

2. 身体状况 患儿主要为惊厥、手足搐搦、喉痉挛，并伴有程度不同的活动期佝偻病的表现。

（1）典型发作 血清钙多低于1.75mmol/L（7mg/dL）。①惊厥是婴儿最常见的症状，表现为突然四肢抽动、两眼上窜、面肌抽动、意识丧失，约持续数秒至数分钟。发作次数可数日一次或1日数次，甚至数十次。发作间歇意识清醒，活泼如常。一般不发热，轻者仅两眼上翻、部分面肌抽动，但神志清。②手足搐搦是本病特有的表现，多见于较大的婴儿、幼儿和年长儿，表现为突然发生手足痉挛呈弓状，双手腕屈曲，手指僵硬伸直、拇指内收贴紧掌心，足部踝关节伸直，足趾同时向下弯曲呈“芭蕾舞足”。发作停止后活动自如。③喉痉挛多见于婴儿，表现为喉部肌肉和声门突然痉挛，出现呼吸困难、声嘶、吸气时喉鸣、发绀，有时可突然发生窒息而死亡。

（2）隐匿型　血清钙在 1.75 ～ 1.88mmol/L（7 ～ 7.5mg/dL），症状不明显，但可通过刺激神经肌肉而引出体征。①面神经征：用手指尖或叩诊锤叩击患儿颧弓与口角间的面颊部，可引起同侧眼睑和口角抽动者为阳性；②陶瑟征：用血压计袖带包裹上臂，使血压维持在收缩压与舒张压之间，5 分钟之内，手出现痉挛状为阳性；③腓反射：以叩诊锤叩击膝下外侧腓骨小头上方的腓神经，可引起足向外侧收缩者为阳性。

3. 心理－社会状况　初次发作时，家长多因缺乏对本病的预防和急救知识而恐惧。家长担心惊厥对患儿智力造成损害，害怕患儿再次惊厥发作。

4. 辅助检查　血清总钙或血清钙离子降低，注意应在补钙前取血。用于鉴别的其他检查，如血糖、血镁、脑电图、碱性磷酸酶、颅骨 X 线、头颅 CT 等。

5. 治疗要点

（1）急救处理　保持呼吸道通畅，立即吸氧；迅速控制惊厥，可用地西泮或用 10% 水合氯醛；有喉痉挛者，应立即将舌拉出，并进行口对口呼吸或加压给氧，必要时进行气管插管，以保证呼吸道通畅。

（2）钙剂治疗　常用 10% 葡萄糖酸钙 5 ～ 10mL 加入 10% 葡萄糖液 5 ～ 20mL 中，缓慢静脉注射或滴注（10 分钟以上，以防心跳骤停），惊厥停止后改口服钙剂。

（3）维生素 D 治疗　用法同佝偻病。

【护理诊断】

1. 有窒息的危险　与惊厥、喉痉挛有关。

2. 有受伤的危险　与惊厥发作、静脉注射钙剂外漏有关。

3. 营养失调　与维生素 D 缺乏有关。

【护理措施】

1. 预防窒息

（1）惊厥发作时，就地抢救。保持室内外安静，松解患儿衣领，将患儿头偏向一侧，以免误吸造成窒息，清除口鼻分泌物，同时立即吸氧。密切观察患儿呼吸、神志的变化，在缺乏医疗条件或医生到来前，可试用指压或针刺人中、十宣穴等方法来制止惊厥。已出牙的儿童，在上下门齿之间放牙垫，避免舌被咬伤。

（2）喉痉挛发作时，将患儿舌头拉出口外，保持呼吸道通畅，按医嘱给氧，备好气管插管或气管切开的用具，必要时协助医生插管。

（3）止惊　按医嘱迅速给地西泮每次 0.1 ～ 0.3mg/kg 缓慢静脉注射，每分钟 1mg，注射过快抑制呼吸；或 10% 水合氯醛，每次 40 ～ 50mg/kg 保留灌肠。

（4）补充钙剂　按医嘱尽快给予 10% 葡萄糖酸钙缓慢静脉注射，注意监测心率。注射时应选择较大的血管，避免使用头皮静脉，不可皮下或肌内注射，以防造成局部组织坏死（发生外渗后的处置见模块九项目四）。发作停止后可按医嘱口服 10% 氯化钙，每日 5 ～ 10mL，服用前用 3 ～ 5 倍糖水稀释，以减少对胃的刺激。氯化钙虽易吸收，但久服易引起高氯性酸中毒，故服用 3 ～ 5 天后改服葡萄糖酸钙或乳酸钙。

2. 预防受伤 惊厥发作时，应保护患儿安全，防止发生坠床、摔伤，勿强力牵拉或按压患儿的肢体，勿用硬物强制撬开紧咬的牙关，以免造成不必要的损伤。床两侧加床栏，床栏用棉被等隔挡，防止抽搐时撞到栏杆上。

3. 维生素 D 治疗 急诊情况控制后，按维生素 D 缺乏性佝偻病给予维生素 D 治疗。

【健康指导】

1. 介绍本病特点及患儿病情。向家长讲解本病的病因和预后，减轻家长的焦虑心理。

2. 教会家长惊厥发作的急救处理。

3. 指导家长出院后按医嘱给患儿补充维生素 D 和钙剂。钙剂应在两餐之间服用，避免与乳类同服，以免钙与脂肪酸结成凝块影响钙的吸收。

4. 指导家长科学合理喂养，坚持户外活动。

重点、难点、考点

1. 重点：营养不良、单纯性肥胖、维生素 D 缺乏性疾病的病因、护理评估、护理诊断及护理措施。

2. 难点：维生素 D 缺乏性疾的发病机制、急救护理。

3. 考点：营养不良、单纯性肥胖、维生素 D 缺乏性疾病的病因、护理评估及护理措施；维生素 D 缺乏性手足搐搦症的急救护理。

复习思考

1. 简述维生素 D 缺乏性疾病的病因和预防措施。

2. 简述维生素 D 缺乏性手足搐搦症的急救护理。

3. 简述儿童肥胖症的护理措施。

4. 案例：患儿，男，2 岁。自出生后一直单纯母乳喂养，未引入其他食物，经常腹泻。体重 7kg，身长 78cm，头围 47cm，精神较萎靡，腹壁皮下脂肪消失。

（1）该患儿的主要护理诊断是什么？

（2）如何对该患儿进行饮食调整？

（3）患儿可能出现哪些并发症？应该如何处理？

扫一扫，知答案

扫一扫，看课件

模块九

消化系统疾病患儿的护理

【学习目标】

1. 掌握腹泻病的护理评估、护理诊断和护理措施。

2. 熟悉腹泻病的病因，儿童常见疾病的液体疗法及护理，儿童常见口炎的护理。

3. 了解儿童消化系统解剖生理和体液平衡特点。

4. 能正确护理儿童常见口炎、腹泻病及输液的患儿。

项目一　儿童消化系统解剖生理特点

1. 口腔　口腔是消化道的起端，具有吸吮、吞咽、咀嚼、消化、味觉、感觉和语言等功能。足月新生儿出生时已具有较好的吸吮及吞咽功能，颊部有坚厚的脂肪垫，舌短而宽，有助于吸吮，早产儿则较差。婴幼儿口腔黏膜薄嫩，血管丰富，唾液腺不够发达，口腔黏膜易受损伤和发生局部感染；3 ～ 4 个月时唾液分泌开始增加。婴儿口底浅，不能及时吞咽所分泌的全部唾液，常出现生理性流涎。

2. 食管　婴儿的食管呈漏斗状，黏膜薄嫩、腺体较少、弹力组织及肌层发育不完善，食管下端贲门括约肌发育不成熟，控制能力差，常发生胃食管反流，如吮奶时吞咽过多空气，易发生溢乳，一般在 8 ～ 10 个月时症状逐渐消失。

食管长度：新生儿 8 ～ 10cm，1 岁时 12cm，5 岁时 16cm，学龄儿童 20 ～ 25cm，成人 25 ～ 30cm；食管横径：婴儿为 0.6 ～ 0.8cm，幼儿为 1cm，学龄儿童为 1.2 ～ 1.5cm。

3. 胃　婴儿胃呈水平位，当开始站立行走时才逐渐变为垂直位。婴儿胃黏膜有丰富的血管，盐酸和各种消化酶的分泌均较成人少，且酶活性低，消化功能差。新生儿胃淀粉酶不足，3～4个月后才逐渐增多，故3～4个月前的婴儿不宜过早添加淀粉类食物；胃液中有较丰富的凝乳酶、蛋白酶等，适合乳汁消化。胃平滑肌发育不完善，在充满液体食物后易使胃扩张。由于贲门和胃底部肌张力低，而幽门括约肌发育较好，易发生幽门痉挛而出现呕吐。

胃容量：新生儿为30～60mL，1～3个月为90～150mL，1岁为250～300mL，5岁为700～850mL，成人约为2000 mL。哺乳开始后幽门即开放，胃内容物陆续进入十二指肠，实际胃容量不受上述容量限制。胃排空时间：水为1.5～2小时，母乳为2～3小时，牛乳为3～4小时，早产儿胃排空更慢，易发生胃潴留。

4. 肠 儿童肠管相对比成人长，一般为身长的5～7倍（成人仅为4倍）。小肠的主要功能包括运动（蠕动、紧张性收缩、分节运动）、消化、吸收及免疫。大肠的主要功能是贮存食物残渣、进一步吸收水分，形成粪便。婴幼儿肠黏膜肌层发育差，肠系膜柔软而长，结肠无明显结肠带和肠脂垂，升结肠与后壁固定差，易发生肠扭转和肠套叠。由于肠壁薄、通透性高、屏障功能差，肠内毒素、消化不全产物等过敏原可经肠黏膜进入体内，引起全身感染、中毒和变态反应。由于婴儿大脑皮层功能发育不完善，进食时常引起胃－结肠反射，产生便意，所以大便次数多于成人。

5. 肝 肝脏是人体最大的消化腺，年龄愈小，肝相对愈大，正常婴幼儿肝脏可在右肋下触及1～2cm，柔软、无压痛，7岁后不应触及。婴儿肝脏结缔组织发育较差，肝细胞再生能力强，不易发生肝硬化；肝功能不成熟，解毒能力差，在感染、缺氧、中毒等情况下易发生肝充血肿大和肝细胞变性；肝糖原储存相对较少，易因饥饿发生低血糖症。婴儿期胆汁分泌较少，对脂肪的消化、吸收能力较差。

6. 胰腺 胰腺除分泌胰岛素调节糖代谢外，也是合成、贮存和分泌消化酶及碳酸氢盐的部位。出生时胰腺分泌量少，出生后3～4个月时胰腺发育较快，胰液分泌量随之增多。胰消化酶出现的顺序为：胰蛋白酶、糜蛋白酶、羧基肽酶、脂肪酶，最后是胰淀粉酶。＜6月婴儿的胰淀粉酶活力低下，1岁后才接近成人，故不宜过早喂淀粉类食物。新生儿胰液中脂肪酶活性不高，直到2～3岁才接近成人水平。婴幼儿时期胰液及其消化酶的分泌极易受炎热气候和各种疾病的影响而被抑制，发生消化不良。

7. 肠道细菌 胎儿消化道内无细菌，出生后细菌很快从空气、奶头、用具等经口、鼻、肛门侵入肠道，一般情况下，胃内几乎无菌，结肠和直肠细菌较多。肠道菌群种类受食物成分影响，母乳喂养者以双歧杆菌为主，人工喂养和混合喂养者肠道内的大肠埃希菌、嗜酸杆菌、双歧杆菌及肠球菌所占比例几乎相等。正常肠道菌群对侵入肠道的致病菌有一定的拮抗作用，参与免疫调节、促进黏膜生理发育以及肠道营养代谢等作用。婴幼儿肠道正常菌群脆弱，易受各种因素的影响而发生菌群失调，导致消化功能紊乱。

8. 健康婴儿粪便

（1）母乳喂养儿粪便呈黄色或金黄色，均匀膏状或带少许黄色粪便颗粒，或较稀薄，绿色，不臭，呈酸性反应，每日 2 ～ 4 次。

（2）牛、羊乳喂养儿粪便呈淡黄色或灰黄色，较干稠成形，略有臭味，量多，呈碱性或中性反应，每日 1 ～ 2 次，易发生便秘。

（3）混合喂养儿粪便与喂牛乳者相似，但质地较软，颜色较黄。

（4）生理性腹泻多见于 6 个月以内外观虚胖的婴儿，常有湿疹，生后不久即出现腹泻，大便一直保持每日 4 ～ 5 次甚至 5 ～ 6 次，呈黄绿色稀便，婴儿一般情况好，食欲好，生长发育不受影响，转乳期添加辅食后大便次数减少逐渐转为正常。

（5）转乳期粪便外观褐色，添加谷类、蛋、肉、蔬菜等辅食后的大便性状逐渐接近成人，每日 1 次。

在食物量及种类没有改变的情况下，大便次数突然增加、变稀，应视为异常。

项目二 口 炎

口炎（stomatitis）是指口腔黏膜的炎症，若病变限于局部，如舌、牙龈、口角，亦可称为舌炎、牙龈炎、口角炎。本病多见于婴幼儿。可单独发生，亦可继发于急性感染、腹泻、营养不良以及维生素 B、C 缺乏等全身性疾病。感染常由病毒、真菌、细菌引起，亦可因局部受理化刺激而引起。不注意食具及口腔卫生、不适当擦拭口腔、食物过高温度刺激或各种疾病导致机体抵抗力下降等因素均可导致口炎的发生。以口腔黏膜破损、疼痛、流涎及发热为特点。

【护理评估】

1. 健康史 评估患儿家长有无乳具消毒的习惯，有无不适当擦拭患儿口腔或饮用过热、过硬食物，误服腐蚀性药物史；患儿有无感染、营养不良、长期应用广谱抗生素或类固醇激素等导致机体抵抗力下降史。

2. 身体状况 儿童常见口炎的特点（表 9–1）。

表 9–1 儿童常见口炎的特点

	鹅口疮	疱疹性口炎
病原	白念珠菌	单纯疱疹病毒
发病年龄	新生儿、菌群紊乱患儿	1 ～ 3 岁幼儿
流行病学特点	通过产道感染或乳头不洁、乳具污染	传染性强，可引起小流行

续表

	鹅口疮	疱疹性口炎
局部特征	口腔黏膜表面覆盖白色乳凝块样点、片状物，略高于黏膜表面，周围无炎症反应，不易擦去，强行剥离后，局部黏膜潮红粗糙，可有溢血	唇红部、邻近口周皮肤和口腔黏膜散在或成簇的黄色小水疱，直径2mm，周围有红晕，迅速破溃后形成浅溃疡，可融合成较大的溃疡
表现特点	患处不痛，不流涎，一般不影响吃奶，无全身症状	发热体温达38℃～40℃，局部疼痛，出现流涎、拒食、烦躁、颌下淋巴结肿大
辅助检查	取白膜少许放玻片上，加10%氢氧化钠一滴，镜检可见真菌菌丝和孢子	白细胞总数正常或偏低
治疗要点	用2%的碳酸氢钠溶液清洗口腔，每日2～4次；涂1%甲紫溶液或制霉菌素鱼肝油混悬液，每日2～3次	用3%过氧化氢溶液或0.1%～0.2%利凡诺溶液清洗口腔，局部可用碘苷（疱疹净），亦可喷洒西瓜霜、锡类散、冰硼散等，为预防感染可涂2.5%～5%金霉素鱼肝油

3. 心理－社会状况 口炎患儿可因明显口痛而烦躁、哭闹；家长常因患儿不能顺利进食而出现焦虑，急于寻求解决办法，愿意接受健康指导。

4. 辅助检查 必要时对口腔黏膜渗出物进行涂片检查，结合血常规做出病原学诊断。

5. 治疗要点 以清洁口腔和局部涂药为主，有继发感染时可用抗生素（表9-1），发热时可用退热剂等对症、支持治疗。

【护理诊断】

1. 口腔黏膜受损 与口腔护理不当、理化因素刺激、抵抗力低下及病原体感染有关。

2. 疼痛 与口腔黏膜炎症和破损有关。

3. 体温升高 与感染有关。

4. 知识缺乏 与患儿及家长缺乏口腔卫生护理知识有关。

【护理措施】

1. 口腔护理 鼓励多饮水，进食后漱口，保持口腔黏膜湿润和清洁。根据病情选用药物清洁口腔，每日2～4次，以餐后1小时左右为宜，动作应轻、快、准，以免引起呕吐，较大儿童可用含漱剂。清除分泌物及腐败组织，减少继发感染，利于溃疡愈合。对流涎者，及时清除流出物，保持皮肤干燥、清洁，避免引起皮肤湿疹及糜烂。疼痛严重者可在餐前用2%利多卡因涂抹局部。

2. 饮食护理 供给高热量、高蛋白、含丰富维生素、易消化的温凉流质或半流质为宜。不能进食者，应予以肠道外营养，以确保能量和水分供给。

3. 按医嘱正确涂药 涂药前应先清洁口腔，再用纱布或干棉球放在颊黏膜腮腺管口处及舌系带两侧，以隔断唾液，用干棉球将病变部黏膜表面吸干净后涂药。涂药后嘱患儿闭口 10 分钟，然后取出隔离唾液的纱布或棉球并叮嘱患儿不可马上漱口、饮水或进食。清洁口腔及局部涂药时应用棉签在溃疡面上滚动式涂药。严重者可同时全身给药，并给予 B 族维生素及维生素 C，有利于疮口愈合。

4. 防止继发和交互感染 护理口腔前后应及时洗手，患儿的食具、玩具、毛巾等应及时煮沸或高压灭菌。哺乳期妇女的内衣应经常更换清洗，并在喂乳前后母亲洗手，清洗乳头。防治原发病，增加机体抵抗力。

【健康教育】

1. 向家长讲解口炎发生的原因、影响因素及护理；讲解并示教清洗口腔和局部涂药的方法及要点，强调操作前后要洗手。

2. 指导家长对患儿用过的食具、玩具、毛巾等要及时清洁消毒；鹅口疮患儿使用过的乳瓶、乳头应放于 5% 碳酸氢钠溶液中浸泡 30 分钟后再煮沸消毒；疱疹性口炎的传染性较强，应注意隔离，食具专用，以防传染。

3. 讲解流涎是口炎患儿对疼痛的一种反应，对清洁口腔有一定作用，但应注意保持口周皮肤干燥，防止出现皮肤损伤。

4. 指导家长教育儿童养成良好的卫生习惯，纠正患儿吮指、不刷牙等不良习惯。指导年长儿进食后漱口，保持口腔清洁的卫生习惯；避免进食过热、过硬、过酸食物；掌握正确的刷牙方法，避免损伤口腔黏膜。

5. 讲解均衡营养对提高机体抵抗力的重要性，培养良好的饮食习惯，避免偏食、挑食。

项目三 腹泻病

腹泻病（diarrhea）是一组由多病原、多因素引起的以大便次数增多和大便性状改变为特点的消化道综合征，严重者可伴有脱水、酸碱失衡和电解质紊乱。腹泻病是我国婴幼儿最常见的疾病之一；多发生于 6 个月～2 岁婴幼儿，1 岁以内占半数；是造成儿童营养不良、生长发育障碍甚至死亡的主要原因之一。

临床上根据腹泻的病因分为感染性腹泻和非感染性腹泻；根据病程分为急性腹泻（病程＜2 周，最多见）、迁延性腹泻（病程在 2 周～2 个月）和慢性腹泻（病程＞2 个月）；根据病情分为轻型腹泻和重型腹泻。

【病因与发病机制】

1. 易感因素

（1）婴幼儿消化系统发育尚不完善　胃酸和消化酶分泌少、酶活性低，不能适应食物质和量的较大变化；婴幼儿生长发育又较快，需要营养物质相对较多，消化道负担重，因而容易发生消化道功能紊乱。婴幼儿水代谢旺盛，一旦失水容易发生体液紊乱。

（2）胃肠道防御功能较差　婴幼儿胃酸偏低，胃排空较快，对进入胃内的细菌杀灭能力较弱；体液及细胞免疫功能差，血清免疫球蛋白（尤其是 IgM、IgA）和胃肠道分泌型 IgA 均较低；正常肠道菌群建立不完善，对入侵的致病微生物的拮抗作用弱，或由于使用抗生素等引起肠道菌群失调，均易患肠道感染。

（3）人工喂养　母乳中含有大量体液因子（IgA、乳铁蛋白）和巨噬细胞及粒细胞等有很强的抗肠道感染作用；牛乳中虽可含有上述成分，但在加热过程中被破坏，而且人工喂养的食物和食具易受污染，故人工喂养儿肠道感染发生率明显高于母乳喂养儿。

2. 感染因素

（1）肠道内感染　可由病毒、细菌（不包括法定传染病）、寄生虫、真菌等引起，以轮状病毒和致腹泻大肠埃希菌（根据其不同致病性和发病机制，分为 5 大组菌株，分别为致病性大肠埃希菌、产毒性大肠埃希菌、侵袭性大肠埃希菌、出血性大肠埃希菌和黏附–集聚性大肠埃希菌）最常见。病原微生物多随污染的食物或饮水进入消化道，亦可通过污染的日用品、手、玩具或带菌者传播。在机体防御功能下降时，病原微生物侵入并大量繁殖、产生毒素，引起腹泻。

1）病毒性肠炎　寒冷季节的婴幼儿腹泻 80% 由病毒感染引起，主要为轮状病毒，其次为肠道病毒。各类病毒侵入肠道后，在小肠绒毛顶端的柱状上皮细胞上复制，使细胞发生空泡变性和坏死，绒毛变短脱落，引起水、电解质吸收减少；同时，病变的肠黏膜细胞分泌双糖酶不足且活性降低，使食物中糖类消化不全而积滞在肠腔内，并被细菌分解成小分子的短链有机酸，使肠液的渗透压增高，进一步造成水和电解质的丧失，导致水样腹泻。

2）肠毒素性肠炎　如产毒素性大肠埃希菌、空肠弯曲菌等，主要通过细菌在肠腔内繁殖，释放不耐热肠毒素和耐热肠毒素，促使水和电解质向肠腔内转移，肠道分泌增加，导致分泌性腹泻。

3）侵袭性肠炎　如侵袭性大肠埃希菌、空肠弯曲菌、鼠伤寒沙门氏菌及金黄色葡萄球菌等，均可直接侵入肠黏膜组织，使黏膜产生广泛的炎性反应，出现血便或黏冻状大便。

（2）肠道外感染　如上感、中耳炎、肺炎、肾盂肾炎、皮肤感染及急性传染病等，多因发热和病原体毒素作用使消化道功能紊乱，有时肠道外感染的病原体可同时感染肠道。

3. 非感染因素

（1）饮食因素　喂养不当，多发生于人工喂养儿，由于喂养不定时、饮食过量或过少，食物成分不适宜或突然改变食物的质和量所致。个别婴儿对牛奶过敏或某种食物过敏或不耐受等。

（2）气候变化　天气变冷腹部受凉使肠蠕动增加；天气过热使消化液分泌减少，天热口渴吃奶过多等，增加消化道负担，均易诱发腹泻。

（3）其他　精神过度紧张、过度哭吵、饮水水质过硬等可使肠道功能紊乱，引起腹泻。

【护理评估】

1. 健康史　评估患儿的喂养史包括喂养方式，喂何种乳品，冲调浓度，喂哺次数及量；转乳期食物添加及断奶情况，是否近日添加了新食物或进食量增大，有无不洁饮食史。既往有无腹泻情况，是否长期使用抗生素、激素，是否对牛奶蛋白、大豆蛋白等食物过敏。了解患儿的消化道症状包括腹泻开始的时间，大便次数、颜色、性状、量、气味，有无呕吐、腹痛、腹胀等。

2. 身体状况

（1）轻型腹泻　多由肠道外感染和非感染因素引起，以胃肠道症状为主。

大便次数5～10次/日，大便黄色、黄绿色或蛋花汤样，常见白色或黄白色奶瓣，少量黏液和泡沫，有酸臭味。食欲减退，伴有轻度恶心、呕吐、溢乳、腹痛等症状。无脱水及全身中毒症状，多在数日内痊愈。

（2）重型腹泻　多因肠道内感染所致，除有较重的消化道症状外，还有明显的脱水、电解质紊乱及全身中毒症状，如发热或体温不升、精神烦躁或萎靡、嗜睡、面色苍白、意识模糊甚至惊厥、昏迷、休克等。

大便次数＞10次/日甚至每日达数十次，大便水样、量多、少量黏液、腥臭。厌食、呕吐，严重者可吐咖啡渣样液体。由于频繁大便刺激，肛周皮肤可发红或糜烂。

（3）水、电解质及酸碱平衡紊乱　主要表现为脱水、代谢性酸中毒、低血钾和低钙、低镁血症。

1）脱水　由于呕吐、腹泻丢失体液及水分摄入不足，造成的体液总量尤其是细胞外液量的减少。脱水时除失水外，同时伴有钠、钾和其他电解质的丢失。

脱水的程度：患病后累积的体液损失量。临床上将脱水分为轻度、中度和重度（表9–2）。

表 9-2　不同程度脱水的表现

	轻度	中度	重度
失水量占体重百分比（%）	＜ 5	5 ～ 10	＞ 10
累积损失量（mL/kg）	50	50 ～ 100	100 ～ 120
精神状态	稍差，略烦躁	烦躁或萎靡	呈重病容，昏睡甚至昏迷
皮肤弹性	正常或稍差	差	极差
口腔黏膜	稍干燥	干燥	极度干燥
眼窝、前囟	轻度凹陷	明显凹陷	深凹陷
眼泪	哭时有泪	哭时泪少	哭时无泪
尿量	略减少	明显减少	极少或无尿
外周循环	尚好	四肢末梢凉	四肢厥冷
酸中毒	无	有	严重

营养不良患儿因皮下脂肪少，皮肤弹性较差，容易把脱水程度估计过高；肥胖儿皮下脂肪多，脱水程度常易估计过低，加之其体液占体重比例少，在相同脱水量的情况下，更易产生严重后果。

脱水的性质：由于腹泻时水和电解质丧失的比例不同，引起现存体液渗透压发生改变，造成等渗、低渗和高渗性脱水，以等渗性脱水最常见，低渗性脱水次之（表 9–3）。

表 9-3　不同性质脱水的表现

	等渗性脱水	低渗性脱水	高渗性脱水
原因	常见于病程较短、营养状态比较好的患儿。	常见于病程较长，营养不良和重度脱水患儿。	常见于起病初期、高热及大汗患儿。
水、电解质丢失比例	失水等于失盐	失盐大于失水	失水大于失盐
血清钠浓度（mmol/L）	130 ～ 150	＜ 130	＞ 150
口渴	明显	不明显	极明显
皮肤弹性	稍差	极差	变化不明显
血压	下降	明显下降	正常或稍低
尿量	减少	正常（休克时减少）	明显减少
神志	萎靡	嗜睡或昏迷	烦躁或惊厥

等渗性脱水为一般脱水表现。低渗性脱水除一般脱水表现外，由于细胞外液呈低渗状

态，水分渗入细胞内造成细胞外液容量进一步减少，其脱水症状比其他两种类型严重，容易出现循环衰竭，发生休克。高渗性脱水由于细胞外液呈高渗状态，水从细胞内向细胞外转移，使细胞内脱水明显，患儿烦渴、高热、烦躁，肌张力增强，甚至惊厥；而细胞外液容量却得到部分补偿，在失水量相等情况下，其脱水征比其他两种类型轻。

2）代谢性酸中毒　由于腹泻丢失大量碱性物质；进食少及肠吸收不良，摄入热量不足，体内脂肪分解增加，产生大量酮体；脱水时血液浓缩，循环缓慢，组织灌注不足和缺氧，致乳酸堆积；脱水时肾血流量不足，尿量减少，体内酸性代谢产物潴留等。中、重度脱水患儿多有不同程度代谢性酸中毒，脱水越重，酸中毒越重。根据 HCO_3^- 将酸中毒分为轻、中、重三度（表 9–4）。

表 9–4　代谢性酸中毒的分度

	轻度	中度	重度
HCO_3^-（mmol/L）	18 ～ 13	13 ～ 9	＜ 9
精神状态	正常	精神萎靡、烦躁不安	昏睡、昏迷
呼吸改变	呼吸稍快	呼吸深大	呼吸深快、节律不整、有烂苹果味
口唇颜色	正常	樱红	发绀

当 pH 值在 7.20 以下时，心率减慢，心输出量减少导致血压偏低，心力衰竭，甚至出现室颤。新生儿及小婴儿因呼吸代偿功能较差，常可以仅有精神萎靡、拒乳，面色苍白等一般表现，而呼吸改变并不典型。

3）低钾血症　由于腹泻、呕吐丢失大量钾盐；进食少，钾摄入不足；肾保钾功能比保钠差，在缺钾时仍有一定量的钾继续排出，故腹泻患儿都有不同程度缺钾，尤其是久泻及营养不良患儿。但在脱水未纠正前，由于血液浓缩，酸中毒时钾由细胞内向细胞外转移；以及尿少而致钾排出量减少等原因，钾总量虽减少，而血清钾浓度多正常。当输入不含钾的溶液时，随着脱水的纠正，血钾被稀释；酸中毒被纠正和输入的葡萄糖合成糖原（每合成 1g 糖原需钾 0.36mmol）等，使钾由细胞外向细胞内转移；利尿后肾钾排出增加；腹泻继续失钾等，因此使血钾迅速下降。

当血钾低于 3.5mmol/L 时出现神经、肌肉兴奋性降低，精神萎靡，反应低下，躯干和四肢肌肉无力，腱反射减弱，腹胀、便秘，肠鸣音减弱甚至出现肠、膀胱麻痹，呼吸肌麻痹，腱反射消失。低钾对心脏功能亦有严重影响，出现心率增快，心肌收缩无力，心音低钝，甚至血压降低，心脏扩大，心律不齐，可危及生命。心电图改变：T 波低平、双向或倒置，Q–T 间期延长，S–T 段下降，出现 U 波（＞ 0.1mV），逐渐增高，在同一导联中 U 波＞ T 波，心律失常等。

4）低钙、低镁血症　腹泻丢失钙、镁；进食少吸收不良引起，见于久泻、营养不良或有活动性佝偻病的患儿。但是在脱水和酸中毒时由于血液浓缩、离子钙增多，可不出现低血钙的症状，待脱水、酸中毒被纠正后则出现低血钙症状（手足搐搦或惊厥）。少数患儿可有低镁，表现为震颤、手足搐搦或惊厥，用钙治疗无效时应考虑低镁血症的可能。

（4）几种常见急性感染性肠炎的特点

1）轮状病毒肠炎　好发于秋季，又称秋季腹泻，见于6个月～2岁的婴幼儿。潜伏期1～3天，起病急，常伴有发热和上感症状，病初即可发生呕吐，大便每日可几次至几十次、量多，黄色水样或蛋花汤样，无腥臭味，常并发脱水、酸中毒。本病为自限性疾病，数日后呕吐渐停，腹泻减轻，不喂乳类的患儿恢复更快，3～8天自行恢复。大便镜检偶有少量白细胞，血清抗体多在感染后3周上升。

2）大肠埃希菌肠炎　多发生在气温较高季节，可在新生儿室、托儿所甚至病房内流行。营养不良、人工喂养或更换饮食时更易发病。①致病性大肠埃希杆菌肠炎和产毒性大肠埃希菌肠炎：大便呈蛋花汤样或水样、混有黏液，常伴呕吐，严重者可伴发热、脱水、电解质紊乱和酸中毒；②侵袭性大肠埃希菌肠炎：可排出痢疾样黏液脓血便，常伴恶心、呕吐、腹痛和里急后重，可出现严重的全身中毒症状甚至休克；③出血性大肠埃希菌肠炎：开始为黄色水样便，后转血水便，有特殊臭味，伴腹痛，大便镜检有大量红细胞，常无白细胞。

3）空肠弯曲菌肠炎　多发生于夏季，可散发或暴发流行，6个月～2岁婴幼儿多见，为人畜共患病，以侵袭性感染为主。发病急，症状与细菌性痢疾相似，可有剧烈腹痛，可有发热、头痛，大便次数增多，排黏液便、脓血便，有腥臭味，大便镜检有大量白细胞及数量不等的红细胞。

4）鼠伤寒沙门菌小肠结肠炎　夏季发病率高，多见于2岁以下婴幼儿，尤其是新生儿和婴儿，易在新生儿室流行。发病急，发热、腹泻，大便性状多样易变，为黄绿色或深绿色，水样、黏液样或脓血样，镜检有大量白细胞和数量不等的红细胞。

5）抗生素诱发的肠炎　多继发于长期使用广谱抗生素使肠道正常菌群被抑制，而继发肠道内耐药金黄色葡萄球菌、变形杆菌、梭状芽孢杆菌或白念珠菌等大量繁殖引起的肠炎。多发生在持续用药2～3周后，也有在用药数日内发病。病情与耐药菌株的不同以及菌群失调的程度有关，婴幼儿病情多较重。①金黄色葡萄球菌肠炎：由耐药性金黄色葡萄球菌引起，以腹泻为主要症状，伴有腹痛和中毒症状甚至休克。典型大便为暗绿色似海水样，量多带黏液，少数为血便，有腥臭味。大便镜检有大量脓细胞和成簇的G^+球菌，培养有葡萄球菌生长，凝固酶试验阳性。②假膜性小肠结肠炎：由难辨梭状芽孢杆菌引起，主要表现为腹泻，大便黄或黄绿色，水样，可有假膜排出，少数大便带血。③真菌性肠炎：多为白念珠菌所致，大便稀黄，泡沫较多带黏液，有时可见豆腐渣样细块，常伴有鹅口疮。大便镜检有真菌孢子和菌丝，真菌培养阳性。

（5）迁延性腹泻和慢性腹泻　病因复杂，感染、食物过敏、酶缺陷、免疫缺陷、药物因素、先天性畸形等均可引起。以急性腹泻未彻底治疗或治疗不当，迁延不愈最为常见。以营养不良儿患病率高。表现为腹泻迁延不愈，病情时轻时重，大便次数和性质不稳定，严重时可出现水、电解质紊乱。多伴有消瘦、贫血、多种维生素缺乏及继发感染等。

3. 心理－社会状况　评估家长是否缺乏对儿童喂养、饮食卫生、疾病护理等方面的知识。重症患儿常需住院治疗，由于对医院环境的陌生、害怕打针等原因而产生恐惧；家长因担心危重患儿的预后而焦虑。

4. 辅助检查　轻型腹泻患儿粪便镜检可见大量脂肪球；细菌性肠炎患儿粪便镜检可见大量白细胞，不同数量的红细胞；大便可培养出致病菌。血生化检查可有血清钾、钙下降；二氧化碳结合力降低；血钠根据脱水性质而异。

5. 治疗要点　调整饮食，预防和纠正水电解质及酸碱平衡紊乱，合理用药，加强护理，预防并发症。

（1）控制感染　水样便腹泻患儿多为病毒性肠炎及非侵袭性细菌感染，一般不用抗生素，使用饮食疗法、液体疗法，选用微生态制剂和黏膜保护剂；重症患儿、新生儿、免疫功能低下患儿应选用抗生素。黏液脓血便患儿多为侵袭性细菌感染，可先根据临床特点经验性选择抗生素，然后依据大便细菌培养和药敏试验结果进行调整。大肠埃希菌、空肠弯曲菌、鼠伤寒沙门菌、耶尔森菌感染常选用氨苄西林、红霉素、头孢菌素、环丙沙星、呋喃唑酮等。金黄色葡萄球菌肠炎、假膜性肠炎、真菌性肠炎应先停用原来的抗生素，选用万古霉素、新青霉素、甲硝唑或抗真菌药物。

（2）肠道微生态疗法　有助于恢复肠道正常菌群的生态平衡，抑制病原体定植和侵袭。常选用双歧杆菌、嗜酸杆菌、粪链球菌、布拉酵母菌等制剂。

（3）肠黏膜保护剂　能吸附病原体和毒素，维持肠细胞的吸收和分泌功能，与肠道黏液糖蛋白相互作用增强其屏障功能，阻止病原微生物的攻击，如蒙脱石粉（思密达），

（4）避免用止泻剂　如洛哌丁醇，能够抑制胃肠蠕动，增加细菌繁殖和毒素的吸收，加重全身中毒感染症状。

（5）补锌治疗　对于急性腹泻患儿，每天给予锌剂治疗，可缩短病程。

【护理诊断】

1. 腹泻　与感染、喂养不当等导致消化道功能紊乱有关。

2. 体液不足　与腹泻、呕吐丢失体液过多和摄入不足有关。

3. 有皮肤完整性受损的危险 与大便次数增多刺激臀部皮肤有关。

4. 营养失调 与摄入减少及腹泻呕吐丢失营养物质过多有关。

5. 知识缺乏 家长缺乏饮食卫生及腹泻患儿护理知识。

【护理措施】

1. 调整饮食 腹泻患儿存在消化功能紊乱，应根据病情合理安排饮食，以达到减轻消化道负担，恢复消化功能的目的。除严重呕吐者暂禁食4～6小时（不禁水）外，原则上腹泻患儿不主张禁食，暂停辅食。母乳喂养儿可减少哺乳次数或缩短哺乳时间，暂停喂不易消化和脂肪类等辅食；人工喂养者，可喂以等量米汤或稀释的牛奶或喂以发酵奶、去脂奶；病毒性肠炎不宜用蔗糖，暂停乳类改为豆制代乳品或发酵乳，以减轻腹泻缩短病程。已断奶者喂以稠粥、面条加一些熟植物油、蔬菜末、精肉末等，少量多餐。根据患儿病情及医嘱合理安排饮食。恢复饮食时，应由少到多，由稀到稠，逐步过渡到正常饮食。同时，观察记录患儿进食后的反应，以评估对喂养的耐受情况并及时调整。腹泻停止后，逐渐恢复营养丰富的饮食，并每日加餐一次，共2周，以赶上其正常生长发育。

2. 纠正水、电解紊乱及酸碱失衡 以“三定”（定量、定性、定速）、“三先”（先盐后糖、先浓后淡、先快后慢）及“二补”（见尿补钾、见惊补钙）为原则，详见本模块项目四。

3. 防止交叉感染 严格做好消化道分室和床边隔离，排泄物应按规定处理后再排放。护理患儿前后认真洗手。患儿的食具、衣物、尿布应专用，并进行适当消毒处理，防止患儿的手和物品被污染。对传染性较强的腹泻患儿最好用一次性尿布，用后焚烧，防止交叉感染。

4. 维持皮肤黏膜完整性

（1）口腔黏膜干燥的患儿，每日至少2次口腔护理，以保持口腔黏膜的湿润和清洁。

（2）保持床单位清洁、干燥、平整，及时更换衣裤。每次便后及时更换尿布，用温水冲洗臀部并擦干，保持肛周皮肤清洁、干燥（详见模块六尿布皮炎护理）。

5. 严密观察病情

（1）监测体温变化 体温过高者应采取适当的降温措施，做好皮肤、口腔护理，鼓励患儿增加口服补液盐的摄入，提供患儿喜爱的饮料，尤其是含钾、钠高的饮料。

（2）注意消化系统症状的变化 观察记录大便的次数、颜色、性状，若出现脓血便，伴有里急后重的症状，考虑是否有细菌性痢疾的可能，立即送检大便等，为治疗提供可靠的依据。观察呕吐、腹痛、腹胀、食欲等情况变化。

（3）判断脱水程度 通过观察患儿的神志、精神、皮肤弹性、前囟及眼眶有无凹陷、尿量等表现，估计患儿脱水程度。观察经过补液后脱水症状是否得到改善。

（4）观察低钾血症表现　低血钾常发生在输液脱水、酸中毒纠正时，当患儿出现精神萎靡、吃奶乏力、腹胀、肌张力低、心音弱、呼吸频率不规则等表现，及时报告医生，做血生化测定及心电图检查。

（5）观察代谢性酸中毒　当患儿呼吸深快、精神萎靡、口唇樱红、血 pH 下降时积极准备碱性液体，配合医生抢救。

6. 心理护理　关心爱护患儿，做好家长基本知识宣教，加强护患之间的沟通，提高家长对腹泻病的防护知识，促进患儿的康复，消除家长的紧张、焦虑情绪。对慢性腹泻患儿的家长，采取以家庭为中心的护理模式。

【健康教育】

1. 指导家长及时清除患儿口腔中的呕吐物，勤饮水、漱口，保持口腔卫生，必要时进行口腔护理。指导家长正确洗手，并做好污染尿布及衣物的处理、出入量的监测以及脱水表现的观察。讲解臀部皮肤护理的意义及方法。

2. 说明调整饮食的重要性，指导家长 ORS 溶液的配制和使用。

3. 告知家长遵照医嘱正确用药，如微生态制剂应温水冲服，水温＜37℃，以免杀伤有关的活菌。肠黏膜保护剂如蒙脱石散最好在空腹时服用，以免服用该药呕吐误吸入气道，每次至少用 30 ～ 50mL 温开水冲服有利于药物更好地覆盖肠黏膜。

4. 为患儿提供安静舒适的休息环境，随身携带供患儿把玩的玩具等安慰性物品，与患儿交谈，尽可能触摸、拥抱患儿，鼓励家庭成员参与护理，以减少分离性焦虑。对需要静脉穿刺的患儿，操作前先告之操作会引起疼痛，给予鼓励，同时对患儿采取治疗性游戏，如允许患儿触摸仪器等以减轻恐惧。主动与患儿及家长进行交谈，允许他们提出问题，鼓励患儿将生气、害怕和疼痛等表达出来，以减轻压力，促进相互信任关系。

5. 宣传预防腹泻的相关知识，宣传母乳喂养的优点，指导合理喂养，避免在夏季气温高时断奶，按时按序进行转乳期食物引入，防止过食、偏食及饮食结构突然改变。适当户外活动，加强体格锻炼。气候变化时防止受凉或过热。及时治疗营养不良、佝偻病、贫血等。避免长期滥用广谱抗生素和激素。口服轮状病毒疫苗，于每年 8 ～ 10 月给婴幼儿接种 1 次。

6. 向家庭成员宣传防止感染传播的措施，教育儿童饭前、便后洗手，勤剪指甲，注意食物新鲜、清洁和食具消毒，注意饮食和饮用水卫生。

项目四　儿童液体疗法

液体疗法是儿科临床医学的重要组成部分，其目的是纠正水、电解质和酸碱平衡紊乱，通过恢复血容量，排泄毒素，补充部分热量及静脉给药，以恢复机体的生理功能。

一、儿童体液平衡特点

体液是人体的重要组成部分，保持体液的生理平衡是维持生命的重要条件。体液动态平衡依赖于神经、内分泌、肺，特别是肾脏等系统的正常调节。由于儿童这些系统的功能极易受疾病和外界环境的影响而失调，因此水、电解质和酸碱平衡紊乱在儿科临床中极为常见。

1. 体液总量和分布 体液分布于血浆、间质及细胞内，前两者合称为细胞外液。细胞内液和血浆液量相对稳定，间质液量变化较大。年龄愈小，体液总量相对愈多，间质液量所占的比例也越大，而血浆和细胞内液量的比例则与成人相近（表 9–5）。当儿童发生急性脱水时，由于细胞外液首先丢失，故脱水症状可在短期内立即出现。

表 9–5 不同年龄儿童的体液分布（占体重的 %）

年龄	体液总量	细胞内液	细胞外液	
			血浆	间质液
新生儿	78	35	6	37
1 岁	70	40	5	25
2 ～ 14 岁	65	40	5	20
成人	55 ～ 60	40 ～ 45	5	10 ～ 15

2. 体液的电解质组成 儿童体液电解质成分与成人相似，仅新生儿生后数日内血钾、氯、磷偏高，血钠、钙和碳酸氢盐偏低，体液略偏酸。细胞外液的电解质以 Na^+、Cl^-、HCO_3^- 等离子为主，其中 Na^+ 占 90% 以上，对维持细胞外液的渗透压起主导作用。细胞内液电解质以 K^+、Mg^{2+}、HPO_4^{2-} 和蛋白质为主，其中 K^+ 占 78%，大部分处于离解状态，维持着细胞内液的渗透压。

3. 水代谢的特点 正常人体内水的出入量与体液保持动态平衡。每日所需水量与新陈代谢、摄入热量、不显性失水和活动量成正比。由于儿童生长发育快，新陈代谢旺盛，摄入热量和蛋白质均较高，体表面积相对较大，呼吸频率快，活动量大，不显性失水相对多，故按体重计算，年龄愈小，每日需水量相对愈大（表 9–6）。正常婴儿水的交换率为成人的 3 ～ 4 倍，每日体内外水的交换量约等于细胞外液的 1/2，而成人仅为 1/7。因此婴儿对缺水的耐受力差，容易发生脱水。

表 9-6 不同年龄儿童每日水的需要量

年龄（岁）	＜1	1～3	4～9	10～14
需水量（mL/kg）	120～160	100～140	70～110	50～90

4. 体液调节的特点 婴幼儿时期肾功能发育尚不成熟，肾脏浓缩功能差，当摄入水量不足或失水量增加时易发生代谢产物潴留和高渗性脱水。由于肾小球滤过率低，水的排泄速度较慢，当摄入水量过多时易导致水肿和低钠血症。年龄越小，肾脏排钠、排酸、产氨能力也越差，容易发生高钠血症和酸中毒。

二、临床常用溶液

1. 非电解质溶液 常用5%和10%葡萄糖溶液，前者为等渗溶液，后者为高渗溶液。葡萄糖输入体内后逐渐被氧化成水和二氧化碳，同时提供能量或转变为糖原储存，不能起到维持血浆渗透压的作用，因此5%、10%的葡萄糖液被视为无张力溶液，主要用于补充水分和提供部分热量。

2. 电解质溶液 用于补充所丢失的体液、所需的电解质，纠正体液的渗透压和酸碱平衡失调。

（1）0.9%氯化钠注射液（生理盐水、NS） Na^+ 和 Cl^- 各为154mmol/L，与血浆离子渗透压近似，为等渗液，氯含量比血浆含量（103mmol/L）高1/3，若大量或长期应用，可造成高氯性酸中毒。

（2）5%、10%葡萄糖氯化钠注射液（葡萄糖生理盐水） 葡萄糖生理盐水是指每100mL生理盐水中含5g、10g的葡萄糖，该溶液的效用与生理盐水完全相同，并能补充热能。仍视为等渗溶液。

（3）复方氯化钠溶液（林格溶液） 除含氯化钠外，尚有与血浆含量相同钾离子和钙离子，其作用和缺点与生理盐水基本相同，但大量输入不会发生低血钾和低血钙。

（4）乳酸钠林格注射液 乳酸钠林格注射液100mL含乳酸钠0.31g、氯化钠0.6g、氯化钾0.03g和氯化钙0.02g。调节水、电解质和酸碱平衡，用于代谢性酸中毒或代谢性酸中毒的脱水患者。

（5）5%碳酸氢钠注射液 5%碳酸氢钠注射液为高渗溶液，可用5%或10%葡萄糖溶液稀释3.5倍，即1.4%为等渗含钠碱性溶液，常用于纠正酸中毒。在抢救重度酸中毒时，可不稀释而直接静脉推注，但不宜多用，以免引起细胞外液高渗状态。

（6）氯化钾注射液 市售成品浓度为10%或15%两种。用于补充钾离子。使用时需见尿补钾；严格掌握稀释浓度，一般静脉滴注浓度为0.2%溶液，最高浓度不超过0.3%；

总量不宜过大；速度不宜过快，每日总钾溶液补给的时间不得少于 6 ～ 8 小时；不可直接静脉推注，以免发生心肌抑制、心脏骤停。

（7）儿童电解质补给注射液　儿童电解质补给注射液 100mL 含葡萄糖 3.75g、氯化钠 0.225g。为低张溶液，补充热能和体液。

3. 混合溶液　将各种溶液按不同比例配成混合溶液，可减少或避免各自的缺点，更加适合于不同情况补液的需要。常用混合溶液的组成（表 9–7）。

表 9–7　常用混合溶液的组成

溶液名称	5% 葡萄糖或 10% 葡萄糖（份）	0.9% 氯化钠或 5% 葡萄糖生理盐水（份）	1.4% 碳酸氢钠（份）	电解质渗透压（张力）
2：1 溶液	—	2	1	等张
3：2：1 溶液	3	2	1	1/2 张
3：4：2 溶液	3	4	2	2/3 张
6：2：1 溶液	6	2	1	1/3 张
1：1 溶液	1	1	—	1/2 张
1：2 溶液	2	1	—	1/3 张
1：4 溶液	4	1	—	1/5 张

2：1 溶液又称 2：1 等张含钠液，是由 2 份 0.9% 氯化钠溶液和 1 份等张碱（即 1 份 1.4% 碳酸氢钠或 1.87% 乳酸钠溶液）配制而成。其 Na^+ 与 Cl^- 之比为 3：2，与血浆相仿，为等张液。常用于低渗性脱水或重度脱水伴循环不良及休克的患儿，以快速扩充血容量。

临床上也可采用常用混合液的简便配制法方法（见表 9–8）。

表 9–8　常用混合液的简便配制

溶液种类	溶液性质	加入溶液（mL）			
		5% 或 10% 葡萄糖	10% 氯化钠	5% 碳酸氢钠	10% 氯化钾
2：1 液	等张	500	30	47（30）	—
1：1 液	1/2 张	500	20	—	—
1：4 液	1/5 液	500	10	—	—
3：2：1 液	1/2 张	500	15	24（15）	—
3：4：2 液	2/3 张	500	20	33（20）	—
维持液	1/5	500	10	—	7.5

4. 口服补液盐（ORS）溶液　ORS 溶液是世界卫生组织（WHO）推荐用于治疗急性

腹泻合并脱水的一种口服溶液，适用于轻、中度脱水而无呕吐、腹胀患儿。2006年推荐使用ORS Ⅲ的配方：氯化钠0.65g，枸橼酸钠0.725g，氯化钾0.375g，葡萄糖3.375g，加温开水250mL制成。其张力为1/2张；具有补液和止泻双重作用。如作为补充继续损失量和生理需要量时需适当稀释。

三、婴儿腹泻的液体疗法

婴儿腹泻的液体补充包括累积损失量、继续丢失量和生理需要量三部分。补充液体的方法包括口服补液法和静脉补液法两种。

1. 口服补液法 ORS溶液是通过葡萄糖在小肠内主动吸收的同时伴随着钠、水和氯的被动吸收，从而起到纠正脱水的作用。适用于轻、中度脱水而无明显呕吐、腹胀和周围循环障碍，能口服的急性腹泻患儿。

（1）补液量及方法 补充累积损失量，轻度脱水50～80mL/kg，中度脱水80～100mL/kg，每5～10分钟一次，每次10～20mL，于8～12小时内少量分次喂完；继续损失量根据排便次数和量而定，一般可按估计排便量的1/2喂给，鼓励患儿少量多次口服ORS溶液，并多饮水，防止高钠血症的发生。对于无脱水者的腹泻患儿，可将ORS加等量水或米汤稀释，每天40～60mL/kg，少量频服，以预防脱水。

（2）口服补液的护理 服用ORS液期间应密切观察病情，如患儿出现眼睑水肿，应停止服用ORS液，改用白开水或母乳；在口服补液过程中，如呕吐频繁或腹泻、脱水加重，应改为静脉补液。

2. 静脉补液法 静脉补液适用于严重呕吐、腹泻，伴中、重度脱水的患儿，主要用以快速纠正水、电解质平衡紊乱。在静脉补液的实施过程中要正确掌握“三定”（定量、定性、定速）、“三先”（先盐后糖、先浓后淡、先快后慢）及“二补”（见尿补钾、防惊补钙）的原则。

（1）第一天补液

1）补液的“三定”“三先”和“二补”（表9-9）。

表9-9 补液的“三定”、“三先”和“二补”

定量（每日mL/kg）				定性（张力）			定速（小时）
	轻度脱水	中度脱水	重度脱水	等渗性脱水	低渗性脱水	高渗性脱水	前8～12小时内输完（约为总量的1/2）。伴有休克及重度脱水患儿，先改善循环（扩容），用2∶1等张含钠液，按20mL/kg（总量不大于300mL）前0.5～1小时内输完，剩余的累积损失量在8～12小时内补完
累积损失	50	50～100	100～120	1/2	2/3	1/3	

续表

定量（每日 mL/kg）				定性（张力）	定速（小时）
继续损失	10 ～ 30			1/2 ～ 1/3	后 12 ～ 16h 内输完（约为余量的 1/2）
生理需要	60 ～ 80			1/3 ～ 1/5	
总量	90 ～ 120	120 ～ 150	150 ～ 180	24 小时补液总量，学龄前儿童总量减少 1/4，学龄儿童减少 1/3。若临床上判断脱水性质有困难时，可按等渗性脱水补给	

低渗性脱水和重度脱水时，补液速度应快些；高渗性脱水输液速度应适当减慢，以免在过多的钠尚未排出之前进入神经细胞内的水量过多，而引起脑细胞水肿。补充生理需要量时，加 0.15% 氯化钾。

2）纠正酸中毒　因输入的混合溶液中已有一部分碱性溶液，输液后循环和肾脏功能改善，轻度酸中毒可随着补液而纠正。当 pH ＜ 7.3 时，结合血气分析，进行补碱。碳酸氢钠常作为首选药物来纠正酸中毒，其用量计算：

5% 碳酸氢钠量（mL）= 剩余碱（BE）×0.5× 体重（kg）

5% 碳酸氢钠量（mL）=（22 －测量得的 CO_2CP）mmol/L×1× 体重（kg）

一般稀释成 1.4% 的等渗碳酸氢钠溶液输入，并先给计算量的 1/2，再根据病情变化、治疗后的反应及复查血气分析后调整剂量。严重酸中毒患儿，可先用 5% 碳酸氢钠 5mL/kg，可提高二氧化碳结合力约 4.5mmol/L。纠正酸中毒后要注意补钾和补钙。

3）纠正低血钾　有尿或补液前 6 小时内排过尿者应及时补钾。轻度低钾患儿可口服氯化钾每日 200～300mg/kg，重度低钾血症需静脉补钾，全日总量一般为 100～300mg/kg（即 10% 氯化钾 1 ～ 3mL/kg）。输入时稀释成 0.2% ～ 0.3%（新生儿 0.15%），每日补钾总量输入时间不应少于 6 ～ 8 小时，补钾的时间一般要持续 4 ～ 6 天。静脉滴注含钾液体局部有刺激反应，尽量避免溶液外渗。

4）纠正低血钙或低血镁　对于原有营养不良、佝偻病或腹泻较重的患儿，在补充液体后尿量较多时，应及时给予 10% 葡萄糖酸钙溶液 5 ～ 10mL，加葡萄糖溶液稀释后，缓慢（10 分钟以上）静脉推注，防止低钙惊厥的发生。低镁血症者可给予 25% 硫酸镁每次 0.1 ～ 0.2mL/kg，深部肌内注射，每 6 小时 1 次，每日 3 ～ 4 次，症状缓解后停用。

5）供给能量　静脉输入葡萄糖以维持基础代谢所需。正常情况下，机体每小时可代谢葡萄糖 1g/kg，若输入葡萄糖速度过快及浓度过高，可使血浆中葡萄糖浓度上升，渗透压增高，故输入葡萄糖时浓度不宜过高（不超过 15%），速度不宜过快（每小时不超过 1g/kg）。必要时可应用部分或全静脉营养。

（2）第二天及以后的补液　经第一天补液后，脱水和电解质紊乱已基本纠正，第二天以后主要是补充生理需要量和继续损失量，继续补钾，供给能量。一般可改为口服补液，若腹泻仍频繁或口服量不足者，仍需静脉补充。补液量需根据吐泻和进食情况估算，一般继续损失量是丢多少补多少，用 1/2 ～ 1/3 张含钠液，生理需要量按每日 60 ～ 80mL/kg，可用 1/5 张含钠液；这两部分总量每日 100 ～ 120mL/kg，于 12 ～ 24 小时内均匀静滴，仍需注意继续补钾和纠正酸中毒。

四、几种特殊情况的液体疗法

1. 新生儿时期的液体疗法　新生儿体液总量多，血清钾、氯、磷酸盐、乳酸、有机酸等含量稍高，对水、电解质、酸碱平衡的调节功能不完善。补液总量与速度均应控制，出生后 1 ～ 2 天，如无明显失水，一般不需补液，生后 3 ～ 5 天每日液量为 40 ～ 80mL/kg；电解质含量应适当减少，以 1/5 张含钠液为宜；速度应缓慢，除急需扩充血容量外，全日量应在 24 小时内匀速滴注；新生儿肝功能较差，酸中毒时应选用碳酸氢钠。新生儿生后 10 天之内，由于红细胞破坏过多，一般不补钾，如有明显缺钾而需静脉补充时，应量少，速度慢，浓度不超过 0.15%，必须见尿补钾。新生儿易发生低钙血症、低镁血症，应及时予以补充。

2. 婴幼儿肺炎的液体疗法　重症肺炎患儿，因发热、进食少、呼吸增快，失水较失钠多；因肺部炎症，肺循环阻力加大，心脏负担较重，常伴有呼吸性、代谢性酸中毒和心功能不全。补液总量不能过多，一般按每日生理需要量为（60 ～ 80）mL/kg 补充；电解质浓度不能过高，以 1/5 张为宜；补液速度宜慢，一般控制在每小时 5mL/kg。对伴有呼吸性酸中毒者，以改善肺的通换气功能为主，尽量少用碱性溶液，随着通气、换气功能的改善，酸中毒将得到纠正。如肺炎合并腹泻伴脱水、电解质紊乱必须静脉补液时，按腹泻病补液量来计算，输液总量和钠量要相应减少 1/3，速度宜慢。输液过程中，要注意变换患儿体位。有烦躁不安者，于输液前，最好注射镇静剂使之安静，以减轻心脏负担及氧的消耗量。

3. 营养不良伴腹泻的液体疗法　营养不良伴腹泻时，多为低渗性脱水，且脱水程度容易估计过重，故补液总量按现有体重计算后应减少 1/3，以 2/3 张溶液为宜，葡萄糖浓度以 15% 为佳，输液速度宜慢，以在 24 小时内匀速输完为妥，一般每小时为 3 ～ 5mL/kg。

4. 急性感染的补液　急性感染时，常致高渗性脱水和代谢性酸中毒。补液量可按生理需要量每日 70 ～ 90mL/kg 给予补充，用 1/4 ～ 1/5 张含钠液，并供给一定热量，速度均匀滴入。休克患儿按休克进行快速补液。

五、儿童静脉补液护理

1. 向年长儿及家长讲解静脉补液的目的和意义，对患儿做好鼓励和解释工作，对年幼儿可用语言安慰、玩具、图片等，以消除恐惧，取得配合。对不合作的患儿可给予适当床旁约束或按医嘱给予镇静剂，以保证补液的顺利进行。

2. 补液前全面了解患儿病情，熟悉所输液体的组成、性质、用途、配制及配伍禁忌；严格查对患儿姓名、床号及药物（药名、剂量、浓度、有效期）后，按照无菌操作规则在治疗间内行静脉穿刺。护理人员要具备熟练的静脉穿刺技术，尽量避免多次重复穿刺，做好固定后，返回病室。

3. 根据脱水程度和脱水性质，按医嘱要求全面计划 24 小时输液量，遵循补液原则，分期分批输入液体，做到个体化，灵活掌握。

4. 准确记录 24 小时液体出入量。液体入量包括静脉输液量、口服液体量及食物中含水量；液体出量包括尿量、呕吐量、大便量和不显性失水量。婴幼儿大小便不易收集，可用“称尿布法”计算液体排出量。此外，呼吸增快时，不显性失水增加 4 ～ 5 倍；体温每升高 1℃，不显性失水每小时增加 0.5mL/kg。

5. 严格掌握补液速度，新生儿及伴心、肺疾病的患儿最好使用输液泵，以便更精确控制 24 小时的输液速度。每小时巡回记录补液量，随时检查液路是否通畅、针头有无滑脱、局部有无红肿及液体外渗、有无输液反应等情况。

6. 首次补钾应见排尿后根据输液瓶中所剩液体的量进行补充，浓度应小于 0.3%，每日补钾静脉滴入时间应不短于 6 ～ 8 小时，严禁直接静脉推注；静脉补钙应缓慢注射，不得少于 10 分钟，避免药液外渗。镁剂需深部肌内注射。

静脉输液外渗的处置

患儿输液后，应及时巡视，观察液体的滴速、穿刺部位情况，询问患儿有无不适。如发现液体不滴或患儿诉穿刺部位疼痛等不适时，应仔细观察穿刺部位，如局部肿胀或静脉回血不通畅，应考虑液体外渗。

处置：①立即停止输液。②向患儿及家长做好解释工作，以取得患儿及家长的配合。③拔出穿刺针。④选择静脉（避开肿胀部位）重新注射。⑤局部处置：如为刺激性强的药物（化疗药物、10% 葡萄糖酸钙、甘露醇等），应报告护士长及医生，根据医嘱先用 0.5% 普鲁卡因或酚妥拉明局部封闭，再用 25% ～ 50% 硫酸镁局部湿敷，并抬高患肢；如为刺激性不强的药物，对肿胀明显者，可抬患肢，给予热敷，必要时局部用硫酸镁湿敷。⑥密切观察渗出局部皮肤肿胀及肤色变化，注意皮肤损伤的情况，必要时请会诊。

7. 密切观察病情

（1）观察生命体征 注意观察体温、脉搏、呼吸、血压、精神状况，如出现烦躁不安、呼吸脉率增快等，应警惕是否输液量过多或输液速度过快而发生肺水肿、心力衰竭或输液反应等情况。

（2）观察脱水及补液情况 注意患儿腹泻、呕吐的次数及量的变化，观察患儿的意识状态以及口渴、皮肤黏膜干燥、眼窝及前囟凹陷程度，眼泪、尿量等情况变化。比较补液后脱水是否纠正，若补液方案合理，患儿一般于补液后 3 ～ 4 小时开始排尿（说明血容量已恢复）；补液后 8 ～ 12 小时口唇樱红、呼吸深大改善（说明酸中毒基本纠正）；补液后 12 ～ 24 小时皮肤弹性恢复，眼窝凹陷消失，口舌湿润、饮水正常，无口渴（表明脱水已被纠正）。补液后眼睑水肿，可能是钠盐输入过多；补液后尿量多而脱水未纠正，可能是输入液体张力过低，应报告医生及时进行计划输液调整。

（3）观察有无酸中毒、低钾血症、低钙血症、低镁血症、面色及末梢循环减低等情况发生，并随时报告医生，给予适当处理。

重点、难点、考点

1. 重点：儿童常见口炎、腹泻病的病因、护理评估、护理诊断和护理措施。

2. 难点：腹泻病的液体疗法及护理。

3. 考点：口炎、腹泻病的护理评估、护理诊断和护理措施；儿童液体疗法的护理。

复习思考

1. 儿童常见口炎的护理。

2. 腹泻病的护理评估。

3. 案例：患儿，男，8 个月，因腹泻伴发热 2 天入院，2 天前无明显诱因出现腹泻，呈蛋花汤样便，每日 10 余次，伴发热、呕吐、咳嗽、流涕。入院前 4 小时排尿 1 次，量少。查体：T39℃，精神萎靡，皮肤干，弹性差，前囟和眼眶明显凹陷，口腔黏膜干燥，口唇呈樱桃红色，咽红，双肺（–），心音低钝，腹稍胀，肠鸣音 2 次 / 分，四肢稍凉，膝腱反射减弱。血钠 120mmol/L，血钾 3.0mmol/L，血 HCO_3^-12mmol/L。

（1）该患儿的主要护理诊断及补液措施有哪些？

（2）患儿静脉补液的护理措施有哪些？

（3）为该患儿及家长提供健康指导。

扫一扫，知答案

扫一扫，看课件

模块十

呼吸系统疾病患儿的护理

【学习目标】

1. 掌握肺炎的护理评估、护理诊断、护理措施及健康教育。

2. 熟悉急性上呼吸道感染、急性支气管炎、支气管哮喘的护理评估、护理诊断、护理措施及健康指导。

3. 了解儿童呼吸系统解剖生理特点。

4. 能熟练为呼吸系统常见疾病患儿实施整体护理。

项目一　儿童呼吸系统解剖生理特点

儿童呼吸系统在不同年龄阶段有不同的解剖、生理、免疫特点，这些特点与呼吸道疾病的发生、临床表现、防治及护理等有着密切的关系，了解这些特点有助于对呼吸系统疾病患儿进行治疗、护理和健康教育。

【解剖特点】

呼吸道以环状软骨下缘为界分为上、下呼吸道。上呼吸道包括鼻、鼻窦、咽、咽鼓管、会厌及喉；下呼吸道包括气管、各级支气管。

1. 上呼吸道

（1）鼻　婴幼儿鼻腔相对较小，鼻道狭窄，没有鼻毛，黏膜柔嫩，血管丰富，感染发生时黏膜充血肿胀，易造成鼻塞，导致呼吸困难、张口呼吸，影响吸吮和睡眠。

（2）鼻窦　儿童鼻窦口相对较大，鼻窦黏膜与鼻腔黏膜相连，鼻炎时易引发鼻窦炎，以上颌窦及筛窦最易感染。

（3）鼻泪管　婴幼儿鼻泪管较短，瓣膜发育不全，上呼吸道感染时易上行引起结膜炎。

（4）咽、咽鼓管和扁桃体　婴幼儿咽鼓管相对宽、短、直，呈水平位，上呼吸道感染时易引起中耳炎。腭扁桃体在 1 岁内发育较差，4 ～ 10 岁时发育达高峰，14 ～ 15 岁时逐渐退化，因此扁桃体炎常见于年长儿，婴儿较少见。咽扁桃体 6 个月已发育，位于鼻咽顶部与后壁交界处，严重的咽扁桃体肥大是儿童阻塞性睡眠呼吸暂停综合征的重要原因。儿童咽后壁组织疏松，淋巴组织感染可引发咽后壁脓肿。

（5）喉　婴幼儿喉部呈漏斗状，喉腔窄，声门小，软骨柔软，黏膜柔嫩，血管及淋巴组织丰富，炎症时出现局部充血、水肿，易引起声音嘶哑和吸气性呼吸困难，重者可至窒息。

2. 下呼吸道

（1）气管、支气管　婴幼儿气管、支气管管腔相对狭窄，软骨柔软，缺乏弹性组织，黏膜柔嫩，血管丰富，纤毛运动差，清除能力弱。因此婴幼儿易发生呼吸道感染，一旦感染易发生充血、水肿，黏膜肿胀、分泌物堵塞，从而引起呼吸道阻塞，呼吸困难明显。右侧支气管粗短，为气管的直接延伸，气管异物易进入右侧支气管。

（2）肺　婴幼儿肺弹力组织差，肺间质发育旺盛，血管丰富，肺泡小且数量少，使肺含血量多而含气量少，易发生肺部感染，且感染时易引起间质性炎症、肺气肿和肺不张等。

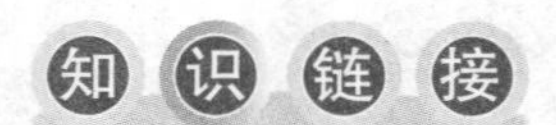

儿童气管支气管异物

儿童气管支气管异物是临床常见急危症，多见于5岁以下儿童。常见异物有花生、瓜子、黄豆、笔帽、纽扣、硬币、果冻等，常发生于儿童进食或口含物品时。原因：①儿童的咀嚼功能及喉反射功能不健全，在吞咽时将异物误咽到气管或支气管中；②儿童喜欢将小玩具或食物含在口中，在玩耍、哭闹、笑、突然跌倒或受到惊吓时易将口含物吸入。吸入异物后儿童常表现为突然剧烈呛咳、流泪、呕吐、喘憋、呼吸困难、声嘶，甚至面色青紫、神志不清、窒息、死亡。

【现场急救】

1. 背部拍打法　让患儿尽力弯腰，头尽量放低，然后用手掌用力连续拍打患儿背部，以促使异物排出。若患儿为婴幼儿，倒转身体，用一只手掌托住其胸，使其头面部朝下，身体向头部倾斜，另一只手拍打其背部中央。若是溺水者应迅速将其转为俯卧位，救治者用手托起胃部，使头低腰高将水压迫排出。

2. 中上腹部冲击法（海氏手法） 若患儿年龄偏大，神志尚清醒，能站立，救助者双臂从患儿背后环绕其腹部，拇指对着患儿上腹部，一只手握住另一只手，以快速向上猛推的动作压向患儿的中上腹内，以抬高膈肌而使得空气由肺内压出，每次猛推都是一次独立的、明确的动作，快速冲击5次，若异物未咳出，再重复冲击6～10次，直至清除异物。

3. 骑身推腹法 如患儿陷入昏迷，立即拨打120，同时使患儿仰卧，救助者骑在患儿身上，双手掌根部放在患儿腹部正中线脐与剑突之间（远离剑突尖）处，以快速向上猛推的动作压向患儿的腹内向头部方向，为清除气道内的异物，反复多次。若患儿为婴幼儿，救助者取坐位，让患儿背靠在救助者的腿上，用双手示指和中指用力反复挤压患儿的上腹部。

4. 送往医院 当患儿窒息症状减轻，但临床不能排除异物是否清除时，应及时送患儿到医院耳鼻咽喉科作进一步诊治。因部分异物暂时停留在大小合适的气管或支气管中时，患儿症状可得到暂时减轻或消失。

3. 胸廓 婴幼儿胸廓呈桶状，肋骨呈水平位，膈肌位置较高，胸腔小而肺相对较大，在呼吸时，肺的扩张受限，不能充分通气、换气，当肺部病变时，易出现呼吸困难、紫绀。呼吸肌发育不全，呼吸肌肌力弱，容易疲劳，易发生呼吸衰竭。儿童纵隔体积相对较大，周围组织松软，在胸腔积液或积气时易致纵隔移位。

【生理特点】

1. 呼吸频率与节律 儿童代谢旺盛，需氧量相对较多，年龄越小呼吸频率越快（表10–1）。儿童呼吸频率易受哭闹、活动、激动等因素影响而增快，因此，呼吸频率须在儿童安静时测量。新生儿及生后数月的婴儿呼吸中枢发育不完善，呼吸不稳定，可出现深、浅呼吸交替，或呼吸节律不齐、间歇、暂停等现象。

表10–1 不同年龄儿童呼吸和脉搏频率

年龄	呼吸（次/分）	脉搏（次/分）	呼吸：脉搏
新生儿	40～45	120～140	1：3
1岁以内	30～40	110～130	1：(3～4)
2～3岁	25～30	100～120	1：(3～4)
4～7岁	20～25	80～100	1：4
8～14岁	18～20	70～90	1：4

2. 呼吸类型 新生儿和婴儿呈腹膈式呼吸，随着年龄增长，呼吸肌逐渐发育，膈肌下降，肋骨由水平位逐渐倾斜，胸廓前后径和横径增大，2 岁以后出现胸腹式呼吸，7 岁以后逐渐接近成人。

3. 呼吸功能

（1）肺活量 肺活量是指一次深吸气后的最大呼气量，儿童肺活量为 50 ～ 70mL/kg。安静情况下，年长儿仅用肺活量的 12.5% 进行呼吸，而婴幼儿则需用 30% 左右。发生呼吸障碍时，其代偿呼吸量最大为正常的 2.5 倍，仅为成人的 1/4，易发生呼吸衰竭。

（2）潮气量 潮气量是指安静呼吸时每次吸入或呼出的气量，儿童潮气量为 6 ～ 10mL/kg，年龄越小，潮气量越小。无效腔 / 潮气量比值大于成人。

（3）每分钟通气量和气体弥散量 每分钟通气量指潮气量与呼吸频率的乘积，按体表面积计算与成人相近；儿童肺小，肺泡毛细血管总面积和总容量较成人小，故气体弥散量亦小，但按单位肺容积计算与成人接近。

（4）气道阻力 儿童气道管径小，气道阻力大于成人，发生喘息、呼吸困难的机会多。

【免疫特点】

儿童呼吸系统的非特异性和特异性免疫功能均较差。如鼻前庭没有鼻毛、呼吸道纤毛运动差、咳嗽反射及气道平滑肌收缩功能差，难以有效地阻止和清除吸入的异物。新生儿和婴幼儿 SIgA 生成不足，易患呼吸道和肠道感染。肺吞噬细胞功能不足，乳铁蛋白、溶菌酶、干扰素、补体等的数量及活性不足，小婴儿血中 IgG、IgA 和 IgM 很低，也是易发生呼吸道感染的重要原因。

项目二 急性上呼吸道感染

急性上呼吸道感染（acute upper respiratory infection，AURI）是由各种病原微生物引起的上呼吸道急性炎症，主要侵犯鼻、鼻咽和咽部，简称上感，俗称感冒，是儿童最常见的疾病。如果炎症以某一局部较为突出，则称之为某部位的炎症，如急性鼻炎、急性咽炎或急性扁桃体炎等。

本病的病原体主要是病毒和细菌，其中 90% 以上由病毒引起，常见有鼻病毒、呼吸道合胞病毒、流感病毒、副流感病毒、腺病毒、冠状病毒等；病毒感染后可继发细菌感染，最常见为溶血性链球菌，其次为肺炎链球菌、流感嗜血杆菌等。本病全年均可发生，以冬春季节及气候骤变时多见，主要通过呼吸道空气飞沫传播。

【护理评估】

1. 健康史 询问儿童近期有无受凉；评估有无营养不良、贫血、锌缺乏、维生素D缺乏性佝偻病、先天性心脏病等疾病，有无与呼吸道感染、急性传染病患者接触史；评估儿童生活环境，如居住是否拥挤，有无被动吸烟、通风不良、空气污染、气候骤变等情况。

2. 身体状况 病情轻重不一，婴幼儿局部症状不显著，全身症状多较重；年长儿则以呼吸道局部症状为主。

（1）一般类型上感

1）局部症状 主要是鼻咽部症状，如出现鼻塞、流涕、喷嚏、流泪、咽部不适、发痒、咽痛等，也可出现轻咳及声音嘶哑。婴幼儿可因鼻塞而出现张口呼吸或拒乳。病程3～5天。

2）全身症状 婴幼儿多有高热，常伴有呕吐、拒奶、腹泻、烦躁不安、精神不振，高热严重者甚至出现惊厥。部分患儿发病早期可有阵发性腹痛，有的类似急腹症，多位于脐周，可能与肠蠕动亢进、发热所致的阵发性肠痉挛或肠系膜淋巴结炎有关。

3）体检 可见咽部充血、扁桃体肿大。有时可有颈部和下颌淋巴结肿大伴触痛。肺部听诊一般正常。肠道病毒感染者可见不同形态的皮疹。

（2）两种特殊类型的上呼吸道感染

1）疱疹性咽峡炎 由柯萨奇A组病毒引起，好发于夏秋季。起病急，表现为高热、咽痛、流涎、厌食、呕吐等；体检见咽部充血，咽腭弓、腭垂、软腭的黏膜上可见多个2～4mm大小的灰白色疱疹，周围有红晕，1～2天后疱疹破溃后形成小溃疡。病程1周左右。

2）咽－结合膜热 由腺病毒3、7型所致，好发于春夏季节。以发热、咽炎、结合膜炎为特点，可在集体儿童机构中流行。表现为高热、咽痛、眼部刺痛，一侧或双侧滤泡性眼结合膜炎，眼分泌物不多，颈部及耳后淋巴结肿大等，有时伴消化道症状。病程1～2周。

3. 并发症 急性上呼吸道感染可向邻近器官和下呼吸道蔓延，婴幼儿易并发中耳炎、鼻窦炎、咽后壁脓肿、扁桃体周围脓肿、颈淋巴结炎、喉炎、支气管炎、肺炎等。病毒引起的上感还可以并发脑炎、心肌炎等。年长儿链球菌感染可引起急性肾炎、风湿热等。

知识链接

手足口病

手足口病主要由肠道病毒71型、柯萨奇病毒16型感染最常见，以手、足、口出现水疱为特征，儿童多见，具有传染性。本病潜伏期3～7天，有发热、全身不适、腹痛等前驱症状，1～2天内在口腔出现粟粒至绿豆大小水疱，周围绕以红晕，破溃成小溃疡，同时手、足亦出现数目不定的水疱，亦可见于臀部及肛门附近，偶可见于躯干及四肢，数天后干涸、消退，皮疹无瘙痒、无疼痛。全病程5～10天，一般经过良好，多数可自愈，个别儿童可出现泛发性丘疹、水疱，伴发无菌性脑膜炎、脑炎、心肌炎等。

4. 心理－社会状况 家长常因不会护理、急于好转、患儿哭闹等因素产生焦虑、内疚、抱怨等心理。

5. 辅助检查

（1）血常规检查 病毒感染者白细胞计数正常或偏低；细菌感染者白细胞计数增高，中性粒细胞比率增高。

（2）其他检查 链球菌感染者，血中抗链球菌溶血素“O”滴度可增高。

6. 治疗要点 治疗原则以支持疗法、对症处理和防治并发症为主。

（1）支持治疗 休息、多饮水，可补充维生素C、保证能量供给；注意呼吸道隔离；预防并发症的发生。

（2）病因治疗 抗病毒药物常用利巴韦林（病毒唑），也可使用银翘散、板蓝根冲剂、大青叶等中药治疗，一般不用抗生素。如病情严重、继发细菌感染或发生并发症者，可选用抗菌药物如青霉素类、头孢菌素类、大环内酯类等。

（3）对症治疗 高热者可用物理降温，也可使用对乙酰氨基酚、布洛芬等退热，不宜使用复方氨基比林、阿司匹林；咽痛者较大的儿童可含服咽喉片；热性惊厥者镇静止惊。

（4）防治并发症 如为链球菌感染或既往有肾炎或风湿热病史者，应用青霉素10～14天。

【护理诊断】

1. 体温过高 与上呼吸道感染有关。

2. 舒适的改变 与咽痛、鼻塞等有关。

3. 潜在并发症 热性惊厥。

【护理措施】

1. 维持体温正常

（1）高热者应卧床休息，保持室内空气清新，各种护理操作集中完成，保证患儿有足够的休息时间。

（2）密切监测体温，每 4 小时测量体温 1 次，如体温过高或有热性惊厥史者须 1 ～ 2 小时测体温 1 次，物理降温 30 分钟后复测体温。若体温 38.5℃以上时应遵医嘱给予物理或药物降温。

（3）饮食给予清淡易消化和富含维生素的流质、半流质饮食，要保证能量，鼓励患儿多饮水，加快毒素排泄，并利于发汗退热。必要时静脉补充营养和水分。

（4）口腔和皮肤护理，保持口腔和皮肤的清洁。衣被厚薄适度，出汗后及时更换汗湿的衣服、床单。

2. 提高患儿的舒适度

（1）保证呼吸道通畅，维持室内温度 18 ～ 22℃，湿度 55% ～ 60% 左右，每日通风 2 次。及时清除鼻腔和咽喉部分泌物。鼻塞较重者，清除鼻腔分泌物后用 0.5%麻黄素液滴鼻，每次 1 ～ 2 滴，每天 2 ～ 3 次；鼻塞妨碍吸吮的婴儿，在哺乳前 15 分钟滴鼻，使鼻腔通畅。

（2）咽部不适、声音嘶哑时给予雾化吸入、咽喉喷雾剂，年长儿可给咽喉片含服。

3. 用药护理 使用青霉素前先做皮试，并密切观察有无过敏反应。使用退热剂时，应多饮水，以免大量出汗引起虚脱。热性惊厥的患儿使用镇静剂后，应观察止惊效果及药物的不良反应。具有抗病毒功能的中药注射剂在应用中容易发生过敏反应，在输液中要密切观察。

4. 病情观察

（1）警惕发生热性惊厥，特别是有热性惊厥史的患儿，更要注意及时降温，出现惊跳等惊厥先兆时，立即通知医生，必要时按医嘱预防性用镇静剂。若患儿体温持续不退、精神差、烦躁、面色苍白，应考虑并发症的可能，立即报告医师并处理。

（2）经常检查患儿口腔黏膜及皮肤有无皮疹，以便早期发现急性传染病，及时采取隔离措施。

【健康指导】

1. 指导生活护理，提倡母乳喂养，鼓励多饮水。居室注意经常通风换气，避免对流风。环境采取湿式清扫，保持室内空气新鲜，适宜的温湿度。在上感流行期间，居室用食醋熏蒸消毒，患儿的用物注意消毒。教育患儿咳嗽、打喷嚏时用手帕或纸巾捂住，不要随地吐痰，以减少病原体感染他人的机会。培养良好的卫生习惯，勤洗手漱口。

2. 加强体格锻炼，让儿童多进行户外活动，注意气温的变化，穿衣适当，不要过度保暖，及时加减衣服。儿童出汗后要及时擦干或更换内衣。避免去人多拥挤的公共场所。

3. 积极防治各种慢性疾病，如佝偻病、营养不良、贫血等。按时预防接种。

4. 解释疾病有关知识。告知家长上呼吸道感染从发病到好转有一个过程，减轻焦虑。解释本病可能会出现的并发症，应严密观察病情，及时发现，早期诊治，避免贻误病情。

项目三　急性支气管炎

急性支气管炎（acute bronchitis）是指气管、支气管黏膜的急性炎症。以发热、咳嗽、肺部可变的干湿性啰音为主要表现，常继发于急性上呼吸道感染，亦常为肺炎的早期表现。病原体多为各种病毒、细菌或为混合感染。本病婴幼儿多见，且症状较重。免疫功能低下、特异性体质、先天性心脏病、营养不良、佝偻病等患儿易反复发生支气管炎。

【护理评估】

1. 健康史　评估患儿是否有受凉、上呼吸道感染史；是否有营养不良、佝偻病、免疫功能低下、湿疹或其他过敏等疾病史。评估居住地的环境卫生、有无空气污染等。

2. 身体状况　起病可急可缓，大多先有上呼吸道感染的症状，咳嗽为主要表现，开始为刺激性干咳，以后咳有痰声，痰为白色黏液，合并细菌感染后变为黄色脓性痰。婴幼儿全身症状明显，表现精神不振、发热、呕吐、腹泻等；年长儿全身症状较轻，部分患儿有头痛、食欲下降、胸痛等症状。体检可见咽部充血、双肺呼吸音粗糙，可闻及不固定的散在的干、湿啰音。病程一般为 7 ～ 10 天，少数患儿咳嗽可迁延 2 ～ 3 周。

哮喘性支气管炎（喘息性支气管炎）泛指一组有喘息表现的婴幼儿急性支气管感染。其特点为：①多见于 3 岁以下、有湿疹或过敏史的体胖儿。②有类似哮喘表现，起病急，以咳嗽、喘息为主要表现，咳嗽频繁，伴有呼气性呼吸困难、喘息，夜间、清晨较重或在哭闹、活动后加重。肺部叩诊呈过清音，听诊两肺满布哮鸣音及少量粗糙湿啰音。③有反复发作倾向，大多与感染有关。④近期预后大多良好，3 ～ 4 岁后发作次数逐渐减少，大多在 6 岁自愈，仅少数可发展成为支气管哮喘。

3. 心理 – 社会状况　患儿因咳嗽、咳痰而感到烦躁不安，家长可因患儿反复咳嗽伴发热而担心发展为肺炎，因哮喘性支气管炎少数能发展为支气管哮喘，而忧虑、紧张。

4. 辅助检查

（1）血常规检查　白细胞数正常或偏高，合并细菌感染时多增高。

（2）胸部 X 线检查　早期多无异常改变，或有肺纹理增粗、肺门阴影增宽。

5. 治疗要点

（1）控制感染　病毒感染者采用抗病毒治疗；疑为细菌感染可适当选用抗生素。

（2）对症治疗　如止咳化痰、止喘、抗过敏等，痰液黏稠者可给予雾化吸入。一般不用镇咳剂或镇静剂，以免抑制咳嗽反射，影响痰液咳出。

【护理诊断】

1. 清理呼吸道无效　与气道分泌物多、痰液黏稠不易咳出、儿童不会咳痰等有关。

2. 体温过高　与细菌或病毒感染有关。

3. 舒适的改变　与频繁咳嗽、胸痛有关。

4. 知识缺乏　家长缺乏疾病有关知识。

【护理措施】

1. 保持呼吸道通畅

（1）患儿应保持安静、注意休息，取舒适体位，卧床时使头胸部稍抬高，经常更换体位，拍背并鼓励有效咳嗽，利于排出呼吸道分泌物。

（2）保持室内空气新鲜，若痰液黏稠，应适当提高病室湿度，维持在 55% ～ 65%，以湿化空气，利于痰液咳出。

（3）给予易消化、营养丰富的饮食，鼓励患儿多饮水，必要时由静脉补充，使痰液稀释易于排出。

（4）给予超声雾化吸入或蒸汽吸入；若分泌物较多，可用吸痰器吸痰，及时清除痰液，保持呼吸道通畅。

（5）对哮喘性支气管炎的患儿，注意观察有无缺氧症状，必要时给予氧气吸入。

2. 维持正常体温

（1）密切观察体温变化，若体温＞ 38.5℃时，给予物理降温或按医嘱药物降温，防止热性惊厥发生。

（2）保持口腔清洁，以增加舒适感，增强食欲。婴幼儿可在进食后喂适量开水，以清洁口腔。年长儿应在晨起、餐后、睡前漱口。

3. 用药护理

（1）对症治疗　给予止咳糖浆、甘草合剂等止咳化痰药后，不要立即喝水。一般不用强镇咳剂，以免抑制自然排痰。若喘憋严重，可雾化布地奈德和沙丁胺醇，或氨茶碱和泼尼松口服等。

（2）控制感染　用抗生素如青霉素、大环内酯类或复方新诺明等，注意观察药物疗效，注意有无过敏反应和不良反应。

【健康指导】

1. 介绍本病的特点及患儿的病情。向家长讲解本病的相关知识和预后，患儿目前的病情，以减轻和消除家长的恐惧与担忧。

2. 建立良好的卫生习惯和生活条件。注意休息、营养，多饮水。保持室内空气新鲜，每日定时开窗通风，保持一定温湿度，减少探陪人员。

3. 药物雾化可以稀释痰液，利于痰液排出，雾化过程中勿让患儿入睡，多拍背，使痰液松动帮助咳出。儿童患支气管炎后，不滥用抗生素。

4. 增强体质，预防感染。适当开展户外活动，进行体格锻炼，增强机体对气候变化的适应能力。根据气温变化增减衣服，避免受凉或过热。在呼吸道疾病流行期间，不要让儿童到公共场所，以免交叉感染。积极预防营养不良、佝偻病、贫血和各种传染病，按时预防接种，增强机体的免疫力。

项目四 支气管哮喘

支气管哮喘（bronchial asthma）简称哮喘，是在支气管高反应状态下，由于变应原或其他因素引起的可逆性的气道阻塞性疾病。主要表现为反复发作的咳嗽和带有哮鸣音的呼吸困难，常在夜间和（或）清晨发作加剧，可自行或经治疗后缓解。以 1 ～ 6 岁患病较多，大多在 3 岁以内起病，20% 患儿有家庭史。其发病与免疫、神经、精神、内分泌因素和遗传学背景密切相关。儿童哮喘如治疗不及时，病程延长可致气道不可逆性重塑和狭窄，早期防治至关重要。

【护理评估】

1. 健康史 评估患儿有无诱发哮喘的常见危险因素。

（1）呼吸道感染 主要是病毒感染，也可由支原体、衣原体及细菌感染。

（2）过敏原接触史 吸入过敏原如花粉、动物毛屑及排泄物、灰尘、尘螨、烟雾、真菌等。食物过敏原如鱼、虾、蛋、奶、花生等。

（3）家族史或过敏体质 本病属多基因遗传，在家族成员中，其气道高反应性普遍增加。患儿多有其他过敏疾病史，如湿疹、荨麻疹、血管神经性水肿等。

（4）其他 冷空气刺激、强烈的情绪变化、运动和过度通气、某些药物（如阿司匹林等）均可诱发哮喘。

2. 身体状况 发作前婴幼儿可有流涕、打喷嚏和胸闷，年长儿可有过敏原接触史。发作时表现为呼吸困难，呼气相延长伴有喘鸣声。严重者呈被迫端坐呼吸，恐惧不安、大汗淋漓、面色青灰，恐惧、烦躁不安，不愿或不能讲话。

查体可见桶状胸、三凹征，双肺布满哮鸣音，严重者气道广泛堵塞，哮鸣音可消失，称“闭锁肺”，是哮喘最危险的体征。肺部能闻及粗湿啰音。在发作间歇期可无任何症状和体征。

哮喘发作在合理应用常规缓解药物治疗后，仍有严重或进行性的呼吸困难者，称哮喘危重状态。表现为咳嗽、喘息、呼吸困难、大汗淋漓、烦躁不安，甚至出现端坐呼吸、语言不连贯、严重发绀、意识障碍、心肺功能不全等，若病情进一步恶化，患儿由严重呼吸困难转为软弱无力、血压下降、紫绀，甚至死于急性呼吸衰竭。

3. 心理－社会状况 患儿常因喘息、呼吸困难而产生紧张、焦虑，甚至惊恐不安。家长因缺乏本病知识，看到患儿痛苦的情景，而感到不知所措，因担心患儿哮喘再发作而长时间处于紧张状态。经过数次发作后，一些约束性要求，如接触、食用过敏原等，给患儿及家长带来不便和心理压力，也给社交带来不同程度的影响。若哮喘反复发作，就诊多家医院效果不理想，患儿和家长往往对治疗失去耐心和信心。

4. 辅助检查

（1）胸部X线检查 发作时胸片可正常或出现肺气肿、支气管周围间质浸润、肺不张等。

（2）过敏原测试 将各种过敏原进行皮肤点刺试验和皮内试验，能找到可疑的过敏原。

（3）血清过敏原特异性IgE测定有一定价值；痰或鼻分泌物找到嗜酸细胞提示过敏。

（4）肺功能检查 适用于5岁以上患儿。第一秒用力呼气容积/用力肺活量（FEV_1/FVC）< 70%～75%提示气流受限，比值越低受限程度越重。支气管舒张试验、支气管激发试验等可协助哮喘确诊。

5. 治疗要点

（1）治疗原则 去除病因；控制发作和预防复发；实施长期、持续、规范和个体化治疗。急性发作时采用多种措施缓解支气管痉挛，改善肺通气功能，以快速缓解症状；缓解期坚持长期抗炎和自我保健，避免接触诱发因素，防止症状加重或反复，改善生活质量，保证儿童正常身心发育。

（2）药物治疗

1）缓解哮喘药物 能快速缓解支气管痉挛，用于哮喘急性发作期。包括：吸入型速效 β_2 受体激动剂如沙丁胺醇、特布他林，能舒张支气管平滑肌和稳定肥大细胞膜。糖皮质激素如泼尼松、地塞米松；抗胆碱能药物，如异丙托溴铵；茶碱类如氨茶碱，具有舒张支气管平滑肌、强心、利尿及扩张冠状动脉作用。

2）控制哮喘药物 用于哮喘慢性持续期，能抑制气道炎症，需长期使用的药物如白三烯调节剂；缓释茶碱；长效 β_2 受体激动剂；肥大细胞膜稳定剂；糖皮质激素：能预防和抑制气道炎症反应，降低气道反应性，是最有效的治疗哮喘药物。包括：吸入型糖皮质激素如布地奈德、倍氯美松，静脉滴注氢化可的松琥珀酸钠、甲泼尼龙。

（3）哮喘危重状态的处理

1）氧疗　所有危重哮喘患儿均存在低氧血症，需用密闭面罩或双鼻导管提供高浓度湿化氧气，初始吸氧浓度以 40% 为宜，流量 4 ～ 5 升 / 分。

2）补液、纠正酸中毒　维持水电解质平衡，纠正酸碱紊乱。

3）糖皮质激素　作为一线药物应尽早使用，病情严重时不能以吸入治疗替代全身糖皮质激素治疗，以免延误病情。

4）支气管扩张剂　可用吸入型速效 β_2 受体激动剂；氨茶碱静脉滴注；抗胆碱能药物。

5）镇静剂　可用水合氯醛灌肠，慎用或禁用其他镇静剂；在插管情况下，可用地西泮。

6）抗生素　儿童哮喘发作主要由病毒引发，抗生素不作为常规应用，如同时发生下呼吸道细菌感染则选用对病原体敏感的抗菌药物。

7）辅助机械通气　有呼吸衰竭者可用。

【护理诊断】

1. 低效性呼吸形态　与气道狭窄、阻力增加有关。

2. 清理呼吸道无效　与气道水分丢失、分泌物黏稠有关。

3. 潜在并发症　呼吸衰竭。

4. 焦虑　与哮喘反复发作有关。

5. 知识缺乏　家长缺乏哮喘的治疗和预防的相关知识有关。

【护理措施】

1. 维持气道通畅

（1）提供安静、舒适的环境　保持病室环境清洁，空气清新、流通，室温维持在 18℃～ 22℃、湿度为 60% 左右。病室内布局力求简单，不宜布置花草，枕头内不宜填塞羽毛，避免接触刺激性物质和有害气体。尽可能集中护理，避免哭闹加重呼吸困难。

（2）体位　采取使肺部扩张的体位，如半卧位或坐位。

（3）呼吸道护理　补充足够的水分，定时翻身拍背，雾化吸入，湿化气道，稀释痰液，防止痰栓形成。病情许可时采取体位引流，痰多无力咳出者及时吸痰。

（4）吸氧　哮喘发作时应给予氧气，以减少无氧代谢，预防酸中毒。多经鼻导管给氧，氧流量 0.5 ～ 1 升 / 分，氧浓度不超过 40%。婴幼儿可用面罩吸氧，氧流量为 2 ～ 4 升 / 分，氧浓度为 50% ～ 60%。哮喘严重时常并发呼吸性酸中毒，应给予持续低流量吸氧，同时密切观察患儿呼吸频率、节律、深浅度的变化及缺氧改善情况和生命体征、神志变化，并定时进行动脉血气分析，及时调整氧流量，保持动脉血氧分压在 70 ～ 90mmHg。严重呼吸困难、呼吸音降低甚至哮鸣音消失，吸氧后仍有发绀，血气分析 $PaCO_2$ > 65mmHg 应考虑机械通气。

2. 用药护理

（1）β_2 受体激动剂　主要不良反应有心动过速、血压升高、恶心、过敏反应和反常的支气管痉挛。①首选吸入方法给药，具有用量少、起效快、不良反应小等优点。吸入时，嘱患儿在按压喷药于咽喉部的同时深吸气，然后闭口屏气 10 秒能获取较好效果。若患儿呼吸困难较重，不能有效使用定量雾化吸入器或碟式干粉剂时，可用氧气或空气压缩泵为动力，雾化吸入给药。②口服给药，不主张长期规律用药，而采用间断使用或尽可能不用。

（2）茶碱类药物　口服或静脉给药。主要不良反应有胃部不适、恶心、呕吐、头晕、头痛、心悸和心律不齐，严重者可引起抽搐或突然死亡。因氨茶碱的有效浓度与中毒浓度很近，注意药物浓度不宜过高，滴注速度不宜过快，有条件应监测血药浓度，维持在 10 ～ 15μg/mL。

（3）糖皮质激素　①吸入给药易造成口咽部念珠菌感染、声音嘶哑、上呼吸道不适，故吸药时应采用储雾罐，吸药后用清水漱口可减轻局部反应和药物胃肠吸收。②静脉给药适用于严重哮喘发作的患儿。③口服给药适用急性发作哮喘较重的患儿，此方法较少应用。若连续用药 10 天以上，不能骤然停药，应逐渐减量，以免复发。

3. 密切观察病情　观察哮喘发作情况，当患儿呼吸困难加重时注意有无呼吸音及哮鸣音的减弱或消失、心率加快、大汗淋漓、血压下降，患儿有无烦躁不安、气喘加剧、神志模糊等，警惕呼吸衰竭、呼吸骤停及哮喘持续状态的发生，以便立时抢救。

4. 哮喘危重状态的护理

（1）给予半坐卧或端坐位。保持病室安静，避免有害气体及强光刺激。

（2）改善缺氧，保持呼吸道通畅。温湿化面罩给氧，浓度以 40% 为宜，流量 4 ～ 5 升 / 分，使 PaO_2 保持在 70mmHg 以上，及时清除呼吸道分泌物，必要时做好机械通气准备。

（3）遵医嘱应用支气管扩张剂和抗感染药物，并观察药物疗效。

（4）镇静：极度烦躁时酌情应用镇静剂，如 10% 水合氯醛灌肠。禁用吗啡、盐酸哌替啶（度冷丁）和氯丙嗪（冬眠灵）。

（5）维持水和电解质平衡，保持静脉通路。

5. 心理护理 患儿哮喘发作时往往表现出烦躁不安、恐惧情绪，应安抚、关心患儿、给予心理支持。鼓励患儿表达自己的不适和要求。向患儿家长解释哮喘的诱因、治疗过程和预后，消除家长的紧张情绪。

【健康指导】

1. 哮喘知识教育，教会患儿及家长能早期发现哮喘发作的早期征象及发作表现、对病情进行监测和处理的方法，鼓励记录哮喘日记。

2. 预防指导，与家长共同找出发病诱因和发作规律，制定切实可行的预防措施。尽量避免接触过敏原、冷空气，避免接触呼吸道感染人群。

3. 用药指导，教会患儿及家长正确、安全用药，掌握药物的剂量、用法、不良反应和注意事项。若患儿出现哮喘发作先兆，应及时用药以减轻哮喘发作症状。根据患儿个体的具体情况，与患儿和家长共同制定阶梯治疗方案，预防哮喘复发，提高生活质量。

4. 康复运动指导

（1）剧烈运动容易诱发运动哮喘，由剧烈运动引起发作时应立即停止活动。

（2）合理的运动疗法，可以改善患儿呼吸功能，减轻气道过敏性。游泳室内游泳由于有适宜的热度和湿润，游泳是最合适的哮喘康复治疗中。简单体操、步行、乒乓球、羽毛球、单杠等运动不易诱发运动哮喘。哮喘与灰尘关系密切，注意运动环境的清洁。

（3）指导患儿学会强化腹肌肌力的康复疗法。常用方式：腹部呼吸运动、缩唇呼吸、胸部扩张运动等。

5. 心理指导，保持良好的心态，正确对待疾病，不宜过分的轻视或重视，并积极与其交流沟通。避免过度劳累和情绪激动，消除不良刺激。

项目五 肺 炎

肺炎（pneumonia）是指不同病原体或其他因素（如吸入羊水、过敏反应等）引起的肺部炎症。主要表现为发热、咳嗽、气促、呼吸困难和肺部固定中细湿啰音。肺炎是婴幼儿时期的常见病，一年四季均可发生，以冬春季及气候骤变时多见，多由上感或支气管炎向下蔓延所致。

【分类】

1. 病理分类 支气管肺炎、大叶性肺炎、间质性肺炎（如毛细支气管炎）。儿童以支气管肺炎最多见。

2. 病因分类 感染性肺炎，常见的有细菌性肺炎、病毒性肺炎、支原体肺炎、真菌性肺炎等；非感染性肺炎，常见的有吸入性肺炎、过敏性肺炎、坠积性肺炎等。其中感染性肺炎以肺炎链球菌感染最多见，婴幼儿病毒性肺炎也较多见。新生儿以感染性和吸入性肺炎多见。

3. 病情分类 轻症肺炎、重症肺炎。

4. 病程分类 急性肺炎（＜1个月）、迁延性肺炎（1～3个月）、慢性肺炎（＞3个月）。

5. 临床表现典型与否分类 典型肺炎和非典型肺炎。

6. 肺炎发生地区分类 社区获得性肺炎和院内获得性肺炎。

临床上若病原体明确，则按病因分类，否则按病理分类。本节重点介绍支气管肺炎。

【病因与发病机制】

（1）病原体 引起肺炎的病原体主要是细菌和病毒，细菌以肺炎链球菌多见，其次是葡萄球菌、流感嗜血杆菌、大肠埃希菌等，病毒以呼吸道合胞病毒多见，其他有腺病毒、流感及副流感病毒等。

（2）易感因素 由于儿童呼吸系统解剖生理特点和免疫特点致儿童易患肺炎；此外，维生素D缺乏性佝偻病、营养不良、先天性心脏病、免疫功能低下、低出生体重儿易患此病。

（3）其他 冷暖失调、室内居住拥挤、空气污浊、与呼吸道感染患者接触常为诱发因素。

2. 发病机制 病原体常由呼吸道入侵，少数经血行入肺。当炎症累及到支气管、细支气管、肺泡和肺间质时，支气管因黏膜水肿而管腔变窄；肺泡壁因充血水肿而增厚，肺泡腔内充满炎性渗出物，从而造成通气和换气功能障碍，导致低氧血症和高碳酸血症。由于缺氧，患儿呼吸、心率加快，出现鼻翼扇动和三凹征。由于病原体毒素的作用，重症患儿常伴有毒血症，引起不同程度的感染中毒症状。缺氧、二氧化碳潴留及毒血症可导致循环系统、消化系统、神经系统的一系列症状及水电解质和酸碱平衡紊乱，严重时可发生呼吸衰竭。

（1）循环系统 低氧血症和二氧化碳潴留，可引起肺小动脉反射性收缩，使肺循环的阻力增高，肺动脉高压，致右心的负担加重。病原体毒素作用于心肌可引起中毒性心肌炎。肺动脉高压和中毒性心肌炎是诱发心力衰竭的主要原因。重症患儿可出现感染性休克、弥漫性血管内凝血（DIC）。

（2）神经系统 缺氧和二氧化碳潴留可使脑毛细血管扩张，血流减慢，血管壁的通透性增加而致脑水肿。严重缺氧使脑细胞无氧代谢增强，造成乳酸堆积，加重脑水肿称感染中毒性脑病。

（3）消化系统　低氧血症和病原体毒素的作用，使胃肠道黏膜出现糜烂、出血、上皮细胞坏死脱落等应激反应，导致胃肠功能紊乱，严重者出现中毒性肠麻痹和消化道出血。

（4）水、电解质和酸碱平衡紊乱　重症肺炎可因严重缺氧，无氧代谢致酸性代谢产物堆积引起代谢性酸中毒，而二氧化碳潴留、碳酸增加又可导致呼吸性酸中毒，出现混合性酸中毒。

【护理评估】

1. 健康史　评估患儿有无反复呼吸道感染史或支气管炎病史，有无冷暖失调、居住环境不良等诱发因素；有无营养不良、维生素D缺乏性佝偻病、先天性心脏病等病史；发病前有无麻疹、百日咳等呼吸道传染病接触史。

2. 身体状况

（1）轻症肺炎

1）发热　热型不定，多为不规则发热，亦可为弛张热或稽留热。新生儿或重度营养不良的患儿体温不升或低于正常。

2）咳嗽　初为刺激性干咳，以后频繁咳嗽，有痰声，新生儿可表现为口吐白沫。

3）气促　呼吸频率加快，可达40～80次/分，常有点头呼吸，严重者呼吸时有呻吟，鼻翼扇动、三凹征，口周或指端青紫。

4）肺部体征　早期呼吸音粗糙，随病情发展，能听到较固定的中细湿啰音，以肺底部和脊柱两侧多见，新生儿、小婴儿不易闻及湿啰音，病灶融合者则出现肺实变体征。

（2）重症肺炎　除全身中毒症状及呼吸系统的症状加重外，可发生循环、消化、神经系统的功能障碍。

1）循环系统　出现中毒性心肌炎、心力衰竭。中毒性心肌炎表现：面色苍白、心动过速、心音低钝、心律不齐，心电图ST段下移，T波低平或倒置，心肌酶谱发生改变。心力衰竭表现：①突发烦躁不安，面色苍白或发绀加重。②呼吸困难突然加重，频率超过60次/分。③心率增快，超过180次/分，心音低钝或奔马律。④颈静脉怒张，肝脏在短期内迅速增大。⑤少尿或无尿，面部或下肢水肿。

2）消化系统　常出现食欲不振、腹泻、腹胀、呕吐咖啡样物等，严重者可引起中毒性肠麻痹和消化道出血，表现为严重腹胀、肠鸣音消失、便血等。

3）中枢神经系统　表现为烦躁或嗜睡、惊厥，严重者有颅内压增高表现如呕吐、前囟隆起、昏迷、呼吸不规则甚至呼吸停止等。

4）休克及DIC　表现为血压下降、四肢厥凉、脉搏细速，皮肤、黏膜及胃肠道出血。

（3）几种不同病原体所致肺炎的特点（表10-2）。

表 10-2 几种不同病原体所致肺炎的特点

	毛细支气管炎	腺病毒肺炎	金葡菌肺炎	支原体肺炎
病原体	呼吸道合胞病毒	腺病毒	金黄色葡萄球菌	肺炎支原体
好发年龄	2岁以内，尤其2～6个月多见	6个月～2岁多见	新生儿及婴幼儿多见	婴幼儿可见，年长儿多见
表现特点	喘憋为突出表现，可有呼吸困难、发绀、鼻扇等，抗生素治疗无效	稽留高热、中毒症状重，咳嗽剧烈，喘憋青紫等，可伴有消化道症状和脑水肿症状，抗生素治疗无效	起病急、病情重、发展快。中毒症状重、有皮疹，易复发及并发脓胸、脓气胸、肺大泡	刺激性咳嗽，痰少，黏稠带血丝。全身多系统可受累，红霉素治疗有效
肺部体征	以喘鸣为主，肺部可听到中细湿性啰音	体征出现晚，发热4～5天后出现湿啰音，常有肺实变体征	体征出现早，两肺有中细湿啰音	肺部体征常不明显，婴幼儿可闻及喘鸣音和湿啰音
胸部X线	小点片状、斑片状阴影，可有肺气肿表现	出现早，片状阴影，可融合成大病灶，吸收慢	小片状浸润影，可迅速形成多发性小脓肿、肺大泡、脓胸等	可出现肺门阴影增浓、支气管肺炎、间质性肺炎、均匀片状影
白细胞数	正常或降低	正常或降低	增高，核左移	正常或偏高
病程	＜1周	3～4周或更长	数周至数月	2～4周

（4）并发症　多见于金黄色葡萄球菌感染，其次见于某些革兰阴性杆菌感染。

1）脓胸　表现为高热不退；呼吸困难加重；患侧呼吸运动受限，语颤减弱；叩诊浊音；听诊呼吸音减弱。积脓较多时，体检可发现患侧肋间隙饱满，纵隔和气管向健侧移位。

2）脓气胸　表现为突然呼吸困难加剧，咳嗽剧烈，烦躁不安，面色发绀。叩诊实音上方鼓音，听诊呼吸音减弱或消失。如气管破裂处形成张力性气胸，危及生命，须及时抢救。

3）肺大疱　于细支气管形成活瓣，气体只进不出或进多出少，使得肺泡扩大、破裂形成肺大疱。

3. 心理－社会状况　本病病程较长，需住院治疗。由于医院陌生的环境和患儿因发热、咳嗽、害怕打针等常造成患儿情绪不稳定、恐惧、易激动、胆怯自卑，表现出哭闹不安、破坏性行为及睡眠障碍等。家长因患儿发热、咳嗽、喘憋而造成心理紧张和情绪急躁；由于缺乏相关知识和对预后的担忧而产生焦虑和自责心理；随着患儿住院后家庭生活秩序的打乱而不知所措；家庭经济负担的加重，而感到精神压力大，产生抱怨情绪。

4. 辅助检查

（1）胸部X线检查　早期肺纹理增粗，以后出现斑片状阴影，可融合成片，可伴有肺不张或肺气肿。胸部 X 线是常用检查方法，对肺部疾病的诊断和随访均有意义。

（2）血常规检查　细菌性肺炎的白细胞总数和中性粒细胞增高，可有核左移，胞浆中可见中毒颗粒；病毒性肺炎的白细胞大多正常或降低。

（3）CRP　细菌感染时，血清 CRP 浓度升高；非细菌感染则升高不明显。

（4）病原学检查　鼻咽拭子、气管分泌物、胸腔积液及血液等做细菌培养和涂片或免疫学方法进行细菌抗原检测可以明确致病菌，同时做药敏试验以便优化治疗方案。

5. 治疗要点　应采取综合措施，积极控制感染、改善肺的通气功能、防治并发症。

（1）一般治疗　保持室内空气流通，室温以 18℃～ 20℃为宜，相对湿度 60%。保持呼吸道通畅，及时清除呼吸道分泌物，经常翻身拍背，变换体位，以利于痰液排出。加强营养，饮食应富含蛋白质和维生素、少食多餐，重症不能进食者，可给予静脉营养。不同病原体肺炎宜分室居住，以免交叉感染。

（2）抗感染治疗　不同病原体选择药物。

1）抗生素　细菌感染或病毒感染继发细菌感染者应使用抗生素。使用原则：根据病原体选用敏感抗生素，早期、联合、足量、足疗程，重者宜静脉途径给药。如为肺炎链球菌感染，首选青霉素；葡萄球菌感染选择苯唑西林或氯唑西林，备选第 1、2 代头孢菌素；支原体肺炎首选大环内酯类抗生素。用药时间应持续至体温正常后 5 ～ 7 天，临床症状体征基本消失后 3 天。肺炎支原体、衣原体肺炎至少用药 2 ～ 3 周，以免复发。葡萄球菌肺炎易复发及产生并发症，疗程宜长，体温正常后 2 周，总疗程 6 周。

2）抗病毒　利巴韦林、干扰素等，中药治疗有一定疗效。

（3）对症治疗　包括氧疗、止咳、平喘，纠正水电解质和酸碱平衡紊乱。发生心力衰竭感染性休克、脑水肿、呼吸衰竭等及时纠正。

（4）糖皮质激素　严重憋喘或重症肺炎时可短期使用，常用地塞米松。

（5）并发症的治疗　并发脓胸、脓气胸、肺大疱者应及时抽脓、抽气治疗。

（6）其他　胸部理疗，胸腺肽，维生素 C、维生素 E，输注血浆或丙种球蛋白等。

【护理诊断】

1. 气体交换受损　与肺部炎症有关。

2. 清理呼吸道无效　与呼吸道分泌物过多、黏稠及咳嗽无力有关。

3. 体温过高　与肺部感染有关。

4. 营养失调　与能量消耗过多，摄入不足有关。

5. 潜在并发症　心力衰竭、中毒性脑病、中毒性肠麻痹、脓胸、肺大泡等。

【护理措施】

1. 改善呼吸功能

（1）保持室内空气新鲜，温湿度适宜病室环境清洁、安静、舒适，保持室温在18℃～20℃，湿度60%。冬季每天定时开窗换气，上下午各一次，每次约30分钟，避免对流风。不同病原体肺炎患儿应分室居住，以免交叉感染。

（2）急性期患儿应卧床休息，置患儿有利于呼吸的舒适体位，减少活动。保持安静、避免哭闹，集中进行护理处置，保证患儿睡眠充足。若伴烦躁不安，遵医嘱给予氯丙嗪、异丙嗪每次各0.5～1.0mg/kg肌注或苯巴比妥5mg/kg一次肌内注射，使患儿安静，减少氧的消耗。

（3）给氧　缺氧的患儿应尽早给氧。一般多用鼻导管法，氧流量0.5～1.0升/分，氧浓度为40%；缺氧明显者，用面罩法给氧，氧流量为2～4升/分，氧浓度为50%～60%。危重患儿发生呼吸衰竭时，使用人工呼吸正压给氧法。对于新生儿、婴幼儿，不主张持续高流量吸氧，氧浓度应＜60%，以免引起视网膜病变。

（4）饮食宜给易消化、富有营养的食物，每日热量供给不少于每日230 kJ(55kcal)/kg，液体入量每日60～80mL/kg；耐心喂养，喂食时可让患儿采取坐位或半卧位，防止呛咳；少量多餐，避免过饱而影响呼吸。患儿无心力衰竭时可多饮水，保持呼吸道黏膜湿润，促进痰液顺利排出。重症患儿不能进食时，采取静脉营养，滴注的速度应控制在每小时5mL/kg以下。

（5）用药护理　按医嘱准确使用抗生素，以消除肺部炎症。密切观察药物疗效和不良反应，部分毒性大的药物提倡监测肝肾功能。对于容易引起不良反应的药物如氨茶碱、酚妥拉明等要注意剂量、滴速要求、严密观察用药后的反应。

2. 保持呼吸道通畅

（1）体位　患儿取半卧位或床头抬高30°～60°，经常协助患儿变换体位，有利于分泌物排出、减轻肺淤血。肺脓肿时进行体位引流。

（2）清除呼吸道分泌物　叩击背部，方法应五指并拢，稍向内合掌，由下向上，由外向内轻叩，边叩边鼓励患儿咳嗽。若痰液黏稠，给予超声雾化吸入，湿化气道使痰液变稀薄而利于排出。也可进行体位引流。如果患儿不能有效咳出痰液，可用吸痰器吸痰，应注意不易过频和过慢。吸痰不宜在哺乳后1小时内进行，避免呕吐。为防止吸痰刺激造成缺氧，时间不超过10秒，吸痰后立即吸氧。

（3）遵医嘱口服祛痰药物复方甘草合剂、氨溴索、乙酰半胱氨酸等。若痰液黏稠给予10%氯化铵或高渗盐水雾化吸入。若喘憋明显，给予支气管扩张剂，如雾化吸入沙丁胺醇等 β_2 受体激动剂或氨茶碱口服或静脉给药。

3. 维持体温正常 发热使耗氧量增加，加重机体缺氧状态，故高热者应采取相应降温措施，同时注意监测体温的变化，防止热性惊厥发生。

4. 密切观察病情，协助医师处理并发症

（1）若患儿出现心力衰竭，应及时报告医师，并减慢输液速度，吸氧，协助医师给予强心、利尿、镇静药物。

（2）若患儿出现肺水肿的表现，应给患儿吸入含 20% ～ 30% 酒精湿化的氧气，以降低肺泡泡沫的表面张力，使泡沫破裂消散，以改善气体交换，但每次吸入不宜超过 20 分钟。

（3）若患儿出现中毒性脑病，应立即与医师共同抢救。给予脱水、扩血管、改善通气、止痉等治疗。

（4）若患儿出现中毒性肠麻痹，应禁食，给予腹部热敷、肛管排气，或使用酚妥拉明等。无效时，遵医嘱肌内或皮下注射新斯的明，每次 0. 04mg/kg，以促进肠蠕动消除腹胀，缓解呼吸困难；严重腹胀者采用胃肠减压。低血钾所致的腹胀，应及时补钾。

（5）若患儿并发脓胸、脓气胸，立即配合医师做好胸穿抽脓、抽气或胸腔闭式引流，术后观察引流瓶的水位，记录排出液的量、色、质，每日更换水封瓶。

5. 促进肺部炎症消散和啰音消失 可为患儿做肺部理疗，如红外线照射、超短波治疗、芥末泥敷胸等。

【健康教育】

1. 向家长讲解肺炎预防、治疗和护理的有关知识，介绍患儿病情，教会家长力所能及的护理，以及观察病情的要点。让家长了解治疗用药的作用、剂量、用法和副作用。

2. 教育患儿要注意休息，不要吵闹或劳累，家长应给予安慰和鼓励。

3. 注意卫生，咳嗽时用手帕或纸巾捂嘴，不要随地吐痰，防治病菌随污染空气和飞沫传播给他人。少到人多的公共场合，避免交叉感染。

4. 指导家长加强患儿的营养，多进行户外运动，增强体质，在寒冷季节、气候骤变和外出时及时添加衣服，避免着凉。

5. 积极预防营养不良、佝偻病、贫血、先天性心脏病以及各种急性传染病，以减少肺炎的发生。按时接种各种疫苗。

6. 告诫家长如儿童出现咳嗽，要积极治疗，儿童病情发展迅速，不得姑息病情。

重点、难点、考点

1. 重点：支气管肺炎的病因、护理评估、护理诊断和护理措施。

2. 难点：重症肺炎和支气管哮喘的护理。

3. 考点：急性支气管炎、支气管哮喘、肺炎的病因、护理评估、护理诊断和护理措施。

复习思考

1. 哮喘性支气管炎的临床特点。

2. 婴幼儿肺炎合并心力衰竭的临床表现。

3. 肺炎患儿如何维持呼吸道通畅?

4. 案例：患儿，女，3 岁，因发热，伴咳嗽 4 天就诊。患儿 4 天前因受凉开始有鼻塞、流涕，测体温 38.0℃，次日开始咳嗽，有痰声，活动后加重。查体：T38.2℃，P100 次 / 分，R24 次 / 分。神志清楚，无鼻翼扇动，口周无发绀，咽部充血，扁桃体Ⅰ度大，双肺呼吸音粗糙，可闻及粗中湿啰音，心率 100 次 / 分，无杂音。腹部未见异常。

（1）该患儿的主要护理诊断。

（2）如何正确护理该患儿?

扫一扫，知答案

模块十一

扫一扫，看课件

循环系统疾病患儿的护理

【学习目标】

1. 掌握儿童常见先天性心脏病的分类、护理评估及护理措施。
2. 熟悉病毒性心肌炎的护理要点，洋地黄用药护理。
3. 了解循环系统解剖生理特点。
4. 能对循环系统疾病患儿及其家庭提供健康指导。

项目一 儿童循环系统解剖生理特点

【心脏的发育】

原始心脏于胚胎第 2 周开始形成，原始心管是一个纵行直管，由于外表收缩被分成心房、心室、心球，心管逐渐扭曲形成静脉窦、共同心房、共同心室、心球和动脉总干。心室的扩展和伸张较快，逐渐向腹面突出，使心球、静脉窦和动脉总干位于心脏的前端。至胚胎 29 天左右心脏外形基本形成，之后在房室交界的背面和腹面长出心内膜垫，并相互融合成为中间的分隔结构，将房室分隔开。心房的左右之分起始于胚胎第 3 周末，在心房腔的前背部长出一镰状隔，为第一房间隔，其下缘向心内膜垫生长，暂时未长合前所留孔道称为第一房间孔。第一房间孔上部形成另一孔，称第二房间孔，使左右心房仍保持相通。至胚胎第 5 ～ 6 周，于第一房间隔右侧又长出一镰状隔，称为第二房间隔，此隔在向心内膜垫延伸过程中，其游离缘留下一孔道，称为卵圆孔，此孔与第二房间孔上下相距。之后，第一房间隔与第二房间隔黏合，卵圆孔处第一房间隔紧贴此孔，形成幕帘，血流仅可从右侧推开幕帘经第二房间孔流向左侧。与此同时，心室底部突出室间隔基胚向房室管方向生长，形成肌部室间隔，至胚胎第7周时室间隔上缘的结缔组织、漏斗部及心内膜垫融合成膜部室间隔，使室间孔完全闭合，至第8周房室间隔完全长成，成为四腔心脏。心脏形成的关键时期在胚胎发育的第2～8周，先天性心脏畸形的形成主要就是在这一时期。

【胎儿血液循环及出生后的改变】

1. 正常胎儿的血液循环 胎儿时期的营养和气体交换是通过脐血管、胎盘与母体之间以弥散的方式进行的。经胎盘交换过的营养血经脐静脉入胎儿体内，在肝下缘分两支，一支入肝与门静脉吻合，另一支经静脉导管入下腔静脉下段，与来自下半身的静脉血混合，均流入下腔静脉。上、下腔静脉血流入右心房后，约1/3通过卵圆孔入左心房、左心室，经升主动脉供应心脏、脑及上肢；其余的流入右心室。由于胎儿肺处于压缩状态，故经肺动脉的血液只有少量流入肺，并经肺静脉回到左心房，而大部分血液经动脉导管与来自升主动脉的血混合后进入降主动脉，供应腹腔器官及下肢，经过脐动脉回至胎盘，获取营养及氧气。故胎儿期供应脑、心、肝及上肢的血氧量远较下半身为高（图11–1）。

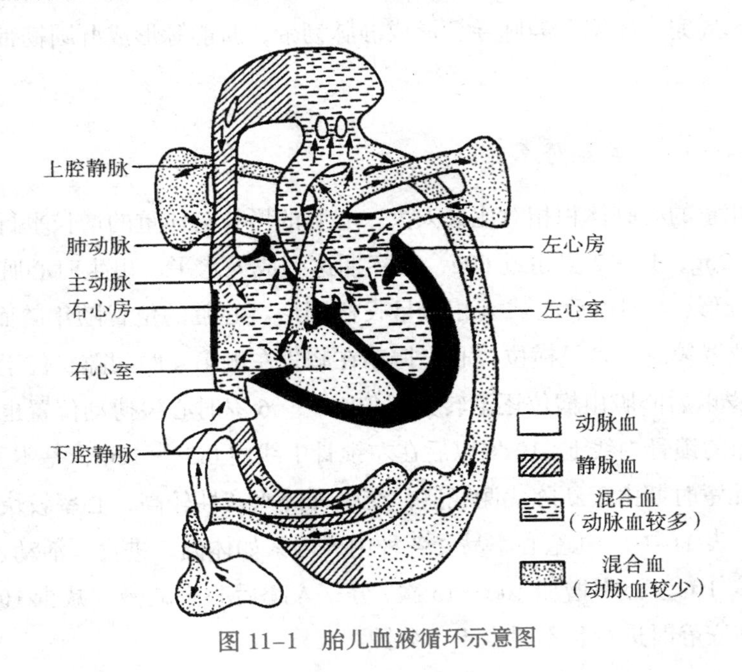

图11–1 胎儿血液循环示意图

综上所述胎儿血液循环的特点有：

（1）动脉导管、静脉导管、卵圆孔是胎儿血液循环中的特殊通道。

（2）胎儿的营养和气体交换是通过胎盘与脐血管以弥散的方式完成的。

（3）胎儿体内绝大部分是混合血。

（4）胎儿左、右心均向全身供血，几乎无肺循环而只有体循环，右心室的负荷比左心室大。

（5）胎儿体内含氧量最高的器官是肝脏，其次是心、脑及上肢，下半身血氧含量最低。

2. 出生后血液循环的改变

（1）卵圆孔关闭　出生后脐血管剪断，呼吸建立，肺循环阻力下降，从右心经肺动脉入肺的血流增多，使肺静脉回流至左心房的血量增多，左心房的压力因而增高。当左心房压力超过右心房时，卵圆孔瓣膜先在功能上关闭，到生后 5 ～ 7 个月，解剖上大多关闭，形成卵圆窝。

（2）动脉导管关闭　自主呼吸使血氧增高，动脉导管平滑肌受到刺激后收缩；同时，由于脐带结扎，肺循环压力的降低和体循环压力的升高，流经动脉导管的血流逐渐减少；加上前列腺素的减少，使导管逐渐收缩、闭塞，最终血流停止，形成动脉韧带。80% 的婴儿于生后的 3 个月、95% 的婴儿于生后 1 年以内形成解剖性关闭。如 1 岁后仍未关闭，可形成先天性心脏病动脉导管未闭。

（3）静脉导管和脐血管闭塞　儿童出生后，由于脐带结扎，脐血管和静脉导管内血流停止，故 6 ～ 8 周完全闭塞。静脉导管形成静脉韧带，脐静脉形成肝圆韧带，脐动脉形成腹下韧带。

【儿童心脏、心率、血压特点】

1. 心脏　儿童的心脏体积相对比成人大。心脏的增长与体重的增长平行。新生儿的心脏重量为 20 ～ 25g，1 ～ 2 岁超过 60g，青春期达到成人水平。出生时心脏呈球形，以后成椭圆形、圆锥形，6 岁以后与成人相似呈长椭圆形。心脏的位置随年龄而改变，2 岁以内婴幼儿心脏位置较高，多呈横位，心尖搏动在胸骨左侧第 4 肋间隙，位于左锁骨中线外 0.5 ～ 1cm，2 岁以后心脏由横位逐渐转为斜位，5 ～ 6 岁时心尖搏动位置也逐渐随年龄下降至第 5 肋间隙的锁骨中线上，12 岁以后在左锁骨中线内 0.5 ～ 1cm，基本上与成人相同。

2. 心率　儿童时期由于新陈代谢旺盛，交感神经兴奋性较高，心率较快。儿童年龄越小，心率越快（表 11–1）。儿童心率易受各种内外因素如体温、进食、活动、哭闹等影响。一般体温每升高 1℃，心率增加 10 ～ 15 次 / 分；入睡后心率减慢，减少 10 ～ 12 次 / 分。心率的测量应在安静时进行且不得少于 1 分钟。

表 11–1　不同年龄儿童心率（次 / 分）

年龄	新生儿	1 个月～ 1 岁	2 ～ 3 岁	4 ～ 7 岁	8 ～ 14 岁
心率	120 ～ 140	110 ～ 130	100 ～ 120	80 ～ 100	70 ～ 90

3. 血压 儿童血压较成人偏低，是由于心搏出量较少，血管口径较粗，动脉壁柔软，但随年龄增长而逐渐升高。新生儿平均收缩压为 60 ～ 70mmHg；1 岁时为 70 ～ 80mmHg；2 ～ 12 岁可按下列公式推算：2 ～ 12 岁收缩压（mmHg）= 年龄 ×2+80，舒张压 = 收缩压 ×2/3。收缩压高于此标准 20mmHg 为高血压，低于此标准 20mmHg 为低血压。正常情况下，下肢血压比上肢血压约高 20mmHg。儿童血压易受各种因素的影响，如哭闹、情绪紧张、体位变动等。故测血压时应保持儿童安静，上臂与心脏处于同一水平。血压计袖带的宽度应为上臂长度的 2/3 为宜，过窄测得高压偏高，过宽测得血压偏低。新生儿血压多采用多普勒超声监听仪或心电监护仪测定，也可用简易潮红法测量：测量时使患婴仰卧位，将气带包裹于腕部（或踝部）以上，然后用加压绑带从肢体远端指（趾）尖向上，连续包裹至气带处，打气使压力达 200mmHg 或收缩压正常高限以上，将压力绑带去除，只见手或足的皮肤泛白，然后以每秒钟降低 5mmHg 的速度放气，当气带远端手（或足）的皮肤刚出现潮红时，即为平均压。

项目二　先天性心脏病

先天性心脏病（congenital heart disease，CHD）简称先心病，是胎儿时期心脏及大血管发育异常而导致的心血管先天畸形，是儿童最常见的心脏病。发病率在出生存活的婴儿中为 6‰～ 10‰。主要表现为青紫、气促、呼吸困难、反复呼吸道感染、生长发育迟缓；亦可并发心力衰竭、亚急性感染性心内膜炎、脑血栓、脑脓肿等。

【病因与预防】

先天性心脏病的病因仍不清楚，目前认为先天性心脏病的发生可能是胎儿周围环境因素与遗传因素相互作用的结果。在胎儿心脏发育阶段，若有任何因素影响了心脏胚胎发育，使心脏某一部分发育停顿或异常，即可造成先天性心脏病。内在因素主要与遗传有关，可为染色体异常或多基因突变引起，约占先天性心脏病总数的 15%。外在因素中较重要的为宫内感染，特别是母孕早期患风疹、流行性感冒、腮腺炎和柯萨奇病毒感染等；其他如代谢性疾病（糖尿病、高钙血症、苯丙酮尿症等），孕母缺乏叶酸，接触放射线，服用药物（抗癌药、抗癫痫药等），宫内缺氧等均可能与发病有关；约占先天性心脏病总数的 85%。

先天性风疹综合征

由于孕早期感染风疹，风疹病毒通过胎盘感染胎儿，导致胎儿的先天性畸形。出生的新生儿可为未成熟儿、先天性心脏病、白内障、耳聋、发育障碍等，称为先天性风疹，或先天性风疹综合征。先天性风疹综合征所致的损害除少数为暂时性外，大多为进行性或永久性的病变，并且无特效疗法。风疹一年四季均可发病，春季发病率较高。故孕早期感染风疹病毒，应终止妊娠。

近些年来，由于心导管检查、心血管造影术和超声心动图等的应用，以及在低温麻醉和体外循环下心脏直视手术的开展，使先天性心脏病的预后有了显著的进步，加之良好的护理措施如加强孕妇的保健，特别是妊娠早期适量补充叶酸，积极预防风疹、流感等病毒性疾病，以及避免与发病有关的因素接触，保持健康的生活方式等都对先天性心脏病预防具有积极的意义。

【分类】

根据左右心腔两侧及大血管之间有无分流及分流方向，将先天性心脏病分为三大类：

1. 左向右分流型（潜伏青紫型） 正常情况下由于体循环压力高于肺循环，所以血液从左向右分流而不出现青紫，当屏气、剧哭或如患肺炎时，致使肺动脉或右心室压力增高并超过左心压力时，血液自右向左分流而出现暂时性青紫，故又称潜伏青紫型。如室间隔缺损（图 11–2）、房间隔缺损（图 11–3）及动脉导管未闭（图 11–4），其中以室间隔缺损最多见，占先心病的 50%，其次是动脉导管未闭，占先心病总数的 15%。

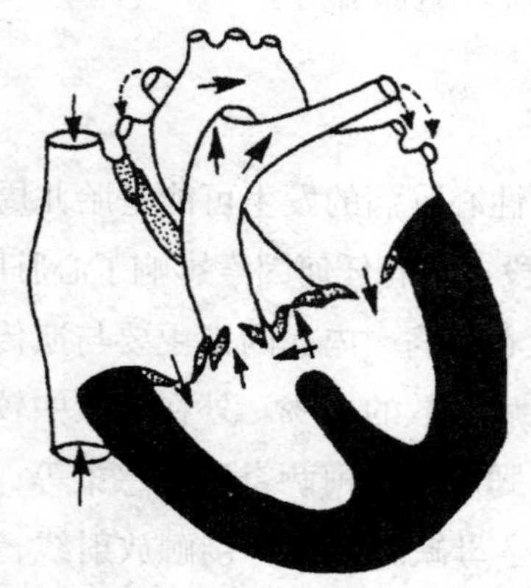
图 11–2 室间隔缺损

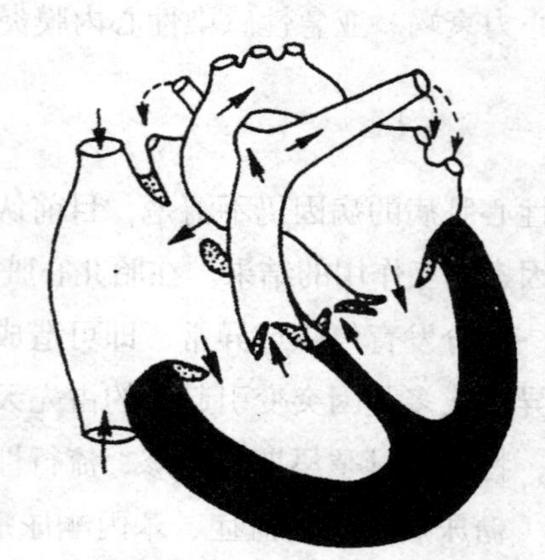
图 11–3 房间隔缺损

2. 右向左分流型（青紫型） 某些原因（如右心室流出道狭窄）致使右心压力增高并超过左心，使血流从右向左分流；或因大动脉起源异常，使大量静脉血流入体循环，均可出现持续性青紫。如法洛四联症和大动脉错位等。法洛四联症（图 11–5）是常见的青紫型先天性心脏病。

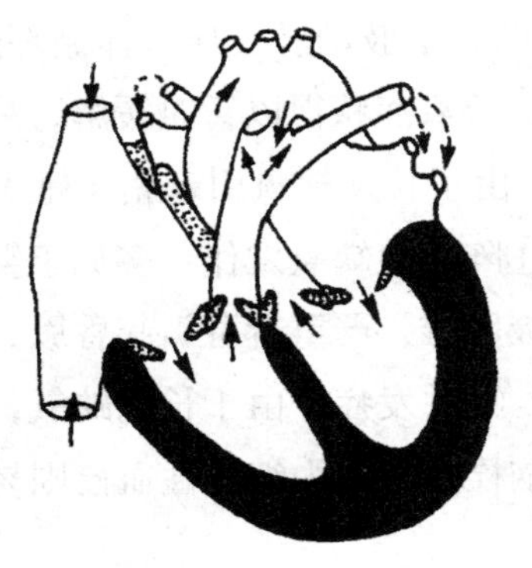
图 11-4　动脉导管未闭

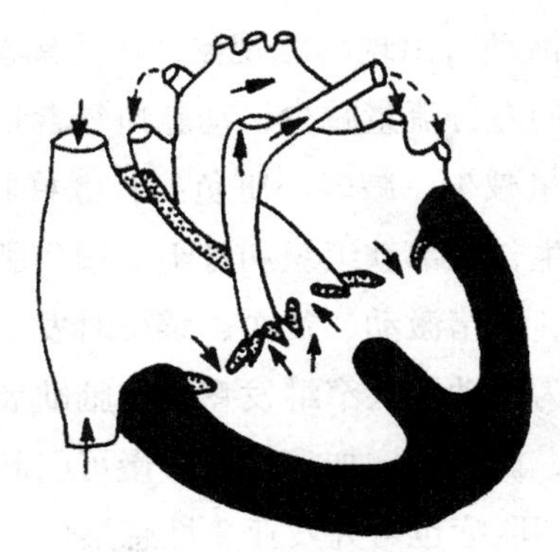
图 11-5　法洛四联症

3. 无分流型（无青紫型）　心脏左、右或动、静脉之间无异常通路或分流，临床上不出现青紫。如肺动脉狭窄、主动脉缩窄等。

【护理评估】

1. 健康史　评估家族中有无遗传性疾病及先天性心脏病史；患儿母亲在妊娠最初 3 个月内有无病毒感染、放射线接触和是否服用影响胎儿发育的药物；孕母是否有代谢性疾病。评估患儿出生有无缺氧、心脏杂音，出生后各阶段的生长发育状况，有无喂养困难，哭声嘶哑，易气促、咳嗽、青紫、蹲踞现象及突发性晕厥等表现。

2. 身体状况　与缺损大小、分流量多少及肺动脉狭窄程度等有关。

（1）左向右分流型　如缺损小，分流量小，患儿一般无临床症状，仅在体检时发现有心脏杂音。缺损大，分流量多，患儿可出现：①体循环血流量不足：生长发育迟缓、体格瘦小，面色苍白；喂养困难，易呕吐，疲乏，活动后气促，多汗、心悸等；②肺循环血流增多：反复肺部感染、心力衰竭；③肺动脉高压：当哭闹、活动过度，烦躁不安或心衰时可出现暂时性青紫。到后期，肺小动脉痉挛，肺小动脉中层和内膜层增厚，管腔变小、梗阻。当右室收缩压超过左心室收缩压时，左向右分流逆转为双向分流或右向左分流，出现发绀，即称之为艾森曼格综合征。在动脉导管未闭病例中，肺动脉高压所致的右向左分流（肺动脉通过动脉导管向降主动脉分流），出现下半身青紫，左上肢轻度青紫，而右上肢正常的现象，称为差异性发绀；④并发症：此型易出现反复呼吸系统感染（如肺炎）、心力衰竭、亚急性感染性心内膜炎等。

（2）右向左分流型　以法洛四联症最常见，畸形由四种组成，即肺动脉狭窄（右心室流出道梗阻）、室间隔缺损、主动脉骑跨、右心室肥厚，其中肺动脉狭窄是决定患儿病情严重程度及预后的主要因素。①青紫：为患儿最突出的表现，多见于唇、指（趾）甲床、球结合膜等处，重者出生后即有，轻者于出生后 1 岁以内逐渐出现；②蹲踞现象：幼儿常于行走或活动时出现蹲踞现象，因为蹲踞时下肢屈曲，下肢动脉受压，体循环阻力增加，使血液右向左分流量减少，动脉血氧含量相对增高，缺氧症状得以暂时缓解，另外蹲踞使得回心血量减少，减轻心脏负担；③杵状指（趾）：由于长期缺氧引起指（趾）端毛细血管扩张增生，局部软组织和骨组织增生肥大形成；④阵发性缺氧发作：多见于婴儿，于吃奶、哭闹、情绪激动、贫血、感染时发生阵发性呼吸困难，严重者可引起昏厥、抽搐，甚至死亡，为肺动脉狭窄继发痉挛致脑缺氧加重所致；⑤并发症：由于长期缺氧，使红细胞代偿增多，血黏度增加，血流缓慢可引起脑血栓、脑栓塞，如为细菌性血栓则易形成脑脓肿，法洛四联症也可并发亚急性感染性心内膜炎。

（3）心脏体征　①心前区隆起：各种类型先心病均可发生房室增大，视诊时可见心前区隆起；②震颤：除房间隔缺损外，其他几种先心病触诊均可有震颤；③心界扩大：当发生心力衰竭或心肌肥厚时，叩诊时可发现心界扩大；④杂音（表 11–2）。

表 11–2　常见先天性心脏病杂音的特点

畸形情况	杂音性质	杂音部位	杂音出现时期
室间隔缺损	Ⅲ～Ⅴ级粗糙全收缩杂音伴震颤、P_2 增强	胸骨左缘第 3、4 肋间	收缩期
动脉导管未闭	连续性机器样杂音，常伴全期震颤，P_2 增加	胸骨左缘第 2 肋间	连续性
法洛四联症	喷射性杂音，P_2 减弱或消失	胸骨左缘第 2～4 肋间	收缩期
房间隔缺损	Ⅱ～Ⅲ级喷射样杂音，常无震颤，P_2 亢进	胸骨左缘第 2～3 肋间	收缩期

（4）周围血管征　动脉导管未闭患儿可见脉压差增大，可出现周围血管征，如毛细血管搏动、水冲脉、股动脉枪击音等。

3. 心理 – 社会状况　评估家长对疾病的认知程度和对治疗的信心。多次心脏检查和手术，不仅对患儿造成身体损伤，导致家长与患儿的情绪低落。个别因家庭经济状况及昂贵的手术费用及手术成败的不确定性，往往表现出紧张、焦虑及悲观的行为。年长患儿由于疾病使正常生活、活动受到限制，学习受到影响，与同龄儿交往减少，以及周围人的怜悯或歧视而产生自卑、抑郁等心理反应，尤其在群体活动中会受到一些冷落，更加重患儿心理负担。

4. 辅助检查

（1）胸部　X 线检查见表 11–3。

（2）心电图　主要反映心房、心室有无增大，以及心脏传导系统的情况。

（3）超声心动图　能显示心脏内部结构的精确图像以及分流量大小，诊断正确率高，是诊断先心病的首选辅助检查。

（4）其他　如心导管检查、心血管造影、磁共振成像、计算机断层扫描等，均能从不同的角度精确反映心脏的情况，为外科手术提供客观的资料。

表 11-3 常见先天性心脏病的表现

分类	左向右分流型			无分流型	右向左分流型
常见病	房间隔缺损	室间隔缺损	动脉导管未闭	肺动脉狭窄	法洛四联症
表现特点	一般发育落后，乏力，活动后心悸，多汗，喂养困难，咳嗽，气短，当剧哭、屏气、患肺炎或心力衰竭时可出现暂时青紫，晚期形成持续肺动脉高压时出现持续青紫（动脉导管未闭患儿呈差异性青紫）			轻者无症状，重者活动后心悸、气短	发育落后，乏力，青紫，蹲踞，可有阵发性缺氧发作
房室增大X线表现	右房、右室大	左、右室大，左房可大	左室大、左房可大	右室大，右房可大	右室大，心尖上翘呈靴形
肺动脉段X线表现	凸出	凸出	凸出	凸出	凹陷
肺野X线表现	充血	充血	充血	清晰	清晰
肺门舞蹈X线表现	有	有	有	无	无
心电图	不完全性右束支传导阻滞，右室肥大	正常，左室或左、右室肥大	左室肥大，左房可肥大	右室、右房肥大	右室肥大

5. 治疗要点 内科治疗的目的是维持患儿正常生活、防治并发症，使之能安全到达手术年龄。一般直径小于 3mm 的房间隔缺损可于 18 个月内自然闭合。早产儿动脉导管未闭者，可口服或静脉注射吲哚美辛（消炎痛）以促进导管关闭。外科手术是根治先心病的最有效措施。一般 3 ～ 5 岁手术，但对分流量大、症状明显者，力争早期手术。重症法洛四联症患儿一般可 6 个月内先行姑息分流手术，待一般情况好转、年龄允许时再行根治术。

【护理诊断】

1. 活动无耐力 与血氧饱和度下降和体循环血流量减少有关。

2. 有感染的危险 与肺部充血，机体免疫力低下有关。

3. 营养失调 与缺氧使胃肠功能障碍、喂养困难有关。

4. 潜在并发症 心力衰竭、急性缺氧发作、脑血栓、感染性心内膜炎等。

5. 焦虑（家长） 与疾病严重，花费大，预后难以估计有关。

【护理措施】

1. 制定合理的生活制度

（1）保证睡眠和休息 安排好患儿作息时间，保证睡眠和休息，根据病情安排适当的活动量，减少心脏负担。轻症无症状患儿与正常儿童一样生活，但要避免剧烈活动；有症状患儿应限制活动量，避免情绪激动和剧烈哭闹；重症患儿应卧床休息，给予妥善的生活照顾，相关治疗，准备择期手术。

（2）制定合理的活动量　明确患儿可耐受的活动强度和活动时间。活动前后都要测量生命体征，活动停止后立即测量，休息 3 分钟后再测量。患儿活动时无缺氧的表现，活动后脉搏增快、血压增高，但 3 分钟后呼吸、血压恢复到活动前水平，脉率增快不超过每分钟 6 次，则为活动适度。如活动时患儿出现面色苍白、精神恍惚、发绀、眩晕、胸闷、心悸等症状时，则说明活动强度过大或时间过长，应立即停止活动，卧床休息，抬高床头并记录。

（3）法洛四联症的患儿蹲踞时不要强行拉起，应让其自然蹲踞和起立，可劝其休息。

2. 预防感染　做好清洁、隔离措施，适当锻炼，合理喂养以增强体质，预防呼吸道、消化道感染。除严重心力衰竭外，均应按时预防接种。在接受小手术（如拔牙、扁桃体切除术）时，术前、术后均应按医嘱给予足量抗生素，术中严格执行无菌技术操作。一旦发生感染积极治疗。

3. 饮食护理　给予高蛋白质、高热量、高维生素饮食，以少量多餐为宜。多食富含纤维素的食物以防便秘。合并贫血者，饮食中宜补充含铁丰富的食物。喂养困难患儿，应避免呛咳、气促、呼吸困难等。应限制水和钠盐的摄入，心功能不全有水钠潴留者，应无盐或低盐饮食。重症患儿哺乳前可以吸氧，必要时静脉补充营养。法洛四联症患儿在夏季多汗、发热或吐泻时应供给足够的液体，以预防脱水引发脑血栓。

4. 观察病情变化，防止发生并发症

（1）防治心力衰竭　保持患儿安静，避免哭闹，半卧位休息，控制呼吸道感染，以减轻心脏负荷。如患儿突然出现烦躁不安、呼吸、脉搏明显加快、面色苍白、呼吸困难、青紫加重等心力衰竭的表现，立即给患儿吸氧并通知医生。

（2）防治缺氧发作　对法洛四联症患儿应密切观察有无在啼哭、活动后、喂哺及排便时青紫或呼吸困难加重而发生昏迷、惊厥等脑缺氧的表现，一旦出现应置于膝胸位，立即吸氧，并遵医嘱给予吗啡及普萘洛尔（心得安）抢救治疗。

（3）预防脑血栓形成　法洛四联症患儿出汗、发热、腹泻、呕吐等体液丢失时易形成血栓，要注意及时补充液体，必要时静脉输液，以防脱水。

5. 心理护理　护理人员对患儿态度和蔼，关心、爱护患儿，多拥抱、抚摸患儿，建立良好的护患关系，充分理解患儿及家长对检查、治疗、预后的期望心情。向患儿及家长介绍疾病的有关知识，消除紧张和焦虑的心情，让其主动配合各项检查和治疗，确保诊疗护理工作顺利进行。

【健康指导】

1. 介绍疾病的特点，向患儿及家长讲述先天性心脏病的相关知识及各种检查的必要性，以取得配合。

2. 指导家长学会选择适宜患儿的活动种类和强度；根据耐受力确立活动，以不出现乏力、气促为度，重者应卧床休息。

3. 指导先天性心脏病的日常护理。给予合理的喂养，促进生长，增强抵抗力；建立合理的生活制度，适当控制活动量，避免哭闹；学会观察病情变化，学会处理脑缺氧等急性并发症的方法，并让家长学会评估活动耐力的方法；合理用药，预防感染及并发症，按时预防接种，提高机体抗病能力；定期复查，使之能安全达到手术年龄。

项目三　病毒性心肌炎

病毒性心肌炎（viral myocarditis）是病毒侵犯心脏所致的以心肌发生局灶性或弥漫性炎性病变，表现为心脏扩大、心律失常，甚至心力衰竭、心源性休克，有时可伴有心包或心内膜炎症改变。好发于学龄期儿童，预后大多良好，但少数重症可发生心力衰竭、心源性休克，甚至猝死。

各种病毒感染均可累及心肌，常见病毒主要为肠道病毒、呼吸道病毒，其中柯萨奇B组病毒最多见（约占40%），其他如埃可病毒、脊髓灰质炎病毒、腺病毒、传染性肝炎病毒、流感和副流感病毒、麻疹病毒、单纯疱疹病毒及腮腺炎病毒等。新生儿期柯萨奇病毒B组感染可导致群体流行，其死亡率可高达50%以上。

【护理评估】

1. 健康史　评估患儿在起病前1～3周是否有呼吸道或消化道病毒感染史，传染病接触史，有无麻疹、流行性腮腺炎等传染病史。有无发热、心前区不适、胸闷、乏力等。

2. 身体状况　表现轻重不一。轻症患儿一般无明显自觉症状，体检可发现心动过速、期前收缩等。典型病例常诉心前区不适、胸闷、气促、心悸、头晕及乏力等，活动后加重，活动受限。体检可发现心脏扩大、心搏异常、心动过速、第一心音低钝，出现奔马律或心包摩擦音。多数预后较好。经积极治疗和休息，可数周或数月痊愈；部分患儿可迁延数年。重症患儿可发生严重心律失常、突然发生心源性休克、心力衰竭，甚至猝死。

3. 心理-社会状况　小婴儿多表现为烦躁、哭闹，年长儿因病情重、病程长，以及疾病所带来的身体不适、卧床休息和限制活动等，产生紧张、焦虑和恐惧等情绪。患儿家长则因缺乏本病的有关知识，担心疾病对患儿生命造成威胁或对今后的健康带来不良影响，因患儿生病带来的家庭经济压力及误工等，而产生紧张、焦虑、内疚等情绪。他们渴望健康指导，能和医护人员配合。

4. 辅助检查

（1）心电图检查　心肌受累明显时可见ST段下移，T波低平、双向或倒置，Q–T间期延长、QRS波群低电压，各种心律失常如期前收缩、房室传导阻滞、心动过速、房颤、甚至室颤。心电图缺乏特异性。

（2）胸部X线检查　轻症心影正常；合并心包积液、心力衰竭和反复迁延不愈者心影增大，心脏搏动减弱。

（3）血清酶的测定　磷酸激酶（CPK）及其同工酶（CK–MB）、乳酸脱氢酶（LDH）及其同工酶或心肌肌钙蛋白增高，可作为心肌炎的早期诊断依据。病程中多有抗心肌抗体增高。

（4）病原学检查　可从咽拭子、血液、粪便、心包液中分离病毒和从恢复期血清中检测相应抗体。

（5）超声心动图检查　可提示房室扩大、心室收缩功能、心包积液、瓣膜等改变。

5. 治疗要点　本病为自限性疾病，目前尚无特效治疗，主要治疗措施是急性期卧床休息，减轻心脏负荷；1，6–二磷酸果糖改善心肌能量代谢，促进受损细胞的修复；同时可选用大量维生素C、辅酶Q、能量合剂等；大剂量丙种球蛋白通过免疫调节作用，减轻心肌细胞损害；发生心源性休克、严重心律失常、心力衰竭时可使用肾上腺皮质激素；心力衰竭者遵医嘱应用洋地黄、利尿剂等，并发心律失常者，选用适合的抗心律失常药。应特别注意用洋地黄时饱和量应较常规剂量少，并注意补充氯化钾，以避免洋地黄中毒。

【护理诊断】

1. 舒适的改变　与心肌受损、心律失常致胸闷、心悸有关。

2. 活动无耐力　与心肌收缩力下降、组织供氧不足有关。

3. 潜在并发症　心律失常、心力衰竭、心源性休克、猝死等。

【护理措施】

1. 充分休息　以减轻心脏负荷，改善心肌功能。急性期应卧床休息至热退后3～4周，病情基本稳定后逐渐增加活动量，总休息时间不少于6个月。有心功能不全及心脏扩大的重症患儿应绝对卧床至心功能改善、心脏大小恢复正常（需要休息6～12个月以上），根据具体情况逐渐恢复活动量（以不出现心悸为宜）。保持环境安静，限制探视，减少不必要的干扰，保证患儿充分的休息和睡眠。避免情绪激动，婴儿避免剧烈的哭闹。

2. 饮食护理　给高热量、高维生素、高蛋白、低脂肪饮食，少量多餐，切忌饱餐，以免加重心脏负担，小婴儿喂奶时慎防呛咳。

3. 严密观察病情，及时发现和处理并发症

（1）心律失常的监测　严密观察并记录患儿的精神状态、面色、呼吸、心律及心率和血压的变化。对严重心律失常者进行心电监护，同时准备好心电除颤仪等抢救仪器及药物，一旦发生多源性期前收缩、频发室性期前收缩、高度或完全性房室传导阻滞、心动过缓、心动过速等严重心律失常，应立即报告医生并采取紧急措施。

（2）心力衰竭的监测　卧床休息，避免呼吸道感染，输液不能过多过快，以免加重心脏负荷而诱发心力衰竭。发现颈静脉怒张、气促、烦躁不安、面色紫绀、心率明显加快、水肿、肝大、少尿等应立即置患儿于半卧位，并通知医生，保持安静，吸氧。遵医嘱应用洋地黄药物。

（3）心源性休克的观察　患儿血压下降、脉搏细弱、面色苍白、呼吸快、四肢凉等心源性休克表现时应立即置患儿于平卧位，开放静脉通道，遵医嘱补充血容量、使用血管活性药物和扩血管剂。

4. 用药护理　儿童洋地黄中毒的最常见的表现是：心律失常，如房室传导阻滞、期前收缩、阵发性心动过速，心动过缓；胃肠道反应，有食欲不振、恶心、呕吐；神经系统症状，如嗜睡、头晕、色视等，较少见。如出现此类毒性症状，应先停服洋地黄，通知医生采取相应措施。洋地黄治疗期间，应多给患儿进食含钾高的食物，禁止进食含钙食品。当婴儿心率＜80～90次/分、幼儿心率＜60～70次/分时，应立即停用洋地黄并报告医生；心肌炎患儿心肌敏感性增高，更容易发生洋地黄中毒，使用时剂量应偏小；钙剂与洋地黄制剂有协同作用，应避免同时使用，如需要使用至少间隔4～6小时。

5. 保持大便通畅　避免用力排便，必要时应用开塞露通便。

6. 心理护理　告诉患儿心脏恢复需要一段时间，不要急于求成。当活动耐力有所增加时，应及时给予适当指导，活动度适宜。对不愿活动或害怕活动的患儿，应给予心理疏导，督促患儿完成耐力范围内的活动量。对需要休学的儿童要做好解释工作。告诫父母强调休息的重要性，积极配合治疗，并减少其恐惧和焦虑心理。

【健康教育】

1. 休息与饮食指导。强调休息对心肌炎恢复的重要性和过度饱食对疾病产生的不良后果，使其能自觉配合治疗。指导患儿进食高蛋白、高维生素、易消化的饮食，尤其是补充富含维生素C的食物如新鲜蔬菜、水果，以促进心肌代谢与修复。

2. 向患儿及家长讲解本病的相关知识，主要治疗手段及疾病的转归，以减轻患儿及家长的焦虑及不安。

3. 增强体质，预防感染。适量体格锻炼，提高和增强机体抗病能力。告知他们预防呼吸道、消化道感染的常识，疾病流行期间尽量少到公共场所。

4. 用药指导。带抗心律失常药物出院的患儿，应让患儿和家长了解药物的名称、剂量、用药方法及其副作用。教会患儿及家长测脉率、节律、发现异常或有胸闷、心悸等不适时及时复诊。

5. 预防便秘，养成每日排便的习惯，避免用力排便。

6. 嘱咐患儿出院后定期到门诊复查，出现心电图异常要及时咨询。

重点、难点、考点

1. 重点：常见先天性心脏病的分类、护理措施；病毒性心肌炎的护理要点。

2. 难点：先天性心脏病的护理评估及护理措施；洋地黄用药护理。

3. 考点：常见先天性心脏病的护理评估、护理诊断及护理措施，洋地黄用药护理。

复习思考

1. 先天性心脏病的分类、病因、护理诊断及护理措施。

2. 法洛四联症是由哪四种畸形，为什么患儿会出现蹲踞现象？

3. 怎样指导病毒性心肌炎患者合理休息？

4. 儿童洋地黄中毒最常见的反应及处理。

5. 案例：患儿，男，2 岁。出生后经常患有上呼吸道感染，剧烈活动后气促、发绀。体格检查：面色苍白，胸骨左缘第 3、4 肋间闻及Ⅲ～Ⅳ级全收缩期喷射样杂音，肺动脉瓣区第二心音亢进。请思考：

（1）患儿最可能的医疗诊断是什么？

（2）患儿可以出现哪些护理问题？

（3）应怎样指导患儿正确的休息？

扫一扫，知答案

模块十二 泌尿系统疾病患儿的护理

【学习目标】

1. 掌握急性肾炎、肾病综合征和泌尿道感染的护理评估、护理诊断及护理措施。
2. 熟悉急性肾炎、肾病综合征和泌尿道感染的病因及健康指导。
3. 了解儿童泌尿系统解剖生理特点。
4. 能熟练运用护理程序为泌尿系统常见疾病患儿实施整体护理。

项目一 儿童泌尿系统解剖生理特点

【解剖特点】

1. 肾脏 儿童年龄越小，肾脏相对越大、位置越低。婴儿期肾位置较低，其下极可低至髂嵴以下第4腰椎水平，2岁以后达髂嵴以上，右肾位置略低于左肾。2岁以内健康儿童腹部触诊时可扪及肾脏。婴儿肾脏表面呈分叶状，至2～4岁时分叶完全消失。

2. 输尿管 婴幼儿输尿管长而弯曲，管壁肌肉和弹力纤维发育不全，易受压或扭曲而致梗阻或扩张，造成尿潴留，诱发泌尿道感染。

3. 膀胱 婴儿膀胱位置相对较高，尿液充盈时膀胱顶部常在耻骨联合上，故触诊时易被扪及，随着年龄的增长逐渐下降至盆腔内。

4. 尿道 新生女婴尿道长仅为1cm（性成熟期3～5cm），且外口暴露又邻近肛门，易受细菌污染，故发生上行感染比男婴多；男婴尿道虽较长（5～6cm），但常因包茎积垢也可致上行性细菌感染。

【生理特点】

肾脏有很多重要功能：①排泄体内代谢终末产物如尿素、有机酸等；②调节机体水、电解质和酸碱平衡，维持内环境相对稳定；③内分泌功能，产生激素和生物活性物质。肾脏完成其生理功能，主要通过肾小球滤过和肾小管重吸收、分泌及排泄。新生儿出生时肾单位数量虽达成人水平，但其调节功能较弱，贮备能力不足，一般至 1 ～ 2 岁时才接近成人水平。

1. 肾小球滤过率（GFR） 新生儿出生时肾小球滤过率较低，早产儿更低，生后 1 周时为成人的 1/4，3 ～ 6 个月时为成人的 1/2，6 ～ 12 个月为成人的 3/4，2 岁时达成人水平，故不能有效地排出过多的水分和溶质。

2. 肾小管重吸收及排泄功能 新生儿肾脏对尿的排泄及重吸收功能均不成熟，易出现糖尿、一过性生理性高氨基酸尿。新生儿及婴幼儿排钠能力较差，易发生钠潴留和水肿。生后 10 天内的新生儿因钾排泄能力较差，故血钾偏高。

3. 浓缩及稀释功能 新生儿及婴幼儿由于髓袢短，尿素形成量少及抗利尿激素分泌不足，使肾浓缩功能不足，尿渗透压最高不超过 700mmol/L（成人可达 1400mmol/L），故入量不足时易发生脱水，甚至诱发急性肾功能不全。新生儿及婴幼儿的尿稀释功能接近成人，可将尿液稀释至 40mmol/L，但因 GFR 较低，输液过快时易引起水肿。

4. 酸碱平衡调节 新生儿及婴幼儿易发生酸中毒，主要原因是：①肾脏保留 HCO_3^- 的能力差，碳酸氢盐的肾阈低，仅为 19 ～ 21mmol/L（成人为 25 ～ 27mmol/L）；②肾泌 NH_3 和 H^+ 的能力低；③尿中磷酸盐排出量少。

5. 内分泌功能 新生儿的肾脏已具有内分泌功能，其血浆肾素、血管紧张素和醛固酮均达成人水平，生后数周内逐渐降低。

【排尿及尿液特点】

1. 排尿次数 93% 的新生儿于生后 24 小时内开始排尿，99% 在生后 48 小时内排尿。如超过 72 小时仍未排尿，则应考虑有泌尿道或肾疾患。生后前几天因摄入量少，每日排尿仅 4 ～ 5 次；1 周后因入量增多，膀胱容量小，每日排尿可达 20 ～ 25 次；1 岁时每日排尿 15 ～ 16 次；幼儿每日排尿 10 次；学龄前和学龄期每日 6 ～ 7 次。

2. 尿量 儿童每日排尿量有较大个体差异。正常尿量新生儿为每小时 1 ～ 3mL/kg，婴儿 400 ～ 500mL/d，幼儿 500 ～ 600mL/d，学龄前期 600 ～ 800mL/d，学龄期 800 ～ 1400mL/d。

新生儿尿量每小时＜ 1.0mL/kg 为少尿，每小时＜ 0.5mL/kg 为无尿。婴幼儿＜ 200mL/d，学龄前儿童＜ 300mL/d，学龄儿童＜ 400mL/d 时为少尿；尿量＜ 50mL/d 为无尿。如果每日尿量超过正常 3 倍以上则为多尿。

3. 排尿控制 婴儿排尿是由脊髓反射完成，以后由脑干－大脑皮层控制，3岁时已能控制排尿。在1.5～3岁，主要通过控制尿道外括约肌和会阴肌来控制排尿，如果3岁后仍不能通过脑干－大脑皮层控制膀胱逼尿肌收缩，则表现为白天尿频、尿急、偶然尿失禁及夜间遗尿，称为不稳定膀胱。

4. 尿液特点

（1）尿色 生后2～3天内尿色深，稍混浊，呈酸性，放置后有红褐色尿酸盐结晶沉淀，数日后尿色变淡。正常婴幼儿尿液淡黄透明，在寒冷季节放置后可有尿酸盐、磷酸盐等盐类结晶析出而变混浊，尿酸盐加热后、磷酸盐加酸后均可溶解，尿液变清，据此可与脓尿或乳糜尿鉴别。

（2）尿酸碱度 生后数天内尿中因尿酸盐较多呈强酸性，以后接近中性或弱酸性，pH值多为5～7。

（3）尿渗透压与比重 新生儿尿渗透压平均为240mmol/L，尿比重为1.006～1.008，随年龄增长而逐渐增高；婴儿尿渗透压为50～600mmol/L，1岁后接近成人水平；儿童通常为500～800mmol/L，尿比重通常为1.011～1.025。

（4）尿蛋白 正常儿童尿中仅含微量蛋白，定性为阴性；定量每日≤100mg/m^2。若尿蛋白定性为阳性、含量＞150mg/d或每小时＞4mg/m^2或＞100mg/L均为异常。

（5）尿细胞和管型 正常儿童新鲜清洁尿液离心后沉渣镜检：红细胞＜3个/HP，白细胞＜5个/HP，无或偶见透明管型。12小时尿沉渣计数（addis count）：蛋白质＜50mg，红细胞＜50万，白细胞＜100万，管型＜5000个为正常。

项目二 急性肾小球肾炎

急性肾小球肾炎（acute glomerulonephritis，AGN）简称急性肾炎，是一组由不同病原体所致的感染后免疫反应造成的急性弥漫性肾小球损害性病变。临床多有前驱感染，以水肿、少尿、血尿、蛋白尿及高血压为特点。发病率占儿童泌尿系统疾病首位，多见于5～14岁儿童，2岁以下少见，男女之比为2∶1。可分为急性链球菌感染后肾小球肾炎和非链球菌感染后肾小球肾炎，临床以前者多见，本项目重点介绍前者。

【病因与发病机制】

本病大多属于A组乙型溶血性链球菌急性感染后引起的免疫复合物性肾小球肾炎，常继发于呼吸道和皮肤感染。除A组乙型溶血性链球菌外，其他细菌、病毒、原虫或肺炎支原体等也可导致急性肾炎，但较少见。

发病机制主要因机体感染A组乙型溶血性链球菌中的“致肾炎菌株”后，产生相应抗体，抗原抗体结合后以循环免疫复合物的形式沉积于肾小球基底膜上，激活补体系统，引起一系列免疫炎症反应，使肾小球基底膜破裂，血液成分漏出，出现血尿、蛋白尿及管型尿；炎症刺激肾小球毛细血管内皮肿胀、系膜细胞增生，导致管腔狭窄、闭塞，使肾小球滤过率降低，出现不同程度的少尿或无尿、水肿、高血压，严重病例可发生急性循环充血、高血压脑病和急性肾功能衰竭；免疫反应激活补体释放血管活性物质，使血浆蛋白渗出导致间质液中蛋白含量升高，通常在10g/L左右，故急性肾炎的水肿指压凹陷不明显（图12-1）。

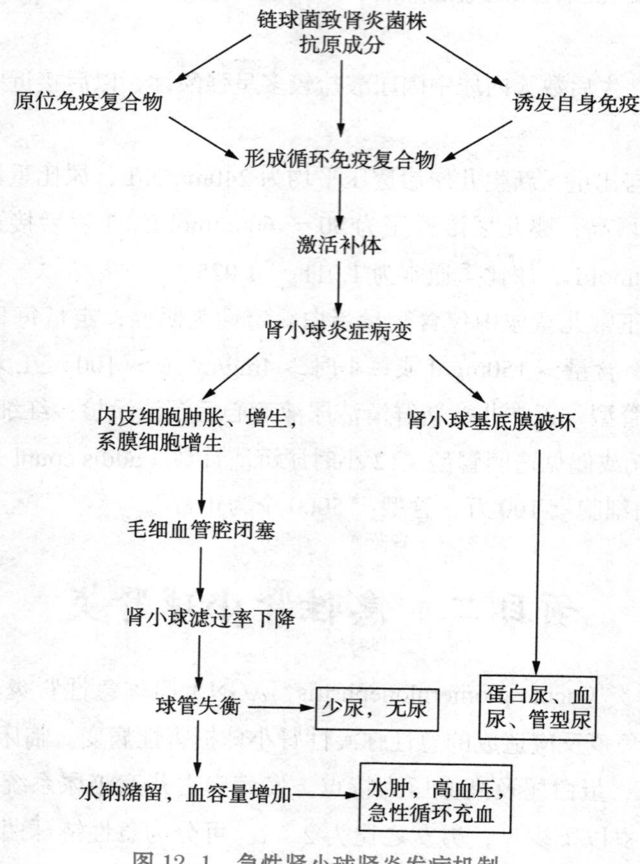

图12-1　急性肾小球肾炎发病机制

【护理评估】

1. 健康史　详细询问患儿病前1～3周有无上感或皮肤感染史。询问水肿最早出现的部位、持续时间及进程，发病后排尿次数、尿量及尿色有无改变，了解既往有无类似疾病的发生及治疗情况。

2. 身体状况 急性肾炎表现轻重悬殊，轻者仅发现镜下血尿而无临床症状。重者可呈急进性过程，短期内可出现循环充血、高血压脑病、肾功能衰竭等严重表现。

（1）前驱感染 发病前多有呼吸道或皮肤链球菌前驱感染史，通常秋冬季以呼吸道感染，尤以扁桃体炎多见，感染至发病大多 1 ～ 2 周；夏季以皮肤感染多见，大多发生于病前 2 ～ 3 周。起病时常有全身不适、乏力、食欲不振、低热、头痛、头晕、咳嗽、气急、恶心、呕吐、腹痛及鼻出血等症状。

（2）典型表现

1）水肿、少尿 水肿为最常见和最早出现的症状，70% 的病例有水肿，一般仅累及眼睑、颜面部，晨起明显，重者 2 ～ 3 天遍及全身，多为轻、中度非凹陷性水肿。水肿同时伴尿量减少、尿色变深，甚至无尿。一般于病程 2 ～ 3 周内，水肿随着尿量逐渐增加而消退。

2）血尿 起病时几乎均有血尿，轻者仅有镜下血尿；50% ～ 70% 的病例有肉眼血尿，酸性尿呈茶褐色或烟灰水样，中性或弱碱性尿呈洗肉水样，持续 1 ～ 2 周后转为镜下血尿。镜下血尿可持续 1 ～ 3 个月，少数病例持续半年或更久。

3）蛋白尿 常伴有不同程度的蛋白尿，尿蛋白定量＜ 3g/d，有 20% 可达到肾病水平。

4）高血压 30% ～ 80% 的病例有高血压，一般呈轻、中度增高，1 ～ 2 周后随尿量增多血压降至正常。

（3）严重表现 少数患儿在起病 1 ～ 2 周内出现下列严重表现，若不早期发现、及时治疗，可危及生命，应提高警惕。

1）严重循环充血 常发生在起病 1 周内，由于水钠潴留、血容量增加使循环负荷过重所致。患儿可出现呼吸急促、心率增快、肺部闻及湿啰音，严重者表现为呼吸困难、端坐呼吸、颈静脉怒张，频咳、咳粉红色泡沫痰、两肺满布湿性啰音，心脏扩大、甚至出现奔马律，肝大压痛、肝颈征阳性，水肿加剧。少数病例可发生病情急剧恶化，因急性肺水肿而在数小时内死亡。

2）高血压脑病 多发生在疾病早期，由于血压骤升导致脑血管痉挛或脑血管充血扩张而发生脑水肿。血压（尤其是舒张压）突然急剧升高至 150 ～ 160/100 ～ 110mmHg 以上，伴视力障碍、惊厥或昏迷三项之一者即可诊断。年长儿会诉剧烈头痛、呕吐、复视或一过性失明。若能及时控制高血压，上述症状迅速消失。

3）急性肾衰竭 病初由于肾小球滤过率降低，出现少尿或无尿而引起暂时性氮质血症、电解质紊乱及代谢性酸中毒，若伴有高钾血症可有心跳骤停的危险。一般持续 3 ～ 5 天、不超过 10 天，随着尿量逐渐增多后，排泄功能逐渐好转；若持续数周不恢复，则预后差。

（4）非典型表现　主要有无症状急性肾炎（仅有镜下血尿）、肾外症状性急性肾炎［仅有水肿和（或）高血压、循环充血而尿改变轻微或尿检基本正常］和肾病综合征样肾炎（水肿、蛋白尿、高胆固醇血症和低蛋白血症）等。

3. 心理－社会状况　患儿因疾病和治疗对活动及饮食的严格控制，如难以配合卧床休息、长期休学担心成绩下降等，产生紧张、焦虑等心理，表现为情绪低落、暴躁易怒等；因长期住院、担心家庭经济负担，产生失望、否认等心理，表现为隐瞒、说谎及不配合治疗等。家长则因担心急性肾炎的病程迁延及预后等，可产生焦虑、自责、沮丧等心理，表现出烦躁、不知所措，渴望寻求帮助，对医护人员的言行敏感。老师及同学因缺乏对本病的认识，会表现出过度关心和怜悯，忽略对患儿的心理支持，使患儿产生自卑心理等。

4. 辅助检查

（1）尿液检查　尿蛋白＋～+++；尿沉渣镜检红细胞++～+++，白细胞＋～++，可见透明、颗粒和红细胞管型；急性期尿比重增高。

（2）血液检查

1）血常规　常有轻、中度贫血，与血容量增多、血液被稀释有关。外周血白细胞轻度升高或正常。

2）血沉　增快，提示肾炎处于活动期。

3）抗链球菌溶血素“O”（ASO）抗体测定　约60%升高，通常于链球菌感染2～3周开始升高，3～6个月恢复正常。ASO滴度升高，是诊断链球菌感染后肾炎的依据。

4）血清补体测定　80%～90%的急性期患儿血清补体C_3下降，6～8周恢复正常。

5）肾功能检查　少尿期有轻度氮质血症，血尿素氮、肌酐暂时升高。

5. 治疗要点　本病为自限性疾病，无特异治疗。以休息、对症治疗为主，清除残留感染病灶，限制水、钠摄入和防止急性期并发症的发生。

（1）一般治疗　急性期应卧床休息至水肿消退、血压降至正常、肉眼血尿消失；水肿、高血压者限制钠盐的摄入，有少尿、循环充血者限制水分的入量。

（2）对症治疗　①利尿：经控制水、盐入量后仍有水肿、少尿者可用氢氯噻嗪口服，重者呋塞米口服或静脉注射。②降压：用于经休息，限制钠、水摄入及利尿后血压仍高者，可给予硝苯地平和卡托普利口服；有高血压脑病者首选硝普钠。③抗感染：常用青霉素或根据细菌培养换用敏感抗生素10～14天，清除感染灶，避免使用肾毒性药物。④其他：高热时降温、惊厥时止惊，急性肾功能不全时按肾衰竭治疗。

【护理诊断】

1. 体液过多　与肾小球滤过率下降有关。

2. 活动无耐力　与水钠潴留、血压升高有关。

3. 潜在并发症 高血压脑病、严重循环充血、急性肾衰竭。

4. 知识缺乏 患儿及家长缺乏本病的护理知识。

【护理措施】

1. 一般护理

（1）休息 急性期需卧床休息 2～3 周，直到肉眼血尿消失、水肿消退、血压正常，方可下床进行轻微活动；血沉正常可上学，但应避免体育锻炼，3 个月内应避免重体力活动；12 小时尿细胞计数正常后方可恢复正常生活。

（2）饮食管理 水肿、少尿期间，给予低盐饮食，食盐每日＜ 1g 或＜ 60mg/kg，严重水肿或高血压者需无盐饮食。除非严重少尿或循环充血，一般不必严格限水，每日水分摄入量一般以不显性失水量加尿量计算。氮质血症者应限制蛋白质的入量，可给优质动物蛋白每日 0.5g/kg。高钾血症者，禁食含钾较高的食物如香蕉、橘子等。供给高糖饮食以满足患儿热量需要。当尿量增加、水肿消退、血压正常后，可恢复正常饮食，以保证患儿生长发育的需要。

（3）肾区（腰部）保暖 可肾区热敷，解除肾血管痉挛，增加肾血流量，以增加尿量，减轻水肿。每日 1 次，每次 15～20 分钟。

（4）环境病室或居住环境 需空气清新，温、湿度适宜，与感染性患儿分室居住。

2. 病情观察

（1）尿量、尿色变化 准确记录 24 小时出、入液量，每日晨测体重 1 次，每周 2 次尿常规检查。若患儿尿量增加，肉眼血尿消失，提示病情好转；若尿量持续减少，出现头痛、恶心、呕吐、深大呼吸、口唇樱红色、心音低钝、心律失常、四肢无力、腱反射减弱等，要警惕急性肾功能衰竭的发生，及时报告医生，按医嘱进行急性肾衰竭的各项治疗和护理，并做好透析前的准备工作。

（2）血压变化 每 8 小时测量血压 1 次，血压显著增高者，酌情增加测量次数。若出现血压突然升高，剧烈头痛、眼花、呕吐，一过性失明、惊厥等，提示可能发生高血压脑病。应立即报告医生并协助救治，置患儿绝对卧床，抬高头肩 15°～30°、吸氧，并遵医嘱给予镇静、降压、利尿等处理。

（3）严重循环充血的预防 严密观察患儿有无烦躁不安、呼吸困难、咳粉红色泡沫痰、肝进行性增大、发绀、颈静脉怒张等，提示严重循环充血发生，应立即予以吸氧、半卧位，严格控制液体摄入，遵医嘱给药。

3. 用药护理

（1）利尿剂 利尿剂应于清晨或上午给药，以免夜尿过多影响患儿休息。用药前后应观察和记录水肿、尿量及体重的变化，尤其在静脉注射利尿剂后要更加注意有无大量利尿现象、有无脱水、低血容量和电解质紊乱等症状。氢氯噻嗪应餐后服药，以免刺激胃肠道；利尿酸宜深部肌内注射，以减轻局部疼痛。

（2）降压药　应用降压药后应定时监测血压，评价降压效果，并观察有无不良反应。如：①利血平肌内注射后可有鼻塞、面红、嗜睡等副作用。②应用硝苯地平降压的患儿避免突然起立，防止出现直立性低血压。③应用硝普钠静脉注射起效迅速，用药时须严密监测血压、心率和药物副作用，观察有无低血压、恶心、呕吐、情绪不稳定、头痛等表现。硝普钠宜新鲜配制，放置4小时后即不能再用，滴注时整个输液系统须用黑纸或铝箔包裹遮光，以免药物遇光分解失效。④使用卡托普利出现咳嗽，应停药或换其他同类药。

4. 心理护理　给家长及患儿介绍本病为自限性疾病，预后良好，以增强其战胜疾病的信心，保持良好情绪，更好地与医护人员合作，促进疾病早日康复。宜安排患儿适量的床上文娱活动，如讲故事、看画报、下棋等，以调整患儿的情绪。对年长儿可帮助联系老师、同学前来探望，帮助补习功课，给予心理支持，减轻因不能上学带来的心理压力。

【健康指导】

1. 饮食指导，向患儿及家长强调饮食管理的重要性，告知本病不同阶段对饮食的特殊要求，取得患儿及家长的配合。

2. 活动指导，出院后可在室内适当活动至第2个月，如病情稳定、血沉正常，可以上学，但要避免体育运动。一般在病情稳定3个月后，可逐渐恢复正常体力活动。

3. 教会家长简单的病情观察和护理方法，使其能配合医护人员观察和记录尿色、尿量等，利于及早发现病情变化、及时救治。如患儿出现少尿、头晕、恶心、呕吐、水肿等症状应及时到医院就诊。指导家长正确留取尿标本的方法，定期到医院检查尿常规，随访6个月。

4. 强调本病预防的关键是防治链球菌感染。平时加强营养和锻炼，增强机体抵抗力，注意皮肤清洁，防止感染；若发生上呼吸道（尤其是化脓性扁桃体炎）或皮肤感染，应及早使用有效抗生素彻底治疗；A组乙型溶血性链球菌感染后1～3周内应随时检查尿常规，利于患儿及时治疗。

项目三　肾病综合征

肾病综合征（nephrotic syndrome，NS）简称肾病，是一组由多种原因引起的肾小球基底膜通透性增高，导致血浆内大量蛋白质从尿中丢失的临床综合征。其特征为：大量蛋白尿、低蛋白血症、高脂血症和高度水肿。

肾病综合征分为原发性、继发性及先天性三大类。儿童时期的肾病约90%是原发性肾病，发病率仅次于急性肾炎。男女比例为3.7∶1。原发性肾病又依据临床表现分为单纯型肾病和肾炎型肾病，临床以单纯型肾病最多见。本节重点介绍原发性肾病综合征（primary nephrotic syndrome，PNS）。

【病因与发病机制】

本病的病因与发病机制尚未明确，多数认为与机体免疫功能异常有关。单纯性肾病可能与T细胞功能紊乱有关；肾炎性肾病可能与免疫病理损伤有关。原发性肾损害使肾小球通透性增加引起大量蛋白尿是肾病综合征最主要的病理生理改变，而低蛋白血症、高脂血症及水肿是继发的病理生理改变（图12-2）。

肾病综合征的发病具有遗传基础；有家族性表现，且绝大多数是同胞患病；与人种和环境有关。

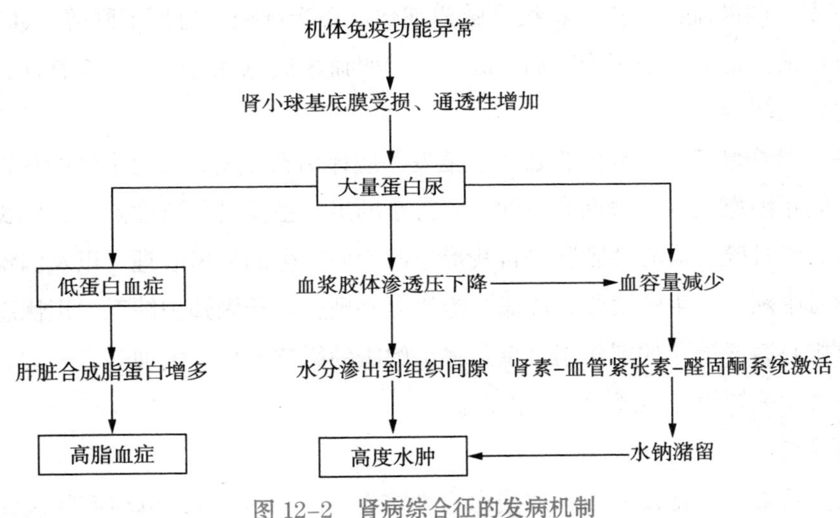

图12-2 肾病综合征的发病机制

【护理评估】

1. 健康史 了解家族中有无类似疾病患者；评估患儿起病的缓急，有无明显诱因，如感染、劳累等；近来有无预防接种史；患儿是否为过敏性体质；既往有无相同病史，是首发还是复发。复发者应详细询问本次发病的原因，是否由上感、激素自行减量或停药等引起，并了解目前接受检查及治疗的情况，所用药物名称、剂量、用药时间，效果及副作用等。

2. 身体状况

（1）单纯型肾病 发病年龄多为2～7岁，起病隐匿，常无明显诱因，水肿是最突出的表现，呈凹陷性，开始于眼睑、颜面，逐渐波及四肢和全身。严重者两眼难以睁开，可伴有腹水或胸水，男孩水肿的阴囊表皮紧张变薄甚至有液体渗出。病后出现面色苍白、易疲倦、厌食，水肿严重者可有少尿，一般无血尿和高血压。

（2）肾炎型肾病　多在 7 岁以后起病，水肿一般不严重，除具备肾病的“三高一低”四大特征表现外，可具有以下四项之一或多项症状：①血尿；②反复或持续高血压：排除糖皮质激素等原因所致；③持续性氮质血症，排除由于血容量不足等所致；④持续低补体血症。

（3）并发症　①感染：为本病最常见的并发症，常见有呼吸道、皮肤、泌尿道感染和原发性腹膜炎等，以上呼吸道感染最多见（病毒感染最常见），常使病情加重或复发，也是导致本病死亡的主要原因。②电解质紊乱：常见有低钠、低钾和低钙血症。③低血容量休克：由于低蛋白血症使血浆胶体渗透压下降，有血容量不足，易出现低血容量休克；表现为烦躁不安、四肢湿冷、皮肤花纹、脉搏细数、心音低钝、血压下降等。④血栓形成：以肾静脉血栓最为常见，表现为腰痛、腹痛、肉眼血尿或急性肾衰竭。⑤其他：急性肾功能衰竭，生长迟缓等。

3. 心理 – 社会状况　本病病程长、易复发，应评估患儿及家长对本病的认识程度和心理状态。不同年龄患儿的心理反应不同，年龄小的患儿主要是分离性焦虑；年长儿对因激素治疗引起的满月脸、向心性肥胖等自我形象改变而产生的自卑心理，以及因疾病反复发作致日常学习中断，产生的紧张、忧虑、抱怨等心理；家长因知识缺乏，担忧患儿的严重水肿，同时担心激素治疗的副作用对患儿将来健康的影响，可产生抑郁、焦虑、失望等心理，渴望获得相关知识，愿意配合医护人员。

4. 辅助检查

（1）尿液检查　①常规检查：尿蛋白定性多在 +++ ～ ++++，单纯型肾病偶见少量红细胞，肾炎型肾病可见较多红细胞及透明管型、颗粒管型和卵圆脂肪小体；② 24 小时尿蛋白定量每日 ≥ 50mg/kg；③尿蛋白 / 尿肌酐（mg/mg）＞ 3.5。

（2）血液检查　①血浆总蛋白及白蛋白明显减少，白蛋白常＜ 25g/L，白 / 球比例（A/G）倒置；②胆固醇＞ 5.7mmol/L 和甘油三酯升高；③单纯型肾病血清补体正常，肾炎型肾病补体多下降；④对新诊断的肾病患儿需检测抗核抗体、抗 –dsDNA 抗体、抗 Smith 抗体等；⑤高凝状态和血栓形成的检查。

（3）其他　如肾脏 B 超，肾脏活检等。

5. 治疗要点

（1）激素治疗　糖皮质激素是目前治疗肾病的首选药。应用激素总原则：始量要足，减量要慢，维持要长。首选泼尼松，开始每日 2mg/kg，尿蛋白转阴再巩固 2 周后开始减量，改为隔日早餐后顿服，4 周后每 2 ～ 4 周减量一次，每次减 2.5 ～ 5mg，直至停药。总疗程：短程疗法为 8 周（国内少用，易复发），中程疗法为 6 个月，长程疗法为 9 个月。目前多采用中、长程疗法。

激素治疗疗效判断

1. 激素敏感：以泼尼松足量治疗 ≤ 8 周尿蛋白转阴，水肿消退者。

2. 激素部分敏感：以泼尼松足量治疗 8 周内水肿消退，但尿蛋白仍为 + ～ ++。

3. 激素耐药：以泼尼松足量治疗 8 周，尿蛋白仍 > ++ 者。

4. 激素依赖：对激素敏感，但减量或停药 2 周内复发，恢复用量或再次用药后尿蛋白又转阴并重复 2 ～ 3 次者（排除感染或其他因素）。

5. 肾病复发或反复复发：是指尿蛋白已转阴，停药 4 周以上，尿蛋白又 ≥ ++ 为复发；如在激素治疗过程中出现上述变化为反复。

6. 频复发肾病：病程中半年内复发 ≥ 2 次；或 1 年内复发 ≥ 3 次。

（2）免疫抑制剂治疗　主要用于肾病频繁复发，激素耐药、依赖或激素治疗出现严重不良反应者，在小剂量激素隔日使用的同时用药。最常用环磷酰胺（CTX）。口服法疗程为 8 ～ 12 周；冲击法（静脉滴注）连续 2 天为一个疗程，每 2 周重复一疗程，总剂量 ≤ 200mg/kg。

（3）一般治疗及对症治疗　休息、饮食管理及防治感染、利尿、抗凝等。

【护理诊断】

1. 体液过多　与低蛋白血症导致体内胶体渗透压下降、水钠潴留有关。

2. 营养失调　与大量蛋白尿、摄入量减少及肠道吸收障碍有关。

3. 有感染的危险　与大量长期使用激素、免疫力低下有关。

4. 有皮肤完整性受损的危险　与高度水肿有关。

5. 潜在并发症　电解质紊乱、低血容量性休克、血栓形成、药物不良反应、肾衰竭等。

6. 焦虑　与病程长、学习中断、自我形象改变及知识缺乏有关。

【护理措施】

1. 一般护理

（1）休息　严重水肿和高血压时须卧床休息，经常变换体位，以防血管栓塞等并发症，腹水严重时，出现呼吸困难应采取半卧位。卧床休息期间协助患儿进食、洗盥、大小便等。无高度水肿和并发症者一般不必严格限制活动，病情缓解后逐渐增加活动，3 ～ 6 个月后可就近上学，但避免体育活动。

（2）饮食管理　一般病情患儿不需特别限制饮食，根据患儿的饮食习惯，给予易消化、优质蛋白、足量糖类、高维生素、少脂肪的饮食，注意补充富含钾的食物，如橘子、香蕉等。补充各种维生素和微量元素，如维生素 B、C、D 及钙、锌等。明显水肿或高血压时予以低盐饮食，短期限盐 1 ～ 2g/d，严重水肿时则应＜ 1g/d。低盐或无盐饮食期间，利用糖、醋等调料设法提高患儿的食欲，不断调整食物的色、香、味、种类，满足患儿的口味，增加摄入量。大量蛋白尿时，蛋白质的摄入量控制在每日 1.5 ～ 2g/kg，并提供优质蛋白，如乳类、鱼、蛋、禽、牛肉等。水肿消退、血压正常后即可恢复正常饮食。

2. 皮肤护理

（1）保持皮肤清洁、干燥，及时更换内衣；保持床铺清洁、整齐，高度水肿患儿床褥应松软（可加用海绵垫），骶尾部和四肢受压部位衬棉圈或用气垫床；经常更换体位，防止皮肤受损，预防压疮发生。

（2）严格执行各种无菌操作，严重水肿者应尽量避免肌内注射。肌内、静脉注射后按压时间要长，以防药液外渗，导致局部潮湿、糜烂、感染。

（3）阴囊水肿时，可用棉垫或丁字吊带将阴囊托起。每次排尿后及时用柔软毛巾擦干净，减少尿液刺激，每日用温水或 1∶5000 高锰酸钾液清洗会阴部 2 ～ 3 次，干燥后涂抹滑石粉。穿棉质宽松的内裤，避免阴囊局部长期受压。每日可用 25% ～ 50% 硫酸镁湿敷 2 ～ 3 次，减轻阴囊水肿及局部症状。阴囊破损处如发生渗液，应暴露创面，勿覆盖敷料，每日用 3% 过氧化氢清洗后，再予聚维酮碘外涂。

3. 预防并发症

（1）预防感染　实施保护性隔离，住院期间与感染性疾病患儿分室收治，病房每日进行空气消毒。严格执行探视管理制度，减少探视人数。避免受凉，防止感冒。监测体温及白细胞计数，发现感染给予抗生素治疗。患儿应避免到人多的公共场所，更不宜与急性传染病患者接触。

（2）预防血栓形成　待水肿消退、血压正常时，鼓励患儿下床活动，卧床休息患儿也要经常在床上活动肢体，促进血液循环。严禁进行股静脉穿刺采血。

4. 用药护理

（1）应用激素过程中，注意监测每日尿量、尿蛋白变化及血浆蛋白的恢复情况。嘱患儿及家长要严格按医嘱服药，以防擅自停药造成肾病反复发作。注意观察激素的不良反应，如库欣综合征、蛋白质营养不良、高血压、消化性溃疡、骨质疏松、生长停滞等；注意监测血压变化，每日测血压 1 ～ 2 次；注意观察大便颜色，保护胃黏膜，如给予牛奶、面汤或软食，避免空腹服药，不吃坚硬或刺激性食物；遵医嘱给予维生素 D 及钙剂以防手足搐搦，并注意避免剧烈活动、奔跑及患儿之间打闹，以防发生骨折；如有异常情况及时报告医生。

（2）应用利尿剂期间要注意观察尿量及血压变化，定期监测血钾、血钠及尿常规，如尿量过多或体重下降过快，应及时与医生联系，防止低血容量休克、静脉血栓及电解质紊乱的发生。尿量多时及时补充水分、盐和含钾食物。每日称体重 1 次，有腹水者测腹围 1 次。

（3）应用免疫抑制剂如环磷酰胺、环孢素等药物时，要密切观察有无白细胞数下降、脱发、肝功能损害及出血性膀胱炎等；注意观察尿量、尿色变化及有无胃肠道反应；鼓励患儿多饮水，以碱化尿液，防止发生出血性膀胱炎。

（4）应用抗凝及纤溶药物如肝素钠、尿激酶、双嘧达莫治疗时，注意监测凝血时间及凝血酶原时间，液体滴速不宜过快。

5. 心理护理　多与患儿及家长沟通，鼓励其说出内心的感受，同时指导家长多给患儿心理支持，减轻患儿害怕、焦虑等心理。关心、爱护、体贴和鼓励患儿及家长，帮助他们树立战胜疾病的信心。恢复期可适当安排一定的学习、娱乐、游戏等活动，以增强患儿信心，使其保持良好情绪，能积极配合治疗，争取早日康复。因形象改变引起的焦虑者，向其说明药物反应的暂时性，应多给予安慰与心理支持。

【健康指导】

1. 强调预防感染的重要性。告知患儿及家长感染是本病最常见的并发症和造成复发的主要诱因，须了解有效的预防措施，如避免到人多的公共场所，室内经常通风，发生感染及时治疗等。患儿预防接种应在病情完全缓解且停用激素 6 个月后方可进行。

2. 讲解激素治疗的重要性。解释由于肾病病程长、药物引起的体形改变等不良反应是暂时的，要按医嘱缓慢减量直到停药；不可骤然停药，用药时间越长，递减速度越慢；让患儿及家长主动配合并坚持按计划服药，以防复发。指导家长做好患儿出院后的定期复查。

3. 讲解饮食与活动的要求。指导患儿按医嘱补充营养，如盐的摄入量仅在患儿严重水肿时适当限制，水肿消退后即可恢复普通饮食；指导患儿安全、适量活动，避免剧烈活动及打闹，以防病情加重或复发、骨折及摔伤等意外的发生。

4. 教会家长或年长儿童正确留取尿标本，学会用试纸监测尿蛋白的变化。讲解如何自我观察并发症的早期表现，如咽部不适（上感）、厌食、乏力（低钠）及腹胀（低钾）等，以便早期发现及时处理。

项目四 泌尿道感染

泌尿道感染（urinary tract infection，UTI）是指病原体直接侵入尿路，在尿液中生长繁殖，并侵犯尿路黏膜或组织而引起的炎性损伤。临床上可分为上尿路感染（肾盂肾炎）和下尿路感染（膀胱炎或尿道炎）。由于儿童时期的炎症局限在尿路某一部位者较少，且临床定位困难，故统称为泌尿道感染。根据有无临床症状，可分为症状性泌尿道感染和无症状性菌尿。UTI 是儿童常见的感染性疾病，发病率占本系统疾病的 8.5%，女孩高于男孩；但新生儿或婴幼儿早期，男孩高于女孩。

【病因与发病机制】

1. 病因 病原体多数为革兰阴性杆菌，其中大肠埃希菌最常见（占 70% 左右），其次为副大肠埃希菌、变形杆菌、克雷伯杆菌、铜绿假单胞菌，少数为肠球菌和葡萄球菌。偶见病毒、真菌和支原体感染。

2. 发病机制

（1）感染途径

1）上行性感染 致病菌从尿道口上行进入膀胱、输尿管、肾脏而引起感染。是 UTI 最常见的感染途径，主要致病菌为大肠埃希菌。

2）血源性感染 因身体其他部位感染导致菌血症或败血症，细菌随血流到达肾实质，引起的泌尿道感染，主要致病菌为金黄色葡萄球菌。

3）淋巴感染和直接蔓延 结肠内的细菌和盆腔感染可通过淋巴管使肾脏受到感染，肾脏周围邻近器官和组织的感染如肾周围脓肿、阑尾炎等可直接蔓延引起泌尿道感染。

（2）易感因素

1）病原体 病原菌黏附于泌尿道上皮细胞（定植）是引起泌尿道感染的先决条件。

2）儿童泌尿系统解剖生理特点 儿童输尿管长、弯曲度大，管壁肌层发育不全，易被压扁或扭曲而发生尿潴留致感染；女童尿道短而直、男童包皮过长易积垢均可导致上行感染。

3）尿路畸形 先天性或获得性尿路畸形及各种原因导致的尿路梗阻，可增加尿路感染的危险性，也是尿路感染迁延不愈和反复感染的重要原因。

4）免疫力低下 如 SIgA 生成不足或黏膜局部缺血缺氧等，均可使细菌易于入侵；患有全身性疾病及长期使用糖皮质激素或免疫抑制剂的患儿，均易导致感染的发生。

5）其他 婴儿不能控制大小便或排便后未及时清洗，幼儿坐地玩耍致尿道口污染，不洁尿布、尿路器械的使用等。

【护理评估】

1. 健康史 评估患儿健康状况，了解其家庭卫生习惯，既往有无类似疾病的发生。女孩有无蛲虫病，男孩有无包茎或包皮过长，有无留置导尿、尿路损伤的病史。慢性感染者有无泌尿系结石或泌尿道畸形。

2. 身体状况

（1）急性泌尿道感染 病程在 6 个月以内，不同年龄组症状不同。①新生儿：多由血源性感染引起，表现极不典型，以全身症状为主、轻重不一，可为无症状性菌尿或呈严重的败血症表现，出现发热或体温不升、吃奶差、呕吐、腹泻、体重不增、发育停滞、嗜睡、烦躁甚至惊厥等。②婴幼儿：女童多见，全身症状重、局部症状轻微，主要表现为发热、拒食、呕吐、腹泻等；部分患儿可有尿路刺激症状如排尿时哭闹不安、尿线中断、夜间遗尿等；因尿频致顽固性尿布皮炎等。③年长儿：表现与成人相似，下尿路感染以膀胱刺激征（尿频、尿急、尿痛）为主，全身症状轻微；上尿路感染如发热、寒战等全身症状明显，常伴腰痛、肾区叩击痛及肋脊角压痛等。

（2）慢性泌尿道感染 病程在 6 个月以上，病情迁延者。患儿症状轻重不等，可从无明显症状直至肾衰竭。反复发作者可有贫血、消瘦、乏力、腰痛、体重减轻、生长迟缓、高血压及肾功能不全等。

（3）无症状性菌尿 在常规的尿过筛检查中，发现健康儿童存在有意义的菌尿，但无尿路感染症状。这种现象可见于各年龄组，以学龄期女童多见。无症状性菌尿患儿常同时伴有尿路畸形和既往有症状的尿路感染史。

3. 心理 – 社会状况 患儿多因年龄、病情轻重及病程的不同，心理状况差别较大。住院患儿由于疾病及医院带来的压力产生紧张、焦虑、拒绝、反抗等心理，婴儿主要表现为哭闹，幼儿表现为退行性行为及习惯的改变，年长儿因自尊心较强，病后常发生尿失禁担心被他人嘲笑而产生紧张不安、抑郁、沮丧等心理。家长面对哭闹、频繁尿床的患儿产生焦虑、烦躁、愧疚或抱怨等心理，渴望获得健康指导及家庭护理的方法。

4. 辅助检查

（1）尿常规及尿细胞计数 ①尿常规：如清洁中段尿离心沉渣中白细胞≥ 5 个 /HP，或白细胞成堆，或见白细胞管型，有诊断意义；膀胱炎者可有血尿。② 1 小时尿白细胞排泄率：白细胞数＞ 30×10^4/h 为阳性，可怀疑尿路感染；＜ 20×10^4/h 为阴性，可排除尿路

感染。

（2）尿细菌学检查　尿细菌培养和菌落计数是诊断尿路感染的主要依据。中段尿培养菌落数＞10^5/mL 可确诊；10^4 ～ 10^5/mL 为可疑；＜10^4/mL 为污染。经耻骨上膀胱穿刺抽取尿标本的尿液培养，只要发现有细菌生长，即有诊断意义。

（3）尿液涂片法　找细菌每油镜视野≥ 1，表明尿内细菌数＞10^5/mL，有诊断意义。

（4）影像学检查　B 超、CT 扫描、静脉肾盂造影加断层摄片、排泄性膀胱造影等。

5. 治疗要点　治疗目的是控制感染、祛除病因、缓解症状、防止复发和保护肾功能。急性期应卧床休息，鼓励多饮水、勤排尿。正确应用有效的抗菌药物，如上行感染首选磺胺类药物，连服 7 ～ 10 天；全身症状重、有尿路畸形或血行感染者，在做尿细菌培养后，选用两种抗菌药物，如氨苄西林加头孢噻肟钠，疗程共 10 ～ 14 天。开始治疗后连续 3 天送尿细菌培养，若 24 小时后尿培养转阴性，说明所用药物有效，否则应按尿培养药敏试验结果调整用药。停药 1 周后再做尿培养一次。复发性泌尿道感染，在进行尿细菌培养后选用 2 种抗菌药物治疗，疗程 10 ～ 14 天为宜，然后给予小剂量药物维持以防复发，疗程 4 ～ 6 个月。对高热、头痛、腰痛者给予解热镇痛剂；尿路刺激症状明显者可用阿托品、山莨菪碱（654-2）等药物治疗或口服碳酸氢钠，减轻尿路刺激症状。

【护理诊断】

1. 体温过高　与感染有关。

2. 排尿异常　与膀胱、尿道炎症有关。

3. 焦虑　与疾病反复发作有关。

【护理措施】

1. 一般护理

（1）休息　急性期应卧床休息，症状消失后可适当活动。加强皮肤、口腔清洁护理。鼓励患儿多饮水，通过增加尿量以冲洗尿路，减少细菌在尿路的停留时间，促进细菌毒素和炎症分泌物的排出。

（2）饮食　鼓励患儿进食，给予足够热量、富含蛋白质和维生素的清淡、易消化饮食，增强机体抵抗力。发热时宜给予流食或半流食。

2. 对症护理

（1）体温过高的护理　高热患儿予以物理降温或遵医嘱给予解热镇痛药，监测体温变化并做好记录。

（2）排尿异常的护理　①保持外阴清洁：便后及时冲洗外阴，擦洗时应从前向后（女童），避免污染尿道口。勤换内裤，小婴儿勤换尿布，尿布需用开水烫洗晒干，或煮沸、高压消毒。每日用3%硼酸液坐浴2次。②减轻尿路刺激症状：因尿道刺激症状明显导致患儿烦躁、哭闹时，可遵医嘱给予654-2等抗胆碱药物解痉，或口服碳酸氢钠碱化尿液。也可用中药煎剂熏洗，或用消毒的温热毛巾热敷外阴。③正确收集尿标本：严格无菌操作，常规用1∶5000高锰酸钾清洁外阴，用无菌试管留取中段尿，在应用抗生素前留尿送检。标本留取后须在30分钟内送检，否则应放在4℃冰箱内保存。④观察患儿排尿频率、尿量、排尿时的表情及尿液性状等，并做好记录。

3. 用药护理

（1）严格遵医嘱应用抗生素药物，密切观察药物不良反应，如有恶心、呕吐、食欲减退等症状，应饭后服药以减轻胃肠道的反应。

（2）服用磺胺类药物时应多饮水，并注意有无血尿、少尿、尿闭、过敏等副作用。

【健康指导】

1. 介绍本病的预防知识。如加强卫生意识，婴儿应勤换尿布，便后及时清洗臀部，幼儿不穿开裆裤，勤换内裤，保持外阴部清洁。清洗外阴时的洁具须专用，不与大人共用。勤洗澡，但不用盆浴，少去公共游泳池游泳。

2. 指导及示范对患儿的护理操作。教会家长给男孩清洗尿道口时应轻轻将包皮向上翻起，给女孩清洗外阴时应由前向后擦洗，防止肠道细菌污染尿道，引起上行感染；解释留取中段尿培养的意义及取中段尿的方法和步骤，指导家长配合；避免不必要的导尿或泌尿道器械检查，减少局部刺激；若男孩的包茎及包皮过长要及时处理。

3. 用药指导，定期复查，防止复发与再感染。一般急性泌尿道感染于疗程结束后每月随访1次，定期作尿常规检查和中段尿培养，连续3个月。如无复发视为治愈；反复发作者每3～6个月复查1次，共2年或更长时间。

包茎与包皮过长

包茎是指包皮口狭窄或包皮与阴茎头粘连使包皮不能上翻，不能露出尿道口和阴茎头。在生殖器分化过程中，包皮内板与阴茎头表面轻度的上皮粘连被吸收，包皮退缩，阴茎头外露。若粘连未被吸收，就形成了先天性包茎。后天性包茎多继发于阴茎头包皮炎症，使包皮口形成瘢痕性挛缩。若包茎严重，可引起排尿困难甚至尿潴留。包皮积垢时，可有阴茎头刺痒感。长期慢性刺激，可诱发感染、癌变、白斑病及结石。

包皮过长是指包皮覆盖尿道口，但能上翻，露出尿道口和阴茎头。可分为真性包皮过长和假性包皮过长。真性包皮过长是阴茎勃起后阴茎头也不能完全外露；假性包皮过长是指平时阴茎头不能完全外露，但在阴茎勃起后阴茎头则可以完全外露。

包茎和真性包皮过长均应手术，一般选择10岁左右比较好。

重点、难点、考点

1. 重点：急性肾小球肾炎、肾病综合征、泌尿道感染的护理评估、护理诊断及护理措施。

2. 难点：运用护理程序为泌尿系统常见疾病（急性肾小球肾炎、肾病综合征、泌尿道感染）患儿实施整体护理。

3. 考点：儿童的正常及异常尿量。急性肾小球肾炎的致病菌、典型表现及并发症、主要护理诊断、如何休息及饮食管理。肾病综合征的病因、护理评估、饮食管理及用药护理。泌尿道感染的主要致病菌、感染途径、尿细菌学检查及留取尿标本的方法、治疗要点及预防感染的措施。

复习思考

1. 案例一：患儿，男，5岁，2周前曾患猩红热。近2日眼睑水肿，出现剧烈头痛，恶心、呕吐，视物模糊。查体：T37.2℃，R20次/分，P118次/分，BP170/110mmHg。尿液检查：尿蛋白（++）、尿沉渣镜检红细胞（++），少许颗粒管型。血液检查：血沉增快，抗链球菌溶血素“O”（ASO）滴度升高。诊断为急性肾小球肾炎。

（1）该患儿目前主要的护理诊断是什么？

（2）为控制上述症状，应该做好哪些相应的药物护理措施？

2. 案例二：患儿，男，10岁。以“肾病综合征”收入院。查体：全身高度水肿，T36.8℃，R18次/分，P114次/分，BP110/80mmHg。实验室检查：尿蛋白（++++），胆固醇升高，血浆蛋白降低。

（1）该患儿目前的护理诊断有哪些？

（2）简述患儿预防感染的护理措施。

（3）如何对泌尿道感染患儿及家长开展健康指导？

扫一扫，知答案

扫一扫，看课件

模块十三

血液系统疾病患儿的护理

【学习目标】

1. 掌握营养性贫血的病因、护理评估、护理诊断和护理措施。
2. 熟悉儿童贫血的分类和分度、免疫性血小板减少症的护理诊断和护理措施。
3. 了解儿童造血及血液特点。
4. 能熟练运用护理程序对血液系统疾病患儿实施整体护理。

项目一　儿童造血和血液特点

【造血特点】

儿童造血分胚胎期造血及生后造血。

1. 胚胎期造血　造血细胞的生成始自卵黄囊的血岛，然后依次出现在肝、脾，最后移至骨髓，形成3个不同的造血阶段，之间有重叠交替。

（1）中胚叶造血期　胚胎第3周始出现卵黄囊造血，之后在中胚叶组织中出现广泛的原始造血成分，其中主要是原始的有核红细胞。胚胎第6周后，中胚叶造血开始减退。

（2）肝脾造血期　胎儿中期以肝脏造血为主。肝脏造血始于胚胎第6～8周，4～5个月时达高峰，6个月后逐渐衰退。胎肝造血主要产生有核红细胞，在此期间胎盘也是一个造血部位。脾脏约在胚胎第8周开始造血，主要生成红细胞、粒细胞，之后出现单核细胞和淋巴细胞，胎儿5个月之后，造红细胞和粒细胞的功能逐渐减退，造淋巴细胞的功能持续终生。胸腺于胚胎第6～7周、淋巴结于胚胎11周开始参与造淋巴细胞，直至出生以后。

（3）骨髓造血期　骨髓于胚胎第6周开始出现，约在胚胎4个月才开始造血活动，6个月后成为主要造血器官，生成各种造血细胞，直至生后2～5周成为唯一的造血场所（图13-1）。

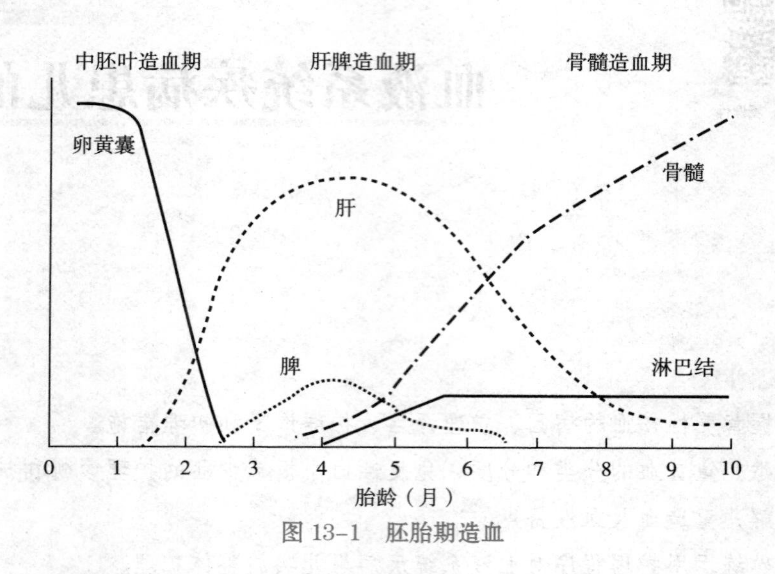

图13-1　胚胎期造血

2. 生后造血　生后造血是胚胎期造血的延续，分骨髓造血和骨髓外造血。

（1）骨髓造血　出生后主要是骨髓造血。婴幼儿时期全身骨髓均为红髓，全部参与了造血。5～7岁时长骨骨干部位的红髓逐渐被脂肪组织所代替，成为黄髓，至成人时期红髓仅存在于椎骨、胸骨、肋骨、肩胛骨、锁骨、颅骨、骨盆和长骨的近端。黄髓具有潜在造血功能，当造血需要增加时，可转化为红髓而恢复造血能力。

（2）骨髓外造血　正常情况下，骨髓外造血非常少。当婴幼儿遇到各种感染、贫血、溶血等需要增加造血时，肝、脾和淋巴结可以随时适应需要恢复到胎儿时期的造血状态，出现肝、脾和淋巴结肿大，周围血象可出现有核红细胞或（和）中幼粒细胞。这是儿童造血器官的一种特殊反应，称为"骨髓外造血"。当感染及贫血纠正后即恢复正常。

【血液特点】

1. 红细胞数、血红蛋白量　由于胎儿在宫内处于相对缺氧状态，红细胞数和血红蛋白量均较高，出生时红细胞数为（5～7）$\times10^{12}$/L，血红蛋白量为150～220g/L。生后随着自主呼吸的建立、血氧分压升高、促红细胞生成素减少、大量红细胞破坏、红细胞寿命短等原因，红细胞数及血红蛋白量逐渐下降，至2～3个月时红细胞数降至3×10^{12}/L，血红蛋白量降至100g/L左右，出现轻度贫血，称为"生理性贫血"。3个月以后，红细胞数和血红蛋白量又逐渐上升，至12岁左右达成人水平。

2. 白细胞数与分类　初生时白细胞数（15～20）$\times10^{9}$/L，生后6～12小时达

（21～28）$\times10^9$/L，然后逐渐下降，1 周左右达 12×10^9/L，婴儿期白细胞数在 10×10^9/L 左右，8 岁以后接近成人水平。

初生时中性粒细胞约占 65%，淋巴细胞约占 30%。生后 4～6 天两者比例约相等，出现第一次交叉。以后淋巴细胞比例上升，在整个婴幼儿期淋巴细胞约占 60%，中性粒细胞占 35%，至 4～6 岁时两者又相等，形成第二次交叉。此后以中性粒细胞为主，逐渐达成人水平。

3. 血小板数 血小板数与成人相近，为（150～300）$\times10^9$/L。

4. 血容量 儿童血容量相对较成人多，新生儿血容量约占体重 10%，总血容量约为 300mL；儿童时期血容量占体重 8%～10%；成人血容量占体重 6%～8%，总血容量平均为 3600mL。

项目二 儿童贫血

一、概述

贫血（anemia）是指外周血中单位容积内红细胞数或血红蛋白量低于正常。儿童的红细胞数和血红蛋白量随着年龄不同而有差异，根据世界卫生组织的资料，血红蛋白的低限值：6 个月～59 个月血红蛋白＜110g/L，5～11 岁血红蛋白＜115g/L，12～14 岁血红蛋白＜120g/L（海拔每升高 1000 米，正常血红蛋白上升 4%），低于此值为贫血。6 个月以下的婴儿，由于生理性贫血等因素，血红蛋白值波动较大，我国血液学会议（1989 年）建议：新生儿期血红蛋白＜145g/L，1～4 个月血红蛋白＜90g/L，4～6 个月血红蛋白＜100g/L 为贫血。贫血分类如下：

1. 病因分类

（1）红细胞和血红蛋白生成不足

1）造血物质缺乏 如铁缺乏（缺铁性贫血）、维生素 B_{12} 和叶酸缺乏（巨幼细胞性贫血）、维生素 A 缺乏、维生素 B_6 缺乏、维生素 C 缺乏、铜缺乏、蛋白质缺乏等。

2）骨髓造血功能障碍 如再生障碍性贫血、单纯红细胞再生障碍性贫血。

3）感染性及炎症性贫血 如流感嗜血杆菌、金黄色葡萄球菌、链球菌等感染。

4）其他 慢性肾病所致的贫血、铅中毒所致贫血、癌症性贫血等。

（2）溶血性贫血 可由红细胞内在异常或外在因素引起。

1）红细胞内在异常 ①红细胞膜结构缺陷：如遗传性球形红细胞增多症、遗传性椭圆形红细胞增多症及阵发性睡眠性血红蛋白尿；②红细胞酶缺陷：如葡萄糖-6-磷酸脱氢酶缺乏、丙酮酸激酶缺乏症等；③血红蛋白合成或结构异常：如地中海贫血、血红蛋白病等。

2）红细胞外在因素 ①免疫因素：如新生儿溶血症、自身免疫性、药物所致的免疫性溶血性贫血等；②非免疫因素：感染，如细菌或疟原虫对红细胞破坏；理化因素，如烧伤、苯、蛇毒等可直接破坏红细胞；脾功能亢进；弥散性血管内凝血等。

（3）失血性贫血 包括慢性和急性失血引起的贫血。

2. 形态分类 根据红细胞平均容积（MCV）、红细胞平均血红蛋白量（MCH）和红细胞平均血红蛋白浓度（MCHC）的值，将贫血分为4类（表13–1）。

表13–1 贫血的细胞形态分类与病因

形态分类	MCV（80～94fL）	MCH（28～32pg）	MCHC（32%～38%）	可能的病因
正细胞性贫血	80～94	28～32	32～38	再生障碍性贫血、单纯红细胞再生障碍性贫血、骨髓浸润、急性失血和溶血性贫血等
大细胞性贫血	＞94	＞32	32～38	维生素 B_{12} 缺乏、叶酸缺乏、骨髓增生异常综合征、网织红细胞增多症等
单纯小细胞性贫血	＜80	＜28	32～38	急性或慢性感染引起的炎症性贫血、营养性贫血等
小细胞低色素性贫血	＜80	＜28	＜32	缺铁性贫血、地中海贫血、铅中毒、慢性疾病、铁粒幼红细胞性贫血、肺含铁血黄素沉着症等

3. 程度分类 根据外周血中血红蛋白量（Hb）或红细胞数（RBC）将贫血分为4度（表13–2）。

表13–2 儿童贫血的分度

		轻度	中度	重度	极重度
Hb（g/L）	新生儿	120～144	90～120	60～90	＜60
	儿童	90～低限值	60～90	30～60	＜30
RBC（$\times 10^{12}$/L）		3～4	2～3	1～2	＜1

二、营养性缺铁性贫血

营养性缺铁性贫血（iron deficiency anemia，IDA）是由于体内铁缺乏导致血红蛋白合成减少，临床以小细胞低色素性贫血、血清铁蛋白减少和铁剂治疗有效为特点的贫血症。起病缓慢，多发生于6个月～2岁婴幼儿，以铁摄入不足为常见原因，因此，主要是营养性缺铁性贫血，是我国重点防治的儿童“四病”之一。

【病因与发病机制】

1. 病因

（1）先天储铁不足　胎儿最后3个月从母体获得较多的铁，故早产、双胎或母亲患缺铁性贫血时，胎儿不能从母体获得足够的铁，均可导致胎儿储铁减少。

（2）铁摄入不足　为儿童缺铁性贫血的主要原因。母乳、牛乳、谷类中含铁均少，故不及时添加含铁丰富的辅食或年长儿长期偏食，易致缺铁性贫血。

（3）生长发育快　婴幼儿期、青春前期生长发育快，血容量也增长较快，对铁的需要量较多，尤其是婴儿、早产儿更加突出，如不及时补充含铁丰富的食物，易发生缺铁。

（4）铁的吸收、利用障碍　当儿童患胃肠炎、长期腹泻、急慢性感染等疾病及食物搭配不当时，可致铁的吸收不良，导致缺铁。

（5）铁的丢失过多　每失血1mL即损失0.5mg铁，故各种原因如肠息肉、溃疡病、钩虫病、少女月经量较多等引起的长期小量失血均可导致铁的损失增多。用不经加热处理的鲜牛奶喂养婴儿，可因对牛奶过敏而致肠出血（每天失血约0.7mL）。

2. 发病机制　铁是合成血红蛋白的原料，缺铁时血红素合成不足，进而血红蛋白合成减少，导致新生的红细胞内血红蛋白含量不足，细胞浆减少，细胞变小；而缺铁对细胞的分裂、增殖影响甚小，出现血红蛋白量的减少较红细胞数量的减少更为显著，血红蛋白含量不足且细胞体积也变小，从而形成小细胞低色素性贫血。缺铁通常经过以下3个阶段：①铁减少期，体内储存铁已减少；②红细胞生成缺铁期，红细胞生成所需的铁亦不足；③缺铁性贫血期，出现小细胞低色素性贫血。

缺铁时可影响肌红蛋白的合成，并可使多种含铁酶（如琥珀酸脱氢酶、细胞色素C、单胺氧化酶等）的活性下降，影响了机体正常的生物氧化、神经介质分解与合成、组织呼吸等过程，使细胞功能下降，而产生一系列非血液系统症状。

铁的代谢

1. 人体内铁元素的分布　机体内的铁60%～70%存在于血红蛋白和肌红蛋白中，30%以铁蛋白和含铁血黄素形式贮存于骨髓、肝和脾内（称为储存铁），＜1%存在于含铁酶内和以运转铁的形式存在于血浆中。

2. 铁的来源　人体所需铁的来源主要：①外源性铁：主要来自食物，占人体铁摄入量的1/3；分为血红素铁和非血红素铁，前者吸收率高于后者。动物性食物尤其是精肉、血、内脏含铁量高且为血红素铁，吸收率达10%～25%；蛋黄含铁高但吸收率低；母乳和牛乳含铁均低，但母乳的铁吸收率较牛乳高2～3倍；植物性食物中的铁是非血红素铁，吸收率为1.7%～7.9%，以大豆含铁量最高，其次是黑木耳、海带等。从食物中的铁主要以Fe^{2+}的形式在十二指肠和空肠上段被吸收入血。②内源性铁：机体内衰老、破坏的红细胞释放的血红蛋白铁占人体铁摄入量的2/3，几乎被全部被再利用。

3. 铁的利用与储存 铁是红细胞血红蛋白合成的重要原料，衰老红细胞破坏后释放的铁和食物中吸收的铁在血浆中与转铁蛋白结合，随血液循环运输到需铁和储存铁的组织。

4. 铁的排泄 正常情况下每天仅有极微量的铁排出体外，儿童约为每日15μg/kg。约2/3随脱落的肠黏膜细胞、红细胞、胆汁由肠道排出，其他经肾脏和汗腺排出，表皮细胞脱落也失去极微量的铁。

【护理评估】

1. 健康史 重点评估母亲孕期有无贫血，是否早产、多胎。患儿年龄、生长发育情况、喂养方法或饮食习惯，是否及时添加含铁丰富的食品，年长儿是否长期偏食。询问是否按时驱虫，青春期女孩有无经量过多等情况。患儿有无消化道畸形、慢性腹泻、钩虫病、肠息肉或反复感染等疾病以及用药情况等。

2. 身体状况

（1）一般表现 皮肤黏膜苍白为突出表现，以甲床、口唇较明显，易疲乏、无力。年长儿可诉头晕、头痛、耳鸣等。

（2）骨髓外造血表现 骨髓外造血时肝、脾、淋巴结轻度肿大，病情越重、病程越长，肝、脾肿大越明显，但很少超过中度。

（3）非造血系统表现

1）消化系统 少数可有异食癖，如嗜食泥土、墙皮、煤渣等。可出现口炎、食欲减退、舌乳头萎缩，甚至萎缩性胃炎。

2）神经系统 常见烦躁或萎靡不振，注意力不集中，记忆力减退，学习成绩下降等表现。

3）心血管系统 在重度贫血时可出现心率增快，心脏扩大，心脏杂音，甚至心力衰竭。

4）其他 合并感染、皮肤干燥、毛发易脱落、反甲等。

3. 心理－社会状况 了解家长对本病的病因及预防知识是否清楚，患儿是否因记忆力减退、成绩下降而产生自卑、焦虑或恐惧等心理。

4. 辅助检查

（1）外周血象　血红蛋白降低比红细胞数减少明显，呈小细胞低色素性贫血。血涂片可见红细胞大小不等，以小细胞居多，中央淡染区扩大。网织红细胞计数正常或稍低。白细胞及血小板一般无改变。

（2）铁代谢的检查　血清铁蛋白（SF）、血清铁（SI）、转铁蛋白饱和度（TS）降低，红细胞内游离原卟啉（FEP）、总铁结合力（TIBC）增高。

（3）骨髓检查　红系增生活跃，以中、晚幼红细胞增生为主，各期红细胞均较小。粒细胞和巨核细胞系多无异常。

5. 治疗要点　治疗原则为祛除病因、铁剂治疗、必要时输红细胞。

（1）祛除病因　纠正不合理的饮食习惯和食物组成，有偏食者应予以纠正；及时添加辅食，添加铁剂强化食品；有慢性失血性疾病，如钩虫病、肠道畸形等应予及时治疗。

（2）铁剂治疗　铁剂是治疗缺铁性贫血的特效药。

1）口服铁剂　常用二价铁剂，有硫酸亚铁、富马酸亚铁、葡萄糖酸亚铁等。口服元素铁剂量为每日 4 ～ 6mg/kg，分 3 次口服。

2）注射铁剂　口服铁剂不耐受或吸收不良者可采用注射铁剂（如右旋糖酐铁）。注射铁剂容易发生不良反应，甚至可发生过敏性反应致死，故应慎用。

（3）输红细胞　一般不必输红细胞。重症贫血并发心力衰竭、合并感染或急需外科手术者可输入新鲜浓缩红细胞。贫血愈严重，每次输血量愈少，每次可输入红细胞悬液或浓缩红细胞。Hb ＜ 30g/L，每次 2 ～ 3mL/kg；Hb30 ～ 60g/L，每次 4 ～ 6mL/kg。

【护理诊断】

1. 活动无耐力　与贫血导致组织缺氧有关。

2. 营养失调　与先天储铁不足、铁的摄入不足、铁的吸收利用障碍、生长发育快等有关。

3. 有感染的危险　与营养失调、细胞免疫功能低下有关。

4. 知识缺乏　缺乏营养知识。

【护理措施】

1. 注意休息，适量活动　应根据患儿病情制订适合个体的活动方式及活动程度。贫血轻度者，不必限制日常活动，但应避免剧烈运动，以免疲乏而致头晕目眩，运动后充分休息；年长儿学习时间、看电视时间等应加以限制，学习要求可适度放低。严重贫血或因贫血已引起心功能不全者应注意休息，减少活动，有缺氧者酌情吸氧。

2. 调整饮食，补充含铁食物

（1）婴儿尽可能母乳喂养，并按要求及时添加含铁丰富的辅食或补充铁强化食品，遵守转乳期食品添加原则；牛乳喂养儿，鲜牛奶应加热处理后喂养，以减少因过敏所致的肠出血。

（2）向年长儿及家长说明长期偏食是引起铁摄入不足的重要原因，主动纠正不良饮食习惯，制定合理的饮食结构，提供含铁丰富的食物，如动物肝脏、动物血、瘦肉、黑木耳、豆制品等，烹调中可加入含铁酱油。

（3）对于有明显食欲不振的贫血患儿，饮食应多样化，色香味俱全，也可根据医嘱给患儿服用助消化药，以助消化、促进食欲，如胃蛋白酶、多酶片等。

3. 铁剂的应用

（1）口服铁剂　服用铁剂应注意：①应从小剂量开始并在两餐之间服用，可减轻胃肠道反应；②铁剂最好与维生素 C、稀盐酸、果汁同服以利吸收，忌与抑制铁吸收的食品同服，如茶、咖啡、牛奶、蛋类、钙片等；③口服铁剂可致大便呈黑色，应向家长说明，停药后即可消失，以解除家长顾虑；④液体铁剂可使牙齿染黑，使用吸管或滴管将药物直接送到舌根部可以避免。

（2）注射铁剂　注射铁剂应精确计算剂量，作臀部深部肌内分层注射，抽药和给药必须使用不同的针头，以防铁剂渗入皮下组织，造成注射部位疼痛、皮肤着色等副作用。每次注射应注意更换注射部位以防止形成硬结。首次注射后应观察 1 小时，以便及时处置个别患儿因右旋糖酐铁引起过敏性休克的发生。

（3）疗效观察　服用铁剂后 12 ～ 24 小时后倦怠乏力等临床症状好转，食欲增加。网织红细胞 2 ～ 3 天后升高，说明铁剂治疗有效，5 ～ 7 天达高峰，2 ～ 3 周后逐渐至正常。血红蛋白 1 ～ 2 周后逐渐上升，一般 3 ～ 4 周达到正常。如服药 3 周内血红蛋白上升不足 20g/L，应查明原因，采取相应措施。

（4）疗程　铁剂用至血红蛋白恢复正常后再用 6 ～ 8 周，以增加铁贮存。

4. 密切观察病情　重症患儿注意观察生命体征，若出现明显心悸、气促、发绀、肝大等表现，应及时通知医生，并按心力衰竭护理。治疗后注意观察肤色黏膜苍白的好转情况。

5. 输血护理　严重贫血或有因贫血引起心力衰竭者，应少量多次输血，以减轻慢性缺氧。输血时注意滴速要缓慢（＜ 20 滴 / 分），并注意观察有无输血不良反应。

6. 预防感染　注意个人卫生，做好皮肤清洁和口腔护理；注意环境卫生，与感染患儿分室居住，少去或不去人口集中的公共场所，家属发生感冒应及时与患儿隔离等，白细胞过低者实施保护性隔离。

【健康指导】

1. 介绍本病的预防，向孕妇讲解本病的预防护理知识，加强孕期保健，孕母及哺乳期母亲应多食含铁丰富的食物。

2. 饮食指导，遵守饮食护理原则，养成良好的饮食习惯，多吃富含铁的食物如红枣、花生、黑木耳、猪肝、各种动物蛋白、豆类等以促进造血。早产儿、多胎儿可于生后 2 个月时给予铁剂预防。婴幼儿应指导及时添加含铁丰富的食品，提倡母乳喂养。年长儿不偏食、挑食。少数有异食癖的患儿要正确引导，不可强行规避。

3. 运动指导，适当运动，劳逸结合，增强机体抵抗力，促进骨髓血循环，促进造血。

4. 用药指导，向家长介绍正确使用口服铁制剂，定期随访血常规以判断疗效。

5. 预防感染，治疗期间注意环境及温度，不去公共场所，避免感染。

三、营养性巨幼细胞性贫血

营养性巨幼细胞性贫血（nutritional megaloblastic anemia，NMA）是由于维生素 B_{12} 或（和）叶酸缺乏所致的一种大细胞性贫血。主要表现特点是贫血、神经精神症状，红细胞胞体变大、骨髓中出现巨幼红细胞，用维生素 B_{12} 或（和）叶酸治疗有效。起病缓慢，多见于 6 个月～2 岁婴幼儿。

【病因与发病机制】

1. 病因

（1）摄入量不足　维生素 B_{12} 主要存在于动物性食物，如肝、肾、肉类、蛋类等；新鲜绿叶蔬菜、水果、果仁、谷类、酵母和动物内脏（肝、肾）等中含有丰富的叶酸。引起维生素 B_{12} 或（和）叶酸摄入量不足的原因有：①孕母缺乏维生素 B_{12} 或乳母长期素食，导致胎儿从母体获得维生素 B_{12} 和叶酸量少；②生后单纯乳类（羊乳中叶酸含量更低）喂养而未及时添加辅食；③人工喂养不当或偏食、素食者，烹饪不当，如蔬菜烹煮时间过长会破坏叶酸。

（2）需要量增加　婴儿生长发育快，需要量增多；急慢性感染及维生素 C 缺乏时也可使维生素 B_{12} 和叶酸消耗增多。

（3）吸收或代谢障碍　食物中的维生素 B_{12} 与胃底壁细胞分泌的糖蛋白结合成复合物后在末端回肠黏膜吸收，储存于肝脏；叶酸主要在十二指肠和空肠被吸收。长期腹泻、小肠切除术后，先天性叶酸代谢障碍，可致叶酸缺乏。

2. 发病机制　体内叶酸经叶酸还原酶的作用和维生素 B_{12} 的催化作用下生成四氢叶

酸，后者是DNA合成过程中必需的辅酶。当维生素B_{12}或叶酸缺乏，使四氢叶酸生成减少，导致DNA合成减少，使幼红细胞分裂和增殖速度减慢，而血红蛋白的合成不受影响，使红细胞胞浆量增多，胞体增大，出现细胞核的发育落后于胞浆，形成巨幼红细胞。由于红细胞生成速度变慢，巨幼红细胞在骨髓内易被破坏，进入血液循环的红细胞寿命也较短，从而出现贫血。

维生素B_{12}缺乏可使巨噬细胞和中性粒细胞的杀灭细菌作用减弱，使组织、血液、尿液中的甲基丙二酸堆积，有利于结核菌生长，易患结核病。维生素B_{12}还参与神经髓鞘脂蛋白的合成，缺乏时可导致中枢和外周神经髓鞘受损，而出现一系列神经精神症状。叶酸缺乏可引起情感改变，偶见深感觉障碍。

【护理评估】

1. 健康史 评估母亲妊娠期营养情况、胎龄及乳母情况。患儿年龄、生长发育情况、喂养方式、饮食习惯及转乳期食品添加情况，是否单一羊奶喂养，年长儿是否长期偏食、素食。患儿有无长期腹泻、感染及用药史。

2. 身体状况

（1）一般表现 多呈虚胖或颜面轻度水肿，毛发纤细稀疏、发黄，严重者皮肤有出血点或瘀斑。

（2）贫血表现 皮肤常呈蜡黄色，睑结膜、口唇、指甲等处苍白，偶有轻度黄疸；疲乏无力；常伴肝、脾大。

（3）神经精神症状 维生素B_{12}缺乏时患儿反应迟钝、表情呆滞，少哭不笑，智力和动作发育落后甚至倒退。重症病例可出现肌张力增强，腱反射亢进，肢体、躯干震颤，甚至抽搐。单纯叶酸缺乏所致贫血，不发生神经系统症状，但可致精神异常（情感改变）。

（4）其他 消化系统症状常出现较早，如厌食、恶心、呕吐、腹泻和舌炎等。

3. 心理－社会状况 评估患儿家庭经济状况、饮食习惯及育儿知识的了解程度。

4. 辅助检查

（1）外周血象 呈大细胞性贫血，红细胞数和血红蛋白量均减少，红细胞数减少更明显；血涂片可见红细胞大小不等，以大细胞为主，中央淡染区不明显，可见巨幼变的有核红细胞。

（2）骨髓检查 增生明显活跃，以红系增生为主，粒系、红系均出现巨幼变，表现为胞体变大、核染色质粗而松细胞核的发育落后于细胞质。巨核细胞的核有过度分叶现象。

（3）血清维生素B_{12}和叶酸测定 血清维生素B_{12} $<$ 100ng/L（正常值为200～800ng/L），

叶酸＜3μg/L（正常值为5～6μg/L）。

5. 治疗要点

（1）一般治疗　注意营养，及时添加辅食；加强护理，防止感染。

（2）祛除病因　祛除引起维生素B_{12}和叶酸缺乏的原因。

（3）维生素B_{12}和叶酸治疗　①维生素B_{12}500～1000μg一次肌内注射，或每3天肌内注射维生素B_{12}一次，每次100μg，连用2～4周，直至临床明显好转，血象恢复正常。②叶酸每次5mg，每日3次口服，连续数周至临床症状好转、血象恢复正常为止。同时服用维生素C有助叶酸的吸收。单纯维生素B_{12}缺乏者，不宜加用叶酸，以免加重精神神经症状。

（4）对症治疗　肌肉震颤者可用维生素B_6，给镇静剂；重度贫血者可予以红细胞输注。

【护理诊断】

1. 活动无耐力　与贫血致组织缺氧有关。

2. 营养失调　与维生素B_{12}和（或）叶酸摄入不足、吸收代谢障碍、需要量增多有关。

3. 有受伤的危险　与肢体或全身震颤、抽搐、感觉异常、共济失调等有关。

4. 知识缺乏　缺乏营养知识。

【护理措施】

1. 休息　管理轻度贫血者，不需卧床休息，生活应有规律，参加适合自身的运动，运动后充分休息；重度贫血患儿应适当限制活动，以不感到疲劳为度。

2. 饮食护理　指导合理搭配患儿的饮食，告知家长含维生素B_{12}丰富的食物主要为动物性食物，如：肝、肾、肉类、蛋类等，含叶酸丰富的食物主要有新鲜蔬菜、水果、谷类和动物肝肾等。年长儿应防止偏食，以保证营养需要。单一羊奶喂养要补充维生素B_{12}。

3. 预防受伤　震颤、抽搐、感觉异常、共济失调等发生时，要精心护理，协助日常生活和饮食，预防意外发生，震颤严重者可用牙垫，以防咬伤口唇或舌尖，可遵医嘱给予少量镇静剂。

4. 遵医嘱给药并治疗观察　遵医嘱用药后，治疗有效者在治疗后2～4天网织红细胞开始升高，6～7天达高峰，2周后降至正常。2～6周红细胞和血红蛋白恢复正常，患儿精神神经症状恢复较慢。

【健康指导】

向家长介绍本病的特点，指导正确喂养；提供相关营养知识；指导定期体检，正确用药。

项目三　免疫性血小板减少症

免疫性血小板减少症（immune thrombocytopenia，ITP）既往称特发性血小板减少性紫癜，是儿童最常见的出血性疾病。其临床特点是皮肤、黏膜自发性出血和束臂试验阳性，血小板减少、出血时间延长和血块收缩不良，骨髓巨核细胞发育受到抑制。

【病因与发病机制】

80% 患儿发病前有病毒感染史，预防接种也可诱发本病。

目前认为，本病是一免疫性疾病，病毒感染或其他因素使机体产生血小板相关抗体（PAIgG）。抗体与血小板膜发生交叉反应，结合了抗体的血小板被单核 - 巨噬细胞系统清除。在病毒感染清除后，此类抗体可继续存在，导致血小板长期减少，并作用于骨髓中巨核细胞，导致巨核细胞成熟障碍，巨核细胞生成和释放均受到严重影响，使血小板进一步减少。血小板与血管和凝血因子共同承担机体止凝血功能，血小板减少致凝血功能障碍，出血倾向发生。

【护理评估】

1. 健康史　询问患儿近期有无病毒感染史，了解患儿 2 ～ 3 周内是否有上呼吸道感染史，既往有无鼻出血、牙龈出血，出血点、瘀斑存在，家族中有无类似出血的患儿。

2. 身体状况

（1）急性型　此型较为常见，见于各年龄儿童，以 1 ～ 5 岁儿童多见，男女发病数无差异，冬春季发病数较高。起病前 1 ～ 3 周常有病毒感染史，如上呼吸道感染、流行性腮腺炎、水痘、风疹、麻疹、传染性单核细胞增多症等，偶见于预防接种后。大多数患儿发疹前无任何症状，部分可有发热。

患儿以自发性皮肤和黏膜出血为突出表现。多为针尖大小的皮内或皮下出血点，瘀斑或紫癜，分布不均，以四肢为主，在易于碰撞的部位更多见。鼻、齿龈出血，口腔黏膜血疱和眼结膜出血也多见。胃肠道大出血和血尿均少见。偶见颅内出血（1%），常发生在发病的前 3 ～ 4 周内。出血严重者可致贫血。淋巴结不肿大，肝脾偶见轻度肿大。本病为自限性过程，80%～90%的患儿于1～6个月内痊愈，死亡率为0.5%～1%，主要致死原因为颅内出血。

（2）慢性型　病程超过6个月，多见于学龄期儿童，男女发病数比例为1∶3。常起病隐匿和缓慢，出血症状较急性轻，主要为皮肤、黏膜出血，可为持续性或反复发作出血，约30%患儿于发病数年后可自然缓解。

3. 心理－社会状况　评估家长对合理安排儿童饮食重要性的认识程度。

4. 辅助检查

（1）外周血象　血小板计数＜100×10^9/L，出血轻重与血小板数多少有关。血小板＜50×10^9/L时可见自发性出血，＜20×10^9/L时出血明显，＜10×10^9/L时出血严重。慢性型者可见血小板大小不等，染色较浅。失血较多时可致贫血，白细胞数正常。出血时间延长，血块收缩不良，血清凝血酶原消耗不良，凝血时间正常。

（2）骨髓象　急性型巨核细胞总数正常或稍高，慢性型巨核细胞显著增多。幼稚巨核细胞增多，核分叶减少，核－浆发育不平衡，产生血小板的巨核细胞明显减少，其胞浆中有空泡形成、颗粒减少和胞浆量少等现象。

（3）其他　①血小板抗体检查主要是PAIgG增高，阳性率66%～100%，但非本病特异性改变。②束臂试验阳性。③血小板寿命测定：用放射性核素测定血小板寿命，正常为8～10天，ITP时血小板存活时间明显缩短，甚至仅为数小时，一般不作为常规检查。

5. 治疗要点

（1）糖皮质激素　早期、足量、短程应用疗程一般不超过4周。停药后如复发、可再用泼尼松治疗。

（2）大剂量丙种球蛋白　剂量为每日0.4～0.5g/kg，连用5天；或每次1g/kg，静脉滴注，必要时次日可再用1次；以后每3～4周1次。

（3）血小板输注　仅作为严重出血时的紧急治疗。只有在发生颅内出血或急性内脏大出血、危及生命时才输注血小板，但需同时予以较大剂量的糖皮质激素，以减少输入血小板被破坏。

（4）输注红细胞　贫血严重的可输入浓缩红细胞。

【护理诊断】

1. 潜在并发症　与出血及血小板减少有关。

2. 有感染的危险　与肾上腺皮质激素治疗免疫功能下降有关。

3. 有危险并发症的可能　颅内出血与血小板过低（＜20×10^9/L）有关。

4. 恐惧　与出血有关。

【护理措施】

1. 防治出血 减少活动，避免创伤，提供安全的生活环境，床栏及家具尖角用软垫子包扎，忌玩尖锐玩具。限制剧烈运动，禁食坚果、多刺食物；保持大便通畅，因便秘、剧烈咳嗽时会引起血压升高，诱发脑出血，故要避免。急性期应减少活动，出血严重者应卧床休息，保持心情平静。禁食坚硬、多刺的食物，防止损伤口腔黏膜及牙龈出血。忌服具有抑制血小板的药物（如阿司匹林、双嘧达莫、吲哚美辛等），可静脉给予大量维生素 C 和口服维生素 P 等。尽量减少肌内注射或深静脉穿刺抽血，必要时应延长压迫时间，以免形成深部血肿。注意药物的疗效和副作用。

2. 观察出血情况 密切观察皮肤瘀斑、瘀点的变化，及时了解患儿血小板动态，对血小板数量极低（$< 20\times10^9/L$）者，应密切观察有无自发出血情况发生。如出现大量鼻出血、黑便、血尿等严重出血时，应定时测血压、脉搏、呼吸，观察面色、神志变化，正确记录出血量，早期发现失血性休克，及早采取抢救措施。密切观察有无颅内出血的先兆，若患儿出现烦躁不安、头痛、剧烈呕吐呈喷射状，视物模糊、嗜睡、甚至惊厥、昏迷等提示颅内出血，应及时通知医生。如有消化道出血常伴腹痛、便血；肾出血常有血尿、腰痛等。

3. 控制出血 口、鼻黏膜出血可用浸有 1% 麻黄素或 0.1% 肾上腺素的棉球、明胶海绵局部压迫止血。无效者，请耳鼻喉科医生会诊，以膨胀海绵或油纱条填塞。遵医嘱给止血药等。

4. 用药护理

（1）糖皮质激素的应用要求剂量准确，适当应用胃黏膜保护剂，观察激素的副作用，如高血压、高血糖、应激性溃疡等。口服给药，一定要发药到口。

（2）大剂量丙种球蛋白应用时注意减慢液体滴速，及时观察有无过敏现象，如出现发热、胸闷、气促、皮疹等，应及时报告医生进行处理。

（3）免疫抑制剂应用时注意保护静脉通路，防止发生渗漏。注意消化道反应，鼓励多饮水。

5. 心理护理 向患儿及家长介绍疾病相关知识，缓解患儿的焦虑，增强治疗疾病的信心。

【健康指导】

1. 指导患儿适当活动，不玩尖利的玩具，不做剧烈的运动，常剪指甲，使用软毛牙刷。

2. 教会家长识别患儿出血情况，学会紧急时的压迫止血方法。一旦发现出血，立即到医院复查。

3. 避免使用可能引起血小板减少或抑制其功能的药物，如阿司匹林等。

4. 指导患儿加强自我保护，少去公共场合，注意保暖，预防感染。

5. 定期门诊复查血小板计数等。

附：儿童其他常见贫血性疾病特点及护理（表 13–3）。

表 13–3 儿童其他常见贫血性疾病

疾病名称	病因	表现特点	实验室检查	治疗	护理
再生障碍性贫血	原发性或理化、生物等因素使骨髓造血功能受抑制	进行性贫血、出血、反复感染，肝、脾、淋巴结一般不肿大	全血细胞、Hb 均减少，骨髓增生低下	激素、中药、输血、抗生素、骨髓移植	去除病因，加强营养，感染、贫血、出血的护理，忌用骨髓抑制药物
G–6–PD 缺乏症	G–6–PD 缺乏，与遗传有关	常在食蚕豆或服用有氧化作用的药物后出现黄疸、血红蛋白尿及贫血	Hb、RBC 减少，网织红细胞增多，非结合胆红素升高，G–6–PD 活性下降	去除诱因、碱化尿液、必要时给输 G–6–PD 正常的红细胞	避免食用蚕豆及其制品，忌服伯氨喹啉类有氧化作用的药物，观察溶血症状
地中海贫血	遗传因素致珠蛋白合成障碍	发病早，慢性进行性溶血性贫血，肝脾肿大，特殊面容	Hb、RBC 减少，网织红细胞增多，骨髓红系增生活跃，HbF 或 HbH 比例增加	输血、脾切除，造血干细胞移植	开展人口普查和遗传咨询，进行产前诊断，注意营养和休息，积极预防感染
遗传性球形红细胞增多症	常染色体显性遗传，红细胞膜缺陷	贫血、黄疸、脾肿大	Hb、RBC 减少，网织红细胞计数增多，球形红细胞增多，红细胞通透性增加	脾切除	防治感染，注意溶血危象的发生

重点、难点、考点

1. 重点：缺铁性贫血与巨幼细胞性贫血的病因、护理评估。

2. 难点：缺铁性贫血的病机、护理措施。

3. 考点：儿童贫血的分度、营养性贫血的病因、护理诊断和护理措施。

复习思考

1. 贫血的分度。

2. 缺铁性贫血的病因有哪些？

3. 如何指导患儿家长给患儿口服铁剂？

4. 应用铁剂的疗效观察。

5. 案例：患儿，女，7个月。早产儿，母乳喂养，暂未添加辅食。因近1周喂奶困难，精神差就诊。体检：6kg，面色发黄，结膜，甲床苍白。血常规：Hb80g/L、RBC3.3×10^{12}/L，红细胞大小不均匀，中央淡染区扩大，WBC和PLT正常。

（1）该患儿贫血的程度属于哪类？

（2）该患儿贫血的原因有哪些？

（3）目前患儿有哪些主要的护理诊断？

扫一扫，知答案

扫一扫，看课件

模块十四

神经系统疾病患儿的护理

【学习目标】

1. 掌握化脓性脑膜炎患儿的护理评估和护理诊断、护理措施。
2. 熟悉病毒性脑炎患儿的护理评估及护理措施。
3. 了解儿童神经系统解剖生理特点。
4. 能熟练运用护理程序，为化脓性脑膜炎、病毒性脑炎患儿实施整体护理。

项目一　儿童神经系统解剖生理特点

1. 脑和脊髓　在儿童生长发育过程中，神经系统发育最早，且速度亦快。儿童的脑实质生长较快，新生儿脑的平均重量约为 370 克，相当于体重的 1/8 ～ 1/9，6 个月时即达 700 克左右，1 岁时约达 900 克，2 岁时约 1000 克，6 岁时接近成人，成人脑重约 1500 克，相当于体重的 1/35 ～ 1/40。儿童大脑富含蛋白质，而类脂质、磷脂和脑苷脂的含量较少。蛋白质占婴儿脑组织的 46%，成人为 27%；类脂质在婴儿为 33%，成人为 66.5%。儿童的脑正处于生长发育旺盛时期，故对营养成分和氧的需要量较大，在基础状态下儿童脑的耗氧量为全身耗氧量的 50%，而成人仅为 20%。

儿童出生时脑皮质细胞数已与成人相同，以后随着年龄的增长，主要是细胞体积增大和突触增多，功能逐渐成熟和复杂化。新生儿大脑形态与成人无显著差别，已有主要的沟回，但较成人浅；皮质较薄，细胞分化不成熟，树突少，3 岁时脑细胞的分化基本完成，8 岁时已接近成人。

胎儿 10 ～ 18 周是神经元进行增殖的旺盛时期，如果致病因素影响了神经细胞的增殖、移行、凋亡等过程，就会导致脑发育畸形。

神经传导系统的发育是从胎儿第 7 个月开始的，到婴儿时期，神经纤维髓鞘的形成还不完善。脊神经是在胎儿 4 个月时开始的，3 岁时完成髓鞘化；锥体束在胎儿 5 ～ 6 个月开始至生后 2 岁完成；皮层的髓鞘化则最晚。故婴幼儿时期在接受外来刺激时易于泛化，遇强刺激时易发生昏睡或惊厥。

出生时脊髓的末端位于第 3 ～ 4 腰椎水平，4 岁时上移到第 1 ～ 2 腰椎间隙，故给婴幼儿做腰椎穿刺时位置要低，以第 4 ～ 5 腰椎间隙为宜（图 14–1），4 岁以后同成人。

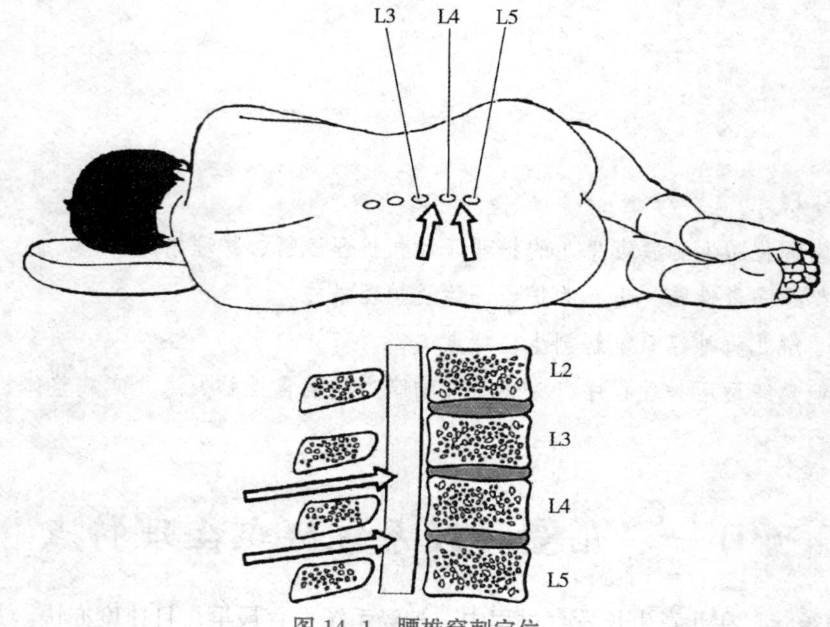

图 14–1 腰椎穿刺定位

2. 脑脊液 新生儿脑脊液量少，约 50mL，压力低，抽取脑脊液较困难，以后逐渐增多，压力渐升高。正常脑脊液外观无色透明，细胞数不超过 10×10^6/L，糖含量 2.8 ～ 4.4mmol/L，氯化物 117 ～ 127mmol/L，蛋白不超过 0.4g/L。腰椎穿刺是获得脑脊液的通常途径。脑脊液检查主要包括外观、压力、常规、生化和病原学检查等，是诊断颅内感染和蛛网膜下腔出血的重要依据。

3. 神经反射 神经反射与神经系统的成熟程度和髓鞘的形成有关。反射是神经活动的基础，是神经检查的重要部分，检查时注意两侧对比。

（1）出生时就存在且保持终生的反射 角膜反射、结膜反射、瞳孔反射、咽反射及吞咽反射等。这些反射减弱或消失，提示神经系统有病变。

（2）出生时存在以后逐渐消失的反射 觅食反射、吸吮反射、握持反射、拥抱反射、颈肢反射等，于生后 3 ～ 6 个月消失。若这些反射生后缺乏或短期存在后又消失或到消失时间仍存在则为异常。

（3）出生时不存在以后逐渐出现并保持终生的反射　腹壁反射、提睾反射及各种腱反射等。新生儿期不易引出，至 1 岁时才稳定。若这些反射该出现时引不出或减弱则为异常。

（4）病理反射　正常 2 岁以下婴幼儿可呈现双侧巴宾斯基征阳性，若该反射恒定不对称或 2 岁以后继续阳性，提示锥体束损害。

（5）脑膜刺激征　布鲁津斯基征、凯尔尼格征在新生儿期可为弱阳性。

项目二　化脓性脑膜炎

化脓性脑膜炎（purulent meningitis）简称化脑，是儿童时期常见的由各种化脓性细菌引起的脑膜炎症，部分患儿病变累及脑实质。临床以急性发热、惊厥、意识障碍、脑膜刺激征阳性及脑脊液的化脓性改变为特征。多见于婴幼儿，2 岁以内占 75%，发病高峰年龄是 6 ～ 12 月。冬春季好发。本病病死率在 5% ～ 15%，存活者约 1/3 遗留后遗症。

【病因与发病机制】

新生儿及 2 个月以下的小婴儿，致病菌多为革兰阴性杆菌和金黄色葡萄球菌，最常见的是大肠埃希菌；3 个月～ 3 岁儿童多由流感嗜血杆菌引起；年长儿由脑膜炎双球菌、肺炎链球菌引起的化脓性脑膜炎最为常见。致病菌大多经呼吸道侵入，新生儿的皮肤、胃肠道黏膜或脐部也常是感染的门户。当儿童防御功能降低时，细菌通过血行播散并迅速繁殖，穿过血脑屏障，使脑膜和脊膜发生炎症，出现脑膜炎表现。细菌也可以从其他途径如中耳炎、颅骨骨折、皮肤窦道等直接入侵。

【护理评估】

1. 健康史　评估患儿发病前有无上呼吸道、皮肤或胃肠道感染；新生儿则需询问出生史，有无脐部感染；询问有无中耳炎、鼻窦炎、先天性发育畸形等病史。

2. 身体状况

（1）典型表现

1）全身中毒症状　高热、头痛、精神萎靡、疲乏无力、皮肤瘀点、瘀斑或充血性皮疹等；意识逐渐改变，烦躁或精神萎靡、嗜睡直至昏迷，惊厥。小婴儿常表现为拒食、嗜睡、易激惹、烦躁哭闹、目光呆滞等。

2）颅内压增高　主要表现为头痛和喷射性呕吐，可伴有血压增高、心动过缓。婴儿可出现前囟饱满且紧张，颅缝增宽。重症患儿可有呼吸循环功能受累，昏迷、甚至脑疝。若有视乳头水肿则提示可能有颅内脓肿、硬膜下积液发生。

3）脑膜刺激征　表现为颈项强直、凯尔尼格征和布鲁津斯基征阳性。

4）局灶体征　部分患儿可出现第Ⅱ、Ⅲ、Ⅳ、Ⅵ、Ⅶ、Ⅷ对脑神经受累、肢体瘫痪或感觉异常。

（2）非典型表现　新生儿及3个月以下小婴儿化脓性脑膜炎常缺乏典型的症状和体征，主要表现为少动、嗜睡、易激惹、目光呆滞、哭声低弱或尖叫、拒食、吐奶、黄疸、青紫、呼吸不规则、惊厥、休克、昏迷等，查体可见前囟隆起或紧张、头后仰或颅骨分离。而少有脑膜刺激征，发热或有或无，甚至体温不升。由于颅缝及囟门的缓冲作用，颅内压增高与脑膜刺激征可不明显。

（3）并发症　硬脑膜下积液、脑积水（图14–2）、脑性低钠血症、脑室管膜炎及脑实质或脑神经损伤引起肢体瘫痪、眼球运动障碍、耳聋、失明、面瘫（图14–3）等。

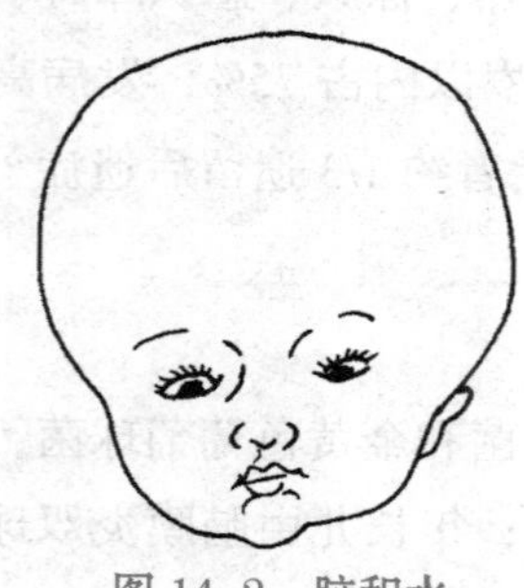

图14–2　脑积水

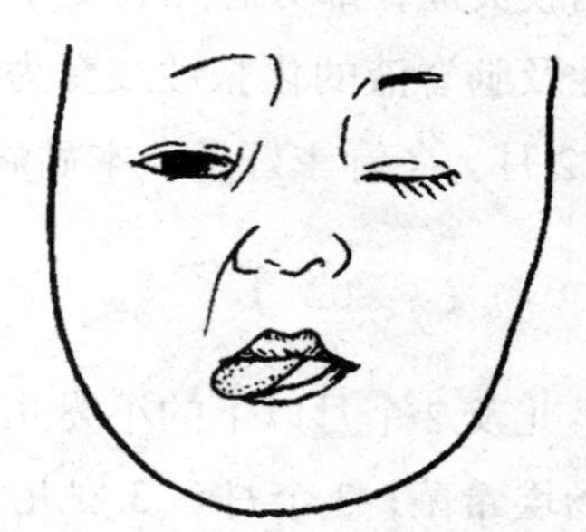

图14–3　面瘫

3. 心理－社会状况　本病是儿童时期常见的颅内感染性疾病，家长多担心病情严重而危及生命或留有后遗症，应注意评估家长对本病的认知程度、焦虑或恐惧的程度及应对方式。评估社区、家庭及托幼机构的卫生情况，了解可能引发疾病的环境因素。

4. 辅助检查

（1）血常规检查　白细胞明显增多，可达（20～40）$\times10^9$/L，以中性粒细胞为主。

（2）脑脊液检查　外观混浊，压力增高；白细胞显著增多，达1000$\times10^6$/L以上，以中性粒细胞为主；糖含量显著降低；蛋白质增多；涂片或细菌培养可找到致病菌。不同原因所致颅脑病变的脑脊液改变特点（表14–1）。

表14–1　不同原因所致颅脑病变的脑脊液改变特点

	压力（kpa）	外观	潘氏试验	白细胞计数（$\times10^6$/L）	蛋白质（g/L）	糖（mmol/L）	氯化物（mmol/L）	查找病原
正常	0.69～1.96（新生儿0.29～0.78）	清亮透明	—	0～10（小婴儿0～20）	0.2～0.4（新生儿0.2～1.2）	2.8～4.5（婴儿3.9～5.0）	117～127（婴儿110～122）	—

续表

	压力（kpa）	外观	潘氏试验	白细胞计数（$\times10^6$/L）	蛋白质（g/L）	糖（mmol/L）	氯化物（mmol/L）	查找病原
化脓性脑膜炎	不同程度增高	米汤样混浊	+～+++	数百～数千，多核为主	明显增加	明显降低	多数降低	涂片或培养可发现致病菌
结核性脑膜炎	增高	微浊，毛玻璃样	+～+++	数十～数百，淋巴为主	增加	降低	降低	涂片或培养可见抗酸杆菌
病毒性脑炎	正常或轻度增高	清亮	-～++	正常～数百，淋巴细胞为主	正常或稍增高	正常	正常	特异性抗体阳性，病毒分离可阳性
隐球菌性脑膜炎	增高或明显增高	微浊	+～+++	数十～数百，淋巴细胞为主	增高	降低	多数降低	涂片墨汁染色可发现隐球菌
脑脓肿	常升高	清或不太清	+～++	正常～数百	正常或稍高	正常	正常	
中毒性脑病	升高	清	±～+	正常	正常或稍高	正常	正常	—

5. 治疗要点

（1）抗生素治疗　①用药原则：早期、联合静脉用药，做到剂量足、疗程够，力争在用药24小时内将脑脊液中的致病菌杀灭。②抗生素选择：对明确诊断而致病菌尚不详者，采用敏感、可通过血脑屏障及毒性低的抗生素，目前主张选用第三代头孢菌素，如头孢曲松钠或头孢噻肟钠。病原菌明确后可按照药物敏感试验的结果选用敏感的抗生素。③抗生素疗程：依病原菌种类而定，肺炎链球菌、流感嗜血杆菌脑膜炎应由静脉点滴给药10～14天；脑膜炎奈瑟菌用药7天；金黄色葡萄球菌和革兰阴性菌疗程应在21天以上。有并发症者应适当延长给药时间。

（2）糖皮质激素治疗　糖皮质激素对多种炎症因子的产生有抑制作用，可降低血管通透性，使脑水肿及颅内高压症状得以减轻。一般选用地塞米松每日0.6mg/kg，分4次静脉注射，连续2～3天。

（3）并发症的治疗　①硬脑膜下积液：积液量多且出现颅内压增高表现时，采取硬膜下穿刺将积液放出的方法（放液量每次每侧15mL以内），多数患儿的积液可逐渐减少而治愈。②脑室管膜炎：采取侧脑室穿刺引流的方法缓解症状，同时应用适宜抗生素行脑室内注入。③脑积水：可行正中孔粘连松解、导水管扩张及脑脊液分流手术进行治疗。

（4）对症及支持治疗　密切观察生命体征、意识、瞳孔等变化，及时处理颅内压增高以及高热、惊厥等情况，保证能量摄入，维持水、电解质及酸碱平衡。

【护理诊断】

1. 体温过高 与细菌感染有关。

2. 潜在的并发症 颅内压增高，水、电解质紊乱。

3. 有受伤的危险 与抽搐或意识障碍有关。

4. 营养失调 与摄入不足、机体消耗增多有关。

5. 恐惧 与病情重，预后不良有关。

【护理措施】

1. 防止颅内压增高 由于患儿对环境刺激极敏感，微小声音或光线刺激即可加重或发生颅内压增高，因此病室应尽量保持安静，避免光线刺激，让患儿采取舒适的体位，侧卧位并将床头轻轻抬高15°～30°，以减轻头部疼痛。患儿需要应对大量的侵袭性治疗，例如腰椎穿刺、持续的静脉注射及各种治疗、护理操作等，尽量集中进行，避免多次刺激。

2. 按医嘱用药 应用甘露醇降低颅内压，静脉推注时不可漏到血管外，以免引起局部刺激和局部水肿。应用抗生素，如青霉素、头孢曲松等，由于本病静脉给药疗程较长，必须有计划地选择和保护静脉，最好使用静脉留置针，减少因多次穿刺对患儿造成的痛苦，保证药物按时、准确地输入。

3. 密切观察病情变化 观察患儿的生命体征及面色、神志、瞳孔、囟门等变化，及早采取应对措施。如呼吸节律深而慢或不规则、瞳孔忽大忽小或两侧不等大、对光反应迟钝、血压升高，应警惕脑疝的发生。若患儿在治疗中高热不退，或退而复升，前囟饱满、颅缝裂开、头颅静脉扩张，出现落日眼、破壶音，提示硬脑膜下积液、脑积水。

4. 维持正常体温 高热患儿应卧床休息，及时监测体温，必要时给予物理降温或药物降温（详见模块十七项目一），以减少大脑氧的消耗，防止热性惊厥发生。

5. 加强安全保护 惊厥发作时，将患儿头偏向一侧，给予口腔保护以免舌咬伤，拉好床栏，避免躁动及惊厥时受伤或坠床。及时清理患儿呕吐物，保持呼吸道通畅，避免窒息，必要时给予镇静剂。

6. 腰椎穿刺护理 在穿刺前先向家长说明腰穿是诊断和随访本病必不可少的检查，脑脊液每小时可产生20mL左右，抽出的2mL脑脊液检查不会影响机体的功能，以消除患儿及家长的顾虑和恐惧心理。穿刺后去枕平卧4～6小时，禁食2小时即可，以防头痛发生。每次穿刺后用无菌纱布覆盖穿刺部位以防感染，保持纱布干燥，观察有无渗液、渗血，24小时不宜淋浴。观察术后有无头痛、脑疝及感染等并发症。

7. 加强基础护理 做好口腔及皮肤护理。保证足够热量摄入，按患儿热量需要制定饮食计划，给予高热量、清淡、易消化的流质或半流质饮食。少量多餐，防止呕吐发生。注意食物的调配，增加患儿食欲。频繁呕吐不能进食者，应注意观察呕吐情况，并静脉补液，维持水电解质平衡。有吞咽障碍者，应及早鼻饲，以防窒息。监测患儿每日热卡摄入量，及时给予适当调整。

【健康指导】

1. 指导家长能协助做好患儿的生活护理，正确观察昏迷患儿呼吸、脉搏、神志等情况，讲解并示范帮助患儿翻身、清洁皮肤、清理口腔和鼻腔分泌物及鼻饲等操作，保持皮肤干燥，指导家长在患儿臀部及骨隆突部位垫海绵垫以防发生压疮。

2. 指导家长观察患儿病情，如为婴儿每日测头围 1 次，并注意前囟紧张度以判断是否发生脑积水；1 岁以上者可通过“游戏”的方式观察患儿的反应和肢体活动情况，及时发现有无智能障碍、肢体瘫痪等，以便及早采取干预措施。

3. 康复训练指导，指导瘫痪患儿的家长协助患儿进行肢体运动及功能锻炼，讲解护理的注意事项，每 2 ～ 3 小时翻身 1 次、做肢体按摩和被动运动等，并指导进一步治疗。

项目三　病毒性脑膜脑炎

病毒性脑膜脑炎（viral encephalitis）是由多种病毒引起的颅内急性炎症。若病变主要累及脑膜，临床表现为病毒性脑膜炎；若病变主要累及大脑实质，则以病毒性脑炎为表现特征；若两者同时受累，则称为病毒性脑膜脑炎。临床以精神和意识障碍为突出表现。是儿童常见的中枢神经系统感染性疾病，夏秋季发病率高。大多数患儿病程呈自限性。

【病因与发病机制】

80% 以上是由肠道病毒引起（如柯萨奇病毒、埃可病毒、轮状病毒等），其次为虫媒病毒（如流行性乙型脑炎病毒、蜱传播脑炎病毒）、腺病毒、单纯疱疹病毒、腮腺炎病毒等。

病毒大多自呼吸道、胃肠道或昆虫叮咬侵入人体，在淋巴系统内增殖后经血循环到达各脏器，特别是网状内皮系统，此时患儿可产生发热等全身症状。如病毒在这些器官内进一步增殖并进入血流，则可向全身播散。在儿童机体免疫力较低，血脑屏障功能不健全的情况下，病毒即可侵犯脑或脑膜组织，出现中枢神经症状。有些病毒也可直接经周围神经通路侵入脑组织引起炎症（如单纯疱疹病毒经嗅神经侵入脑部）。

中枢神经系统的病理改变主要是大量病毒对脑组织的直接入侵和破坏的病变，也可为感染引发神经组织对病毒抗原的免疫反应，导致神经脱髓鞘病变、血管与血管周围组织的损伤及其所造成的供血不足。

【护理评估】

1. 健康史 评估患儿病前1～3周有无腮腺炎、水痘、麻疹或呼吸道或消化道感染史；有无接触动物或被昆虫叮咬史；预防接种史及有无流行病等情况。

2. 身体状况 临床表现取决于脑膜或脑实质受累的相对程度和部位。轻者预后良好，重者可留下后遗症甚至导致死亡。

（1）病毒性脑膜炎 患病前多有呼吸道或消化道感染史，继而发热、恶心、呕吐，婴儿常有烦躁不安，易激惹，较少发生严重意识障碍、惊厥等。年长患儿诉头痛，脑膜刺激征阳性。病程多在2周内。

（2）病毒性脑炎 主要表现为发热、惊厥、意识障碍及颅内压增高。一般病程2～3周，多数病例可完全恢复，少数患儿可留有后遗症，如癫痫、听力障碍、肢体瘫痪及不同程度的智力低下等。

1）前驱症状 全身感染症状如发热、头痛、呕吐、腹泻等。

2）中枢神经系统表现 ①惊厥：多表现为全身性发作，严重者可呈惊厥持续状态。②意识障碍：轻者反应淡漠、迟钝、嗜睡或烦躁；重者谵妄、甚至呈深昏迷。③颅内压增高：头痛、呕吐，婴儿前囟饱满，严重者发生脑疝。④运动功能障碍：根据受损部位不同，可出现偏瘫、单瘫、不自主运动、面瘫、吞咽障碍等。⑤精神障碍：若病变累及额叶底部、颞叶边缘系统，可发生幻觉、失语、躁狂、定向力及记忆力障碍等精神异常表现。

3. 心理－社会状况 家长及患儿因缺乏对疾病的认识和护理知识而出现焦虑和恐惧。患儿因头痛、行为异常而烦躁、哭闹。家长因担心脑疝危及患儿生命，疾病预后不良导致的后遗症而惊恐担忧。

4. 辅助检查

（1）脑脊液检查 外观清亮，压力正常或增高；白细胞总数轻度增多，早期以多核细胞为主，后期以淋巴细胞为主；糖和氯化物在正常范围，蛋白质轻度增高。

（2）病毒学检查 部分患儿取脑脊液进行病毒分离及特异性抗体检测均为阳性。

（3）脑电图 病程早期脑电图即出现弥漫性或局限性异常慢波背景活动，提示脑功能异常。

5. 治疗要点 本病缺乏特异性治疗方法，以支持、对症治疗为主。维持水、电解质平衡，合理补充营养，对于营养不良患儿给予静脉营养或白蛋白。控制惊厥、脑水肿和颅内压增高，抗病毒治疗等。

【护理诊断】

1. 体温过高　与病毒血症有关。

2. 潜在并发症　颅内压增高、昏迷。

3. 躯体活动障碍　与脑实质炎症病变有关。

4. 营养失调　与营养摄入不足有关。

【护理措施】

1. 维持正常体温　保持病室的安静及适宜的温、湿度，避免光线过强，采取舒适的体位。监测体温，观察热型及伴随症状，高热时给予降温处理。

2. 精神异常患儿护理　向患儿及家长介绍周围环境和主管医师、负责护士等，以消除患儿的陌生感。明确环境中可引起患儿坐立不安的刺激因素，可能的话，使患儿离开刺激原。如患儿出现幻觉时，鼓励其告知医护人员，并与之讨论幻觉内容，确定引起幻觉的原因，以便采取适当的措施。纠正患儿的错误概念和定向力，为患儿提供保护性的看护和日常生活的细心护理。

3. 昏迷患儿护理

（1）患儿取卧位，一侧背部稍垫高，头偏向一侧，以利于分泌物排出。上半身可抬高 $20^{\circ} \sim 30^{\circ}$，利于静脉回流，降低脑静脉窦压力，利于降颅压。每 2 小时翻身一次，空掌心拍背促进痰液排出，减少坠积性肺炎。

（2）密切观察病情变化，如发现瞳孔改变、呼吸不规则及时应用脱水剂，减轻脑水肿，预防脑疝形成和呼吸骤停。

（3）保持呼吸道通畅、给氧，如有痰液堵塞，立即气管插管吸痰，必要时作气管切开或使用人工呼吸机。

（4）对昏迷或吞咽困难患儿，应尽早给予鼻饲或静脉高营养液，保证热量供应。并做好口腔护理。

（5）输能量合剂营养脑细胞，促进脑功能恢复。

4. 积极促进功能恢复

（1）加强基础护理　为患儿创造良好的环境，昏迷患儿保持侧卧位，定时翻身及按摩皮肤，以促进血液循环，防止出现压疮。帮助患儿翻身，并轻拍患儿背部，促使其排出痰液，减少坠积性肺炎的发生。

（2）恢复脑功能　对脑功能障碍的患儿采取适当措施，提供保护性照顾，给予针灸、按摩、理疗、脑微循环物理治疗等；同时按医嘱给予促进脑代谢的药物，如胞二磷胆碱、维生素 B_6、维生素 E、吡拉西坦、泛酸等促进脑细胞代谢的药物。

（3）恢复肢体功能　瘫痪者肢体保持功能位，病情稳定后及早帮助患儿进行肢体的被动或主动功能锻炼，注意循序渐进。在改变锻炼方式时加强指导，及时给予帮助和鼓励。

【健康指导】

1. 介绍本病及患儿病情。根据患儿及家长的接受程度，介绍病情及可能的转归，增强战胜疾病的信心。

2. 指导家长掌握保护性看护和日常生活护理的知识。

3. 康复性训练指导，指导家长做好智力训练和瘫痪肢体功能训练，使患儿得到良好的生活照顾，促进功能的全面恢复。

4. 加强营养，增强体质，提高机体免疫力。

5. 详细介绍恢复期用药方法，定期复诊。

重点、难点、考点

1. 重点：化脓性脑膜炎的病因、护理评估。

2. 难点：化脓性脑膜炎、病毒性脑炎的护理诊断和护理措施。

3. 考点：化脓性脑膜炎的护理措施。

复习思考

1. 简述神经反射。

2. 化脓性脑膜炎脑脊液特点。

3. 化脓性脑膜炎的护理措施有哪些？

4. 案例：患儿，男，1 岁。因“抽搐 1 次伴意识丧失”入院。体检：T39℃，R35 次 / 分，P120 次 / 分。脑脊液检查：压力升高，外观清亮，白细胞数 150×10^6/L，以淋巴细胞为主，糖和氯化物正常，蛋白质轻度增高。入院诊断为病毒性脑炎。

（1）该患儿主要的护理诊断是什么？

（2）应采取哪些护理措施？

扫一扫，知答案

扫一扫，看课件

模块十五

免疫系统疾病患儿的护理

【学习目标】

1. 掌握过敏性紫癜和皮肤黏膜淋巴结综合征的护理评估、护理诊断及护理措施。

2. 熟悉原发性免疫缺陷病、风湿热、幼年特发性关节炎的护理评估及护理要点。

3. 了解儿童免疫系统发育特点。

4. 能正确应用护理程序对以上疾病进行护理和健康指导。

项目一 儿童免疫系统特点

免疫（immunity）是机体的生理性保护机制，其本质是识别自身，排除异己；功能包括防御感染，清除衰老、损伤或死亡的细胞，识别和清除突变细胞。免疫功能失调可致异常免疫反应，即变态反应、自身免疫反应、免疫缺陷及发生恶性肿瘤。儿童出生时免疫细胞和免疫器官均已较成熟，其免疫功能低下可能为未接触抗原、未建立免疫记忆之故。

【儿童非特异性免疫】

非特异性免疫是机体在长期的种族进化过程中不断与各种病原体相互斗争而建立起来的一系列防卫功能，是一种天然免疫力，与生俱来且可遗传给后代。

1. 屏障作用

（1）皮肤黏膜屏障　健康完整的皮肤和黏膜是阻止微生物向体内入侵的第一道防线。它通过体表上皮细胞的脱落或更新，局部分泌液的抗菌作用以及正常菌群的拮抗作用来维护人体的健康。儿童年龄越小，屏障作用越差，尤其是新生儿皮肤黏膜易损伤，造成病原体侵入引起败血症。

（2）血脑屏障　主要由软脑膜、脑毛细血管和包在血管壁外的由星状胶质细胞形成的胶质膜构成。这些组织结构致密，能阻止病原菌及大分子物质通过，保护中枢神经系统。儿童血脑屏障发育尚未完善，易发生颅内感染。

（3）血胎屏障　由母体子宫内膜的基蜕膜和胎儿绒毛膜滋养层所组成，能防止母体内病原微生物通过。但在妊娠前3个月，该屏障尚未完善，若此时受到风疹病毒、巨细胞病毒等感染，可导致胎儿畸形、流产或死胎。

2. 吞噬作用　吞噬细胞包括中性粒细胞和单核/巨噬细胞。当病原体穿过体表屏障侵入机体后即被机体内的吞噬细胞所消灭。婴幼儿对病原微生物的滤过作用差，吞噬细胞活性较低，故易被感染且感染后易扩散。

3. 抗微生物物质　正常人体的体液和组织中存在多种抑菌、杀菌或溶菌的物质，其中主要的有：

（1）补体　补体是一组激活后具有放大特异性免疫和吞噬作用的物质，但母体的补体不传输给胎儿。足月新生儿出生时血清补体含量低，其补体经典途径（CH_{50}、C_3、C_4和C_5）活性是成人的50%～60%，生后3～6个月达到成人水平；旁路途径的各种成分发育更为落后。

（2）干扰素　干扰素能保护敏感的宿主细胞抵御病毒感染，抑制病毒在宿主细胞内复制。

（3）溶菌酶　溶菌酶具有杀菌、溶菌作用。中性粒细胞和巨噬细胞中均含有大量溶菌酶，对吞噬、杀灭细菌有重要意义。

【儿童特异性免疫】

特异性免疫是后天获得的，有针对某种抗原物质的特异性。特异性免疫包括体液免疫和细胞免疫，并由免疫系统来完成。

1. 细胞免疫（T细胞免疫）　胎儿的细胞免疫功能尚未成熟，对宫内病毒感染（如巨细胞病毒）不能产生足够的免疫力，可造成胎儿长期带病毒现象；出生时T细胞免疫功能已近完善，生后随着与各种抗原反复接触，T细胞免疫功能更趋完善。新生儿CD_4细胞不仅辅助功能较低，而且还有较高的抑制活性，导致B细胞产生免疫球蛋白受抑制，一般在生后6个月CD_4辅助功能趋于正常。

2. 体液免疫（B细胞免疫）　B细胞与T细胞免疫相比，B细胞免疫的发育较迟滞。B细胞需要抗原刺激和来自Th2的淋巴因子的诱导，最终分化为产生免疫球蛋白（Ig）的浆细胞。Ig可分为IgG、IgM、IgA、IgD及IgE五类：

（1）IgG　IgG是唯一可以通过胎盘的免疫球蛋白，也是血清中主要的Ig。越接近妊娠晚期，来自母体的IgG越多，来自母体的IgG对婴儿生后防御白喉、麻疹、脊髓灰质炎等感染起着重要作用，在出生后随着代谢分解而逐渐下降，至6个月时全部消失，故此时易患感染性疾病。婴儿自身产生IgG从3个月时才逐渐增多，到8～10岁时逐渐接近成人水平。

（2）IgM　IgM是个体发育过程中最早合成和分泌的抗体，在胎儿期已出现。正常情况下，因无抗原刺激，胎儿自身产生IgM甚微；如果脐带血中IgM增高，提示宫内感染。新生儿血清IgM水平低下是易患大肠埃希菌等革兰阴性细菌感染的重要原因，1岁时IgM可达成人的75%。

（3）IgA　IgA发育最迟，可分为血清型和分泌型两种。脐带血中IgA升高同样也提示宫内感染；新生儿血IgA含量甚微，1岁时仅为成人的20%，12岁时达到成人水平。分泌型IgA不被水解蛋白酶破坏，是黏膜局部抗感染的重要因素，新生儿、婴幼儿易患呼吸道和消化道感染，2～4岁达成人水平。

（4）IgD和IgE　目前对IgD功能尚不清楚，IgD在5岁时达成人水平的20%。IgE的主要功能是参与Ⅰ型超敏反应，此外还参与抗寄生虫感染，IgE约7岁时达成人水平。

项目二　原发性免疫缺陷病

原发性免疫缺陷病（primary immunodeficiency disease，PID）是因相关基因突变或缺陷导致免疫系统功能损害的疾病。本病具有遗传倾向，好发于婴幼儿，严重者常于1岁内死亡。可分为T细胞和B细胞联合免疫缺陷、以抗体为主的免疫缺陷、其他已明确临床（基因表达）的免疫缺陷综合征、免疫调节失调性疾病、先天性吞噬细胞数量和（或）功能缺陷、天然免疫缺陷、自身炎症反应性疾病和补体缺陷。主要特点为抗感染能力低下而发生反复和慢性感染，同时伴有自身稳定和免疫监视功能异常而发生自身免疫性疾病、过敏性疾病和恶性肿瘤。

【护理评估】

1. 健康史　评估家族中有无遗传性疾病史；评估患儿母亲在妊娠期间有无风疹或巨细胞病毒感染史；评估患儿有无反复感染史等。

2. 身体状况

（1）反复和慢性感染　患儿常发生反复、严重、持久和抗感染药物疗效不佳的感染。发生年龄和病情因免疫缺陷的不同类型而异；易感病原取决于患儿免疫系统受损的部分，体液免疫缺陷易发生细菌感染，细胞免疫缺陷易发生病毒或其他细胞内微生物感染；感染最常见的部位是呼吸道，其次是胃肠道。

（2）肿瘤和自身免疫性疾病　随年龄增长易发生肿瘤，尤以淋巴系统肿瘤多见，其发生率是正常人群的 10 ～ 100 倍。自身免疫性疾病包括溶血性贫血、免疫性血小板减少症、系统性红斑狼疮和皮肌炎以及过敏性疾病如支气管哮喘等。

（3）其他　约半数患儿有阳性家族史；生长发育迟缓等。

3. 心理 – 社会状况　评估家长对本病的认知程度，家长常因本病的遗传、先天感染因素而感到内疚、自责，因病情反复较重而焦虑、沮丧。评估家庭居住环境、生活习惯及经济状况等。

4. 辅助检查

（1）实验室检查　全血细胞计数、外周血淋巴细胞分类计数、皮肤迟发超敏反应、血清免疫球蛋白测定和氮蓝四唑实验等初筛实验。初筛实验异常者应转诊至具有免疫功能分析和分子诊断条件的单位做确诊实验。

（2）其他　影像学检查可发现部分患儿胸腺萎缩，提示 T 细胞功能缺陷；扁桃体消失可见于抗体缺陷和联合免疫缺陷。

5. 治疗要点　保护性隔离和支持疗法；替代疗法，如免疫球蛋白、新鲜血浆等；免疫重建，采用正常细胞或基因片段植入患儿体内，使其在患儿体内定居存活以持久地纠正免疫缺陷病。

【护理诊断】

1. 有感染的危险　与免疫缺陷有关。

2. 发育滞后　与严重反复感染，营养失调有关。

3. 潜在并发症　自身免疫性疾病、肿瘤。

【护理措施】

1. 预防感染　加强护理和保护性隔离，尽量减少患儿与病原体接触的机会；一旦感染应及时治疗，有时需长期用抗感染药物预防。患儿一般应禁止活疫苗接种，以免引起全身感染。

2. 遵医嘱应用替代疗法和免疫重建　替代用药时注意个体化，以能控制感染为度；注意观察不良反应的发生，并及时通知医生给予处置。血液制品须照射处理后使用，以免发生移植物抗宿主病。协助医生开展免疫重建。

3. 一般护理　安排合理的休息和运动，鼓励经治疗后的患儿尽可能参加正常生活；注重营养。

【健康指导】

1. 加强家庭宣教，以增强父母和患儿对疾病治疗的信心。

2. 指导家长加强保护性隔离，促进儿童营养，观察有无感染迹象。

3. 严重免疫缺陷患儿禁用活疫苗，以防发生全身感染。

4. 家族成员中已确诊免疫缺陷病者应接受遗传学咨询，进行初筛检查，妊娠期应做产前筛查，如羊水细胞检查、性染色体或基因等检查，必要时终止妊娠。

项目三　过敏性紫癜

过敏性紫癜（anaphylactoid purpura）又称亨—舒综合征，是一种以小血管炎为主要病变的系统性血管炎。临床特点为非血小板减少性皮肤紫癜，伴关节肿痛、腹痛、便血、血尿和蛋白尿。多发生于 2 ～ 8 岁儿童，男性多于女性，秋春季好发。

【护理评估】

1. 健康史　评估患儿病前是否接触过敏原（如各种感染、特殊食物、药物服用、疫苗接种、昆虫叮咬、花粉接触等）；有无对药物、食物、花粉等过敏史；居住环境；发病前 1 ～ 3 周有无上呼吸道感染史，有无寄生虫病史；既往有无类似发作。

2. 身体状况　急性起病，首发症状以皮肤紫癜为主，可伴有低热、神萎、乏力、食欲不振等全身症状。

（1）皮肤紫癜　反复出现皮肤紫癜为本病特点；多见于下肢伸侧和臀部，对称分布，分批出现，严重者可延及全身。初起为紫红色，逐渐变为暗紫色，最终呈棕褐色而消退，紫癜大小不等，高出皮肤，压之不褪色，可伴有荨麻疹和血管神经性水肿，重症者可融合成大疱伴出血性坏死。皮肤紫癜一般在 4 ～ 6 周后消退，部分患儿间隔数周至数月后复发。

（2）消化道症状　约 2/3 患儿反复出现阵发性腹痛，位于脐周或下腹部，疼痛剧烈；可伴恶心，但呕血少；部分患儿有黑便及血便、腹泻或便秘。

（3）关节症状　约 1/3 患儿出现膝、踝、肘等大关节肿痛，活动受限，呈单发或多发；关节腔有积液，呈游走性和一过性，多在数日内消失，不遗留关节畸形。

（4）肾脏症状　30% ～ 60% 患儿有肾脏受损，是儿科最常见的继发性肾小球疾病，常发生于起病 1 个月内，症状轻重不一。多数患儿出现血尿、蛋白尿和管型，伴高血压及浮肿，称为紫癜性肾炎；少数呈肾病综合征表现。有些患儿的血尿、蛋白尿持续数月甚至数年，但大多愈后良好；少数发展为慢性肾炎，死于慢性肾衰竭。

（5）其他　偶可发生颅内出血，导致失语、瘫痪、昏迷、惊厥。还可有鼻出血、牙龈出血、咯血、睾丸出血等。

3. 心理－社会状况　评估患儿及家长对疾病的认知程度和治病态度。患儿及家长对本病认识不足而感焦虑、恐慌。对病程迁延、合并有严重肾脏损害者，担心影响学业，常给家庭带来精神上和经济上的负担而感悲观。

4. 辅助检查

（1）血液检查　血小板计数正常；出血和凝血时间正常；血块退缩试验正常。白细胞数正常或轻度增高，可伴嗜酸性粒细胞增高。血沉轻度增快，部分患儿血清 IgA 浓度增高。部分患儿的毛细血管脆性试验阳性。

（2）尿常规　可有红细胞、蛋白、管型，重症有肉眼血尿。

（3）粪隐血试验　可呈阳性反应。

5. 治疗要点　本病无特效疗法，以支持和对症治疗为主。

（1）一般治疗　卧床休息，积极寻找和祛除致病因素，有感染者积极控制感染，补充维生素。

（2）对症治疗　有荨麻疹或血管神经性水肿者，应用抗组胺药物和钙剂；腹痛时应用解痉剂；消化道出血时应禁食，可静脉滴注西咪替丁，必要时输血。

（3）肾上腺皮质激素　急性期可缓解腹痛和关节痛，但不能影响预后，亦不能预防肾损害的发生。可用泼尼松每日 1 ～ 2mg/kg，分次口服，或用地塞米松、甲泼尼龙静脉滴注，症状缓解后即可停用。

（4）其他　抗凝治疗，如双嘧达莫（潘生丁）每日 3 ～ 5mg/kg，分次服用；紫癜性肾炎可用肝素治疗。明显消化道出血者应使用止血药物；有严重肾脏损害时考虑选用免疫抑制剂。

【护理诊断】

1. 皮肤完整性受损　与变态反应性血管内皮受损有关。

2. 疼痛　与肠道和关节紫癜致腹痛、关节痛有关。

3. 潜在并发症　消化道出血、紫癜性肾炎、颅内出血、肠套叠和肠穿孔等。

4. 焦虑　与病程长、病情危重、患儿及家长缺乏相关疾病知识有关。

【护理措施】

1. 皮肤护理　保持皮肤清洁，避免摩擦、碰伤、抓伤，如有破溃及时处理，防止出血和感染。衣着宽松、柔软，并保持清洁、干燥。被褥平整、清洁、柔软，防止紫癜受压、破损。尽量减少肌内注射；静脉注射操作轻柔，尽量一针见血，扎压脉带切勿太紧，拔针后延长进针部位的压迫时间。

2. 腹痛、便血的护理　腹痛时应卧床休息，取舒适的体位；遵医嘱使用肾上腺皮质激素，缓解腹痛。有肠道出血倾向者给予无渣半流质或流质饮食；呕血严重及便血者，应暂禁食；出血量多时要绝对卧床休息，给予静脉补液和输血；注意大便性状及隐血检查。

3. 关节肿痛的护理　观察疼痛和肿胀情况，保持患肢功能位置；必要时使用热敷或冷敷，以减少疼痛。协助患儿选用舒适体位，做好日常生活护理。必要时遵医嘱用肾上腺皮质激素，缓解关节疼痛。

4. 病情观察　观察紫癜的分布，有无消退或增多。腹痛者注意其部位和性质。出血量多时要准确记录出血量，监测脉搏、血压，以便早期发现失血性休克。观察尿量、尿色，定时查尿常规；若有血尿和蛋白尿，提示紫癜性肾炎，则按肾炎护理。

5. 心理护理　过敏性紫癜往往病情反复，病程长，患儿及家长多有急躁情绪，应针对具体情况做好解释，消除不良情绪，树立战胜疾病的信心。

【健康教育】

1. 本病可反复发作和肾脏损害，针对具体情况予以解释，以减少患儿及家长的不安及痛苦。对应用激素者，好院内外指导，指导家长遵医嘱按时、准确用药，避免随意加减量或停药，并定期随访。

2. 帮助家长寻找病因，避免接触过敏原，以免复发。

项目四　皮肤黏膜淋巴结综合征

皮肤黏膜淋巴结综合征（mucocutaneous lymphnode syndrome，MCLS）又称川崎病，是一种以全身性血管炎为主要病理改变的急性发热出疹性疾病。临床特点为急性发热、皮肤黏膜病损和淋巴结肿大。多数自然康复；少数发生冠状动脉损害，心肌梗死是主要死因，是儿童后天性心脏病的首因。多见于婴幼儿，5 岁以内占 80%，男性多见。

【护理评估】

1. 健康史　评估患儿发热的热程、热型及程度，抗生素治疗是否有效。了解皮肤出疹时间、形态和分布；询问近期有无与麻疹、猩红热等出疹性疾病患儿的接触史；近期服药史及疗效。

2. 身体状况

（1）主要表现

1）发热　最早出现的症状，体温 39℃～40℃，持续 7～14 天或更长，呈稽留或弛张热型，抗生素治疗无效。

2）球结合膜充血　起病3～4天出现，无脓性分泌物，热退后消散。

3）唇及口腔表现　唇充血皲裂，口腔黏膜弥漫充血，舌乳头突起、充血呈草莓舌。

4）肢端表现　急性期手足硬性水肿，掌跖红斑；恢复期甲床皮肤移行处有膜样脱皮，重者指（趾）甲脱落。

5）皮疹　发热后2～3天出疹，为多形性弥漫性红斑、猩红热样皮疹，躯干部多见，持续4～5天后消退。肛周皮肤发红、脱皮。

6）颈部淋巴结肿大　单侧或双侧，肿大的淋巴结质硬、稍有触痛，但表面不红、不化脓、不发热；热退时消散。

（2）心脏表现　少见，于发病1～6周可出现心肌炎、心包炎、心内膜炎、心律失常表现。发生冠状动脉瘤或狭窄者，可无临床症状，少数可有心肌梗死的表现。冠状动脉损害多发生于病程第2～4周，也可发生于疾病恢复期。心肌梗死和冠状动脉瘤破裂可致心源性休克，甚至猝死。

（3）其他　可有间质性肺炎、无菌性脑膜炎、消化系统症状（腹痛、呕吐、腹泻、肝大、黄疸等）、关节肿痛等表现。

3. 心理－社会状况　评估家长对本病的认知程度，家长常因对该病缺乏了解而焦虑，因患儿可能发生的猝死而恐慌。患儿因发热不退而哭吵、烦躁。

4. 辅助检查

（1）血液检查　周围血白细胞增高，以中性粒细胞为主，伴核左移；有轻度贫血，血小板初期正常，第2～3周增多。血沉有增快，C反应蛋白增高，血浆纤维蛋白原增高，血浆黏度增高。血清转氨酶升高。

（2）免疫学检测　血清IgG、IgM、IgA、IgE和血循环免疫复合物升高。

（3）心电图检查　多为窦性心动过速，可出现ST-T变化；有心包炎时可有广泛ST段抬高和低电压；有心肌梗死时ST段明显抬高、T波倒置及异常Q波。

（4）胸部X线检查　可见肺纹理增多、模糊或有片状阴影，心影可扩大。

（5）超声心动图检查　可有冠状动脉异常，如冠状动脉扩张、冠状动脉瘤、冠状动脉血栓形成。急性期可见心包积液，二尖瓣、主动脉瓣或三尖瓣反流。

（6）冠状动脉造影　观察冠状动脉病变的部位、类型和分级，以指导治疗。

5. 治疗要点　以控制全身血管炎症，防止冠状动脉瘤形成及血栓性阻塞为主。

（1）阿司匹林　首选药物，每日30～50mg/kg，分2～3次口服，热退后3天逐渐减量，2周左右减至每日3～5mg/kg，维持6～8周。如有冠状动脉病变时，应延长用药至冠状动脉恢复正常。

（2）丙种球蛋白　大剂量丙种球蛋白静脉注射，用法为1～2g/kg于8～12小时静脉缓慢输入，起病后 5 ～ 7 天内应用效果最佳，可迅速退热，预防冠状动脉病变发生。部分患儿效果不佳，可重复使用 1 ～ 2 次。

（3）糖皮质激素　不宜单独应用，因可促进血栓形成，易并发冠状动脉瘤并影响冠脉病变的修复；必要时与阿司匹林和双嘧达莫合并应用。

（4）抗血小板聚集　除阿司匹林外，可加用双嘧达莫每日 3 ～ 5mg/kg。

（5）对症支持治疗　如高热降温、加强护理、补充液体、保肝、控制心力衰竭、纠正心律失常，有心肌梗死时及时进行溶栓治疗等。

【护理诊断】

1. 体温过高　与全身性血管炎性反应有关。

2. 皮肤黏膜完整性受损　与小血管炎性改变有关。

3. 潜在并发症　冠状动脉瘤、心肌梗死。

4. 焦虑　与病情危重、患儿及家长缺乏相关疾病知识有关。

【护理措施】

1. 维持体温正常　急性期卧床休息，每隔 4 小时监测体温并记录，观察热型和伴随症状。高热时给予温水擦浴等物理降温，必要时遵医嘱药物降温，警惕热性惊厥的发生；鼓励多饮水。

2. 皮肤黏膜护理　保持皮肤清洁，洗净患儿双手，剪短指甲以免抓伤皮肤，对半脱的痂皮要采取正确的方法去除。肛周涂少许液状石蜡。口腔护理每日 2 ～ 3 次，饭后及时漱口，保持口腔清洁，防止继发感染。根据口腔黏膜病损程度，用维生素 E 涂口唇每日 1 ～ 2 次，及时处理口腔溃疡。

3. 用药护理　遵医嘱服用阿司匹林，注意药效及不良反应，长期使用者注意肝功能损害及消化道症状。丙种球蛋白冲击疗法时偶尔见皮疹，严重可发生喉头水肿、休克，应严密观察，及时处理。

4. 病情观察　密切观察心率、心律、心音的改变，有无气促、烦躁不安及面色、精神状态的变化；必要时进行心电监护。

5. 心理护理　及时向家长讲明病情，消除患儿及家长的紧张情绪，使其积极配合治疗。

【健康教育】

1. 解释疾病的发展和预后，消除患儿及家长的紧张情绪。本病为自限性疾病，多数预后良好。未经治疗者并发冠状动脉瘤的可达 15% ～ 25%；死亡率约为 0.5% 左右，死因多为心肌梗死或猝死；复发率为 1% ～ 2%。

2. 患儿定期复查心电图、超声心动图，结合患儿家庭经济状况使其理解和配合。对有冠状动脉病变的患儿，要密切观察和定时随访。2 年内每 3 ～ 6 个月 1 次,2 年后每年 1 次。

3. 大剂量应用丙种球蛋白的患儿在 9 个月内不宜进行麻疹、风疹、腮腺炎等活疫苗的预防接种。

项目五　风湿热

风湿热（rheumatic fever）是一种与 A 组乙型溶血性链球菌感染有关，有反复发作倾向，累及多系统的免疫性炎性疾病。临床特点为心脏炎、游走性关节炎、舞蹈病、环形红斑和皮下小结，心脏炎是最严重的表现，急性期可危及患儿生命，反复发作可致永久性心脏瓣膜病变，影响日后劳动力。发病年龄以 5 ～ 15 岁多见，无性别差异，冬春季节多见，寒冷、潮湿地区发病率高。

【护理评估】

1. 健康史　评估患儿发病前 1 ～ 3 周有无咽炎、扁桃体炎、脓疱疮、猩红热等病史。询问既往有无心脏病或关节炎病史，评估家庭的居住环境和气候等情况。

2. 身体状况　多数起病较急，表现与疾病侵犯部位和程度有关。年龄愈小，心脏受累的机会愈多；关节炎多见于年长儿。

（1）一般表现　急性起病者发热在 38℃～ 40℃之间，热型不定，1 ～ 2 周后转为低热。患儿疲倦、食欲不振、面色苍白、多汗、鼻出血和腹痛等。

（2）心脏炎　占风湿热患儿的 40% ～ 50%，一般在起病 1 ～ 2 周内出现症状。以心肌炎及心内膜炎多见，亦可发生全心炎。轻者可无明显症状，仅心率增快和轻度心电图变化；严重者可导致心力衰竭。

1）心肌炎　轻者可无症状；重者可心力衰竭。安静时心动过速，与体温升高不成比例；心脏扩大，心尖搏动弥散；心音低钝，可闻奔马律；心尖区轻度吹风样收缩期杂音，主动脉瓣区可闻舒张中期杂音。X 线检查有心脏扩大，心脏搏动减弱；心电图示 P–R 间期延长，ST 段下移及 T 波平坦或倒置，或有心律失常。

2）心内膜炎　主要侵犯二尖瓣，其次主动脉瓣，造成关闭不全。二尖瓣关闭不全在心尖区可听到Ⅱ～Ⅲ级吹风样全收缩期杂音，向腋下传导，有时可闻及二尖瓣相对狭窄所致舒张中期杂音；主动脉瓣关闭不全时胸骨左缘第 3 肋间可闻及舒张期叹气样杂音。急性期瓣膜损害多为充血水肿，恢复期可渐消失；多次复发可造成心瓣膜永久性瘢痕形成，导致风湿性心瓣膜病。超声心动图检查能更敏感地发现临床听诊无异常的隐匿性心瓣膜炎。

3）心包炎　典型表现有心前区疼痛，心底部听到心包摩擦音。积液量多时心前区搏动消失、心音遥远，肝肿大、颈静脉怒张和奇脉等。X 线检查心影向两侧扩大，呈烧瓶状；卧位时心腰增宽，立位时又变窄。心电图示低电压、早期 ST 段抬高，以后 ST 段下降和 T 波平坦或倒置。超声心动图可确诊少量心包积液。临床上有心包炎表现者，提示存在全心炎。

（3）关节炎　占 50% ～ 60%，以游走性多关节炎为特点，主要侵犯膝、踝、肘、腕等大关节，表现为关节红、肿、热、痛，活动受限。经治疗后关节炎可完全治愈而不留畸形，但此起彼伏，可延续 3 ～ 4 周。

（4）舞蹈病　占 3% ～ 10%，多见于 8 ～ 12 岁女孩。表现为全身或部分肌肉无目的不自主快速动作，如伸舌歪嘴、挤眉弄眼、耸肩缩颈、晃头扭腰、语言障碍、书写困难、细微动作不协调等，伴肌肉乏力和情绪不稳；可持续 1 ～ 3 个月；在兴奋或注意力集中时加剧，入睡后即消失。

（5）皮肤症状

1）环形红斑　出现率为 6% ～ 25%，环形或半环形边界明显的淡色红斑，大小不等，中央苍白，边缘可轻度隆起，出现在躯干和四肢屈侧，呈一过性或时隐时现，持续数周，不留痕迹。

2）皮下小结　占 2% ～ 16%，圆形坚硬无痛结节，直径 0.1 ～ 1cm，与皮肤不粘连，主要分布于肘、腕、膝、踝等关节伸面的骨质隆起或肌腱附着处，或枕部、前额头皮以及胸、腰椎脊突的突起部位；经 2 ～ 4 周消失。

3. 心理 – 社会状况　注意评估家长是否了解与本病的有关知识，有无焦虑心理。年长患儿有无因长期休学而感到担忧，由于舞蹈病带来自卑心理等。评估患儿家庭环境及家庭经济状况。

4. 辅助检查

（1）链球菌感染证据　咽拭子培养发现 A 组乙型溶血性链球菌，抗链球菌溶血素“O”（ASO）、抗链球菌激酶（ASK）、抗透明质酸酶（AH）增高，说明近期有过链球菌感染，提示有风湿热可能。

（2）风湿热活动期指标　包括血沉增快、C 反应蛋白（CRP）阳性、α_2 球蛋白增高、黏蛋白增高、贫血和白细胞计数增高伴核左移现象，但仅能反应疾病的活动情况，对本病诊断无特异性。

5. 治疗要点　活动期以抗风湿治疗为主。治疗包括：

（1）休息　卧床休息的期限取决于心脏受累的程度和心功能状态。

（2）清除链球菌感染　青霉素每日 80 万 U ～ 160 万 U，分 2 次肌内注射或静脉滴注，持续 2 周，以彻底清除链球菌感染。对青霉素过敏者改用红霉素。

（3）抗风湿热治疗　心脏炎时宜早期使用肾上腺皮质激素，泼尼松每日2mg/kg，最大量每日≤60mg，分次口服，2～4周后减量，总疗程8～12周；无心脏炎患儿可用阿司匹林，每日100mg/kg，最大量每日≤3g，分次服用，2周后逐渐减量，疗程4～8周。

（4）对症治疗　高热时给予物理或药物降温；关节肿痛时应予制动；心衰时除适当限制水钠摄入和给氧外，可给予利尿和血管扩张药，并注意限制液体速度，纠正电解质紊乱；舞蹈病时可用苯巴比妥、地西泮等镇静药。

【护理诊断】

1. 心输出量减少　与心脏受损有关。

2. 疼痛　与关节受累有关。

3. 体温过高　与感染、风湿活动有关。

4. 潜在并发症　治疗药物不良反应。

5. 焦虑　与疾病的反复，预后不良有关。

【护理措施】

1. 心脏炎的护理

（1）病情观察　注意患儿面色、呼吸、心率、心律及心音变化，如有烦躁不安、面色苍白、多汗、气促等心力衰竭的表现，及时处理。

（2）限制活动　急性期无心脏炎的患儿卧床休息2周；有心脏炎无心力衰竭者宜绝对卧床休息4周；心脏炎伴充血性心力衰竭者则至少卧床休息8周；以后2～3个月内逐渐增加活动量，活动量应根据心率、心音、呼吸、有无疲劳感和血沉、心功能等情况来调整。

（3）饮食护理　给予易消化、含丰富维生素和有营养的食物，宜少量多餐，有心力衰竭者适当限制盐和水的摄入，详细记录液体出入量，保持大便通畅。

2. 关节疼痛的护理　让患儿保持舒适的体位，避免痛肢受压，移动肢体时动作轻柔；同时热水袋热敷局部关节止痛，并做好皮肤护理，指导患儿最大限度地完成自理活动。

3. 维持正常体温　密切观察体温变化，注意热型。高热时采用物理降温，并遵医嘱进行抗风湿治疗。

4. 用药护理

（1）遵医嘱准确用药，如青霉素以彻底清除和预防链球菌感染。

（2）服用阿司匹林后可有恶心、呕吐、胃痛甚至胃出血、头痛、眩晕、耳鸣和鼻出血等，如出现这些症状应考虑及时停药，按医嘱改用激素。说明饭后服用或同时加用氢氧化铝可减少胃刺激症状，加用维生素K可防止凝血酶原减少。

（3）注意使用泼尼松后可引起消化道溃疡、肾上腺皮质功能不全、精神症状、血压升高、电解质紊乱、免疫抑制等；部分患儿于停药后出现低热、关节酸痛、血沉增快等风湿活动表现，一般可在2～3天内自行消失，称“反跳现象”。

（4）注意心肌炎时易出现洋地黄中毒，观察有无恶心、呕吐、心律不齐、心动过缓等不良反应，并注意监测血钾浓度。遵医嘱准确用药，洋地黄剂量应为一般剂量的1/3～1/2。

5. 心理护理 关心爱护患儿，及时解除患儿的各种不适如发热、关节疼痛等，增强患儿战胜疾病的信心。耐心解释各项检查、治疗及护理措施的意义，使患儿积极配合治疗。

【健康教育】

1. 向家长及患儿讲解疾病的有关知识。督促患儿卧床休息，保持乐观心态，减轻家长的心理负担；指导家长遵医嘱按时给患儿服药，说明正规抗风湿治疗的重要性、长期性及定期检查的必要性。

2. 预防链球菌感染，坚持每3～4周肌内注射长效青霉素（苄星青霉素）120万U，预防注射至少5年，最好坚持到25岁；有风湿性心脏病者宜终生预防；风湿热尤其是风湿性心脏病患儿在拔牙或行其他手术时，术前、术后应用抗生素以预防感染性心内膜炎。

3. 合理安排患儿的日常生活，防止受凉，改善居住环境，避免寒冷潮湿，尽量少去公共场所，避免参加剧烈的活动及过劳。对舞蹈病患儿应做好安全防护，防止跌伤。

4. 指导家长学会观察病情，出院后定期门诊随访。

项目六 幼年特发性关节炎

幼年特发性关节炎（juvenile idiopathic arthritis，JIA）是一组以慢性关节滑膜炎为特征的全身性自身免疫性疾病。临床特点为长期不规则发热和关节肿痛，反复发作可致关节畸形，常伴皮疹、肝脾淋巴结肿大、贫血和白细胞增高等。多见于16岁以下儿童，年龄愈小全身症状愈重，年长儿以关节症状为主；男性多于女性。

【护理评估】

1. 健康史 询问患儿近日有无细菌、病毒、支原体等感染；有无发热、皮疹、关节活动异常史。了解家族中有无自身免疫性疾病患者。最近患儿有无过度疲劳、不良精神刺激、寒冷、潮湿等因素。

2. 身体状况

（1）全身型 5岁前多见。以全身症状起病，弛张热为本型的特征，体温常高达40℃

以上，发热持续数周至数月，能自然缓解，但易复发。伴一过性多形性皮疹，常随体温升降而时隐时现，呈淡红色斑丘疹，可融合成片，以胸部和四肢近端多见；关节症状较轻，呈一过性关节炎或肌痛、关节痛，以膝、指、腕、肘、肩关节为主。多数患儿肝脾淋巴结常有不同程度肿大，胸膜、心包或心肌可受损。

（2）多关节炎型　女性多见。起病缓慢，全身症状轻，仅有低热、食欲不振、消瘦、乏力、贫血。以进行性多发性关节炎，伴关节破坏为特征。受累关节在5个及以上，除脊椎关节外几乎所有关节均可受累，多为对称性；发作时疼痛、活动受限，而不发红，以晨僵为特点，关节晨僵程度和持续时间与疾病活动度相一致；反复发作者关节畸形和强直，手指呈梭形改变，并常固定于屈曲位置。

（3）少关节炎型　多见于较大儿童。全身症状轻；常侵犯单个或4个以内的关节，以膝、踝、肘等大关节为主，呈不对称性分布，多无严重的关节活动障碍；少数患儿伴慢性虹膜睫状体炎，可致失明。

（4）与附着点炎症相关的关节炎　男性多见，多于8岁后起病。四肢关节炎常为首发症状，以下肢关节炎多见，表现为肿、痛、活动受限。患儿可有反复发作的急性虹膜睫状体炎和足跟疼痛。

（5）银屑病性关节炎　儿童罕见，女性多见。表现为1个或几个关节受累，常为不对称性，约半数以上患儿有远端指间关节受累及指甲凹陷。关节炎可发生于银屑病之前或数月、数年后。40%患儿有银屑病家族史。

3. 心理－社会状况　评估家长及较大患儿对疾病的了解、关注程度和情绪变化，了解其家庭经济状况和社会支持系统。因本病为慢性疾病，病程长或长年累月频繁发作，有一定的致残率，给家庭造成一定的精神和经济负担，会影响儿童的学习和身心健康，家长对该病的慢性过程多缺乏思想准备，对治疗缺乏信心，照顾患儿有一定困难而感到不知所措。

4. 辅助检查

（1）血液检查　活动期可有轻至中度贫血，中性粒细胞增高或呈类白血病反应，血培养阴性，血沉增快，C反应蛋白阳性，α_2和γ球蛋白升高。

（2）免疫学检测　血清IgG、IgA、IgM均增高，C_3可增高，部分病例抗核抗体（ANA）和类风湿因子（RF）可呈阳性。

（3）骨、关节X线检查　早期可无异常或仅见关节附近软组织肿胀、骨膜炎和骨质疏松；晚期可见骨质高度疏松和破坏、关节面融合和关节半脱位等，以手腕关节多见。

5. 治疗要点　控制临床症状，抑制关节炎症，维持关节功能和预防关节畸形为主。

（1）一般治疗　急性期应卧床休息，增加营养，采取有利于关节功能的姿势。有关节变形、肌肉萎缩、运动受限等病变时应配合理疗、按摩和医疗体育，必要时做矫形手术。

（2）抗炎药物治疗

1）非甾体抗炎药　治疗 JIA 的一线药物，如肠溶阿司匹林、萘普生、布洛芬、甲苯吡咯酸、双氯芬酸、吡罗昔康（炎痛喜康）和吲哚美辛（消炎痛）等。本类药物不良反应为胃肠道反应、出血、肝肾功能损害和过敏反应等。不能同时应用两种非甾体抗炎药，因联合用药治疗作用无明显增加，而不良反应确明显增加。

2）缓解病情抗风湿药　二线药物如甲氨蝶呤、金制剂、羟基氯喹、柳氮磺胺吡啶、青霉胺等。这类药物需用 2 ～ 3 个月才显效，有一定毒性，但对 JIA 病情，特别是关节炎症有长期稳定治疗效果，早期使用此类药物可控制关节和骨病变加重；同时合用非甾体抗炎药。

3）糖皮质激素　虽可减轻 JIA 关节炎症状和全身症状，但不能阻止关节破坏，长期使用不良反应大，一旦停药会严重复发，因此不作为首选或单独使用的药物。

4）免疫抑制剂　适用于上述药物均无效、有严重反应或有严重并发症的重症 JIA。常用硫唑嘌呤、环磷酰胺。

【护理诊断】

1. 疼痛　与关节炎症有关。

2. 体温过高　与非化脓性关节炎症有关。

3. 躯体活动障碍　与关节僵硬、活动度减少、不适有关。

4. 潜在并发症　与慢性疾病和身体障碍有关。

5. 焦虑　患儿及家长对疾病及其预后的担忧。

【护理措施】

1. 休息与活动

（1）急性期应绝对卧床休息，注意保持关节功能位置，经常变换体位，可用沙袋、夹板固定患儿肢体于功能位置，用热敷、备支架保护患肢不受压，以减轻关节疼痛，减少肌肉萎缩，防止畸形。

（2）评估疼痛的程度，观察患儿在游戏和正常活动时的行为，关节疼痛和肿胀者，遵医嘱给予非甾体抗炎药。

（3）尽早开始关节康复治疗和锻炼，指导家长帮助患儿做被动关节运动和按摩，随时变换体位，保证关节功能，减少致残率。鼓励患儿日常生活中融入治疗性运动，并提供必要设备，对关节已畸形的患儿注意防止外伤。

2. 维持体温正常　每隔 4 小时监测体温变化，观察热型及伴随症状，并及时处理。气候变化时及时增减衣服，尤其是注意关节局部保暖。

3. 用药护理　非甾体抗炎药常见不良反应有胃肠道反应，此外对凝血功能、肝、肾和中枢神经系统也有影响，所以定期检查血常规、肝功能和肾功能。激素治疗期间注意保护性隔离。

4. 心理护理 尽量多与患儿及家长沟通，了解他们的心理感受，给予精神安慰，使他们树立信心。

【健康教育】

1. 生活尽量有规律，疾病稳定期可适当活动或上学，利于患儿生长发育，树立信心。

2. 指导家长及患儿做好受损关节的长期功能锻炼，协助患儿克服因慢性或残疾产生的自卑，鼓励患儿参加正常的活动和学习，适应现实的生活环境。

3. 出院后按医嘱长期服药，定期复诊，并注意用药的方法和不良反应。

重点、难点、考点

1. 重点：过敏性紫癜和皮肤黏膜淋巴结综合征的护理评估和护理措施。

2. 难点：原发性免疫缺陷病、风湿热、幼年特发性关节炎的护理评估及治疗要点。

3. 考点：过敏性紫癜、皮肤黏膜淋巴结综合征、风湿热和幼年特发性关节炎的护理评估和护理要点。

复习思考

1. 案例一：患儿，男，8 岁。因“双下肢皮疹 1 周，腹痛 1 天”入院。查体：神清，颜面无浮肿，双下肢散在紫红色、暗紫色斑丘疹，高出皮面，压之不褪色，双侧分布对称。腹平软，脐周轻压痛，无反跳痛及肌紧张。辅助检查：血常规：WBC 15.3×10^9/L，N 0.72，L 0.21，RBC 4.3×10^{12}/L，HB 130g/L，PLT 212×10^9/L。

（1）该患儿最可能的医疗诊断是什么？

（2）该病的护理诊断是什么？

（3）该病的护理措施有哪些？

2. 案例二：患儿，男，2 岁。发热 5 天，体温 39～40℃，用退热药无效。2 天来躯干出现荨麻疹样皮疹。查体：T 39.8℃，P 136 次 / 分，R 42 次 / 分。急性热病容，烦躁，躯干部见多形性斑丘疹。双眼球结膜充血。口唇干裂，口腔黏膜潮红，舌乳头突起呈“杨梅舌”。右颈部触及数枚如花生米大的淋巴结。手指和足趾肿胀，触之较硬。血象：WBC 13.6×10^9/L，N 0.62，L 0.30。

（1）该患儿的初步医疗诊断是什么？

（2）该病的护理诊断是什么？

（3）该病的护理措施有哪些？

扫一扫，知答案

扫一扫，看课件

模块十六

内分泌及遗传代谢性疾病患儿的护理

【学习目标】

1. 掌握先天性甲状腺功能减退症和21-三体综合征的护理评估、护理诊断。

2. 熟悉先天性甲状腺功能减退症和苯丙酮尿症的护理措施。

3. 了解内分泌和遗传性疾病的病因。

4. 能对先天性甲低、苯丙酮尿症和21-三体综合征患儿进行正确护理和健康指导。

项目一 先天性甲状腺功能减退症

先天性甲状腺功能减退症（congenital hypothyroidism）简称甲低，又称呆小病、克汀病，是由于甲状腺激素合成不足造成的一种疾病。根据病因的不同可分为两类：①散发性：系先天性甲状腺发育不良、异位或甲状腺激素合成途径中酶缺陷所造成，发生率为（14～20）/10万；②地方性：多见于甲状腺肿流行的山区。是由于该地区水、土和食物中碘缺乏所致，随着我国碘化食盐的广泛应用，其发病率已明显下降。

【护理评估】

1. 健康史 了解患儿是否为过期产儿、出生体重大于4000g，生后生理性黄疸延迟。评估患儿是否有喂养困难，很乖，很少哭，有无腹胀、便秘等情况。了解家族中是否有类似的疾病；询问母亲在孕期的饮食习惯，孕妇饮食是否缺碘，母亲是否服用过抗甲状腺药物。

2. 身体状况 症状出现的早晚及轻重程度与残留甲状腺组织的多少及甲状腺功能低下的程度有关。无甲状腺组织的患儿在婴儿早期即可出现症状，甲状腺发育不良者常在生后3～6个月时出现症状。

（1）新生儿期表现　生后常处于睡眠状态，对外界反应迟钝，喂养困难，生理性黄疸延长达2周以上，哭声低，声音嘶哑，胎便排出延迟，常有腹胀、便秘和脐疝，体温低，前、后囟大，四肢凉，皮肤出现斑纹或有硬肿现象。

（2）典型表现　大多数先天性甲低患儿常在出生半年后出现典型症状。

1）特殊面容和体态　头大，颈短，面部臃肿，眼睑水肿，眼距宽，鼻梁低平，唇厚，舌大且常伸出口外。皮肤苍黄，毛发稀少、干枯。身材矮小，骨龄发育落后，躯干长而四肢短，上部量与下部量比值常＞1.5，囟门闭合延迟，出牙延迟。腹部膨隆，常有脐疝。

2）神经系统表现　智力低下，表情呆滞，反应迟钝，运动发育迟缓，记忆力和注意力降低。

3）生理功能低下　食欲差，肠蠕动慢、腹胀和便秘；肌张力低，安静少动；体温低，呼吸、脉搏缓慢，心音低钝，可伴心电图呈低电压，P-R间期延长，T波低平等改变。

（3）地方性甲低　表现为两种不同的综合征，有时可交叉重叠。

1）神经性综合征　以共济失调、痉挛性瘫痪、聋哑和智能低下为特征；但身材正常，且甲状腺功能正常或仅轻度减低。

2）黏液水肿性综合征　以生长和性发育明显落后、黏液性水肿、智能低下为特征；血清T4降低、TSH升高；约25%患儿有甲状腺肿大。

3. 心理－社会状况　了解家长是否掌握与本病有关知识，尤其是服药方法与药物副作用的观察，以及对患儿进行智力、体格训练的方法；家庭经济及环境状况；了解家长心理状况，是否存在内疚、焦虑等。

4. 辅助检查

（1）新生儿筛查　新生儿先天性甲状腺功能减退症筛查，目前多采用出生后2～3天的新生儿干血滴纸片检测TSH浓度作为初步筛查，结果大于15～20mU/L时，再采集血清标本，检测血清T_4和TSH可以确诊。

（2）甲状腺功能检查　血清T_3、T_4及TSH测定。T_3可降低或正常，新生儿筛查结果可疑或临床有可疑症状的儿童都应检测血清T_4、TSH浓度，如果T_4降低、TSH明显升高即可确诊。

（3）骨骼X线检查　患儿腕部或膝关节正位片（6个月以下），可见骨龄落后。

（4）促甲状腺素释放激素刺激试验（TRH激发试验）　用于鉴别下丘脑或垂体性甲低。若试验前血TSH值正常或偏低者，在TRH刺激后引起血TSH明显升高或出现时间延长，提示病变在下丘脑；若TRH刺激后血TSH不升高，表明病变在垂体。

（5）甲状腺吸^{131}I率检查　用于判断甲状腺发育情况。24小时吸^{131}I总量＜2%为无甲状腺，＜10%为甲状腺发育不良。

（6）放射性核素检查　了解患儿甲状腺位置、大小及其发育状况。

5. 治疗要点　甲状腺制剂是治疗先天性甲低的最有效药物，需终身服药以补充甲状腺素的不足，用药愈早，预后愈好，一般在出生3个月内即开始治疗者，不致遗留神经系统损害。新生儿疾病筛查诊断的先天性甲低，治疗剂量应该一次足量；对大龄下丘脑－垂体性甲低，甲状腺治疗需从小剂量开始，同时给予生理需要量可的松治疗。

目前临床上治疗首选 L－甲状腺素钠，每片 25μg 或 50μg。甲状腺片临床上已基本不用。替代治疗参考剂量（表 16–1）。

表 16–1　甲状腺素替代治疗参考剂量

年龄	μg/d	μg（kg·d）
0～6 个月	25～50	8～10
6～12 个月	50～100	5～8
1～5 岁	75～100	5～6
6～12 岁	100～150	4～5
12 岁至成人	100～200	2～3

治疗必须个体化，做到定期随访，观察患儿生长曲线、智商、骨龄以及血中 T_3、T_4 及 TSH 浓度变化，按医嘱随时调整剂量。甲状腺素用量不足时影响患儿智能和体格发育；用量过大时可引起烦躁、多汗、消瘦、腹痛、腹泻、发热、肌肉震颤等症状，用药过程中应注意观察。

【护理诊断】

1. 体温过低　与基础代谢低下、活动量减少有关。

2. 营养失调　与喂养困难、食欲差、吞咽缓慢有关。

3. 便秘　与肌张力降低、肠蠕动减慢及活动量减少有关。

4. 生长发育迟缓　与甲状腺素合成减少而影响体格和智力发育有关。

5. 知识缺乏　与家长缺乏有关本病的知识有关。

【护理措施】

1. 加强生活护理

（1）注意保暖　患儿因机体新陈代谢降低，活动量减少，出现低体温、怕冷，故应注意调节室内温度，适时增减衣服，防止受凉，加强皮肤护理。

（2）防止感染　因机体抵抗力降低，易患感染性疾病，应勤洗澡，保持皮肤清洁，防止发生感染。对患儿采取保护性隔离，避免与传染病患儿及感染性疾病患儿接触。

（3）保证营养　供给吸吮困难、吞咽缓慢的患儿，喂养时要耐心，给予足够的进餐时间；不能吸吮者用滴管喂奶或鼻饲。给予高蛋白、高维生素、富含钙和铁的易消化食物，以保证患儿生长发育所需的营养。

（4）保持大便通畅　向家长讲解预防和应对便秘的措施，保证患儿每天液体摄入量；

转乳期后可多补充富含纤维素的食物如蔬菜、水果，以刺激肠蠕动，促进排便；每天顺着肠蠕动方向手法按摩腹部数次；适当增加患儿活动量；养成每天定时排便的习惯，必要时使用大便缓泻剂、软化剂或灌肠。

2. 加强训练，促进智力发育　患儿智力发育落后，缺乏生活自理能力，需要通过各种方法，如讲故事、做游戏等启发智力发育，在生活上多指导和帮助，使其掌握基本生活技能。对患儿要多加照顾，防止发生意外伤害。

3. 配合治疗　坚持长期服药治疗，掌握药物服用方法及疗效观察方法，注意观察有无药物过量的症状。甲状腺制剂作用缓慢，用药 1 周左右方达最佳效力。服药后要密切观察患儿的生长曲线、智商、骨龄，以及血 T_3、T_4 和 TSH 的变化等，随时调整剂量。药量过小，会影响智力及体格的发育；药量过大，则可引起烦躁、多汗、消瘦、腹痛和腹泻等症状。因此，在治疗过程中应注意随访，治疗开始时，每 2 周随访 1 次；血清 TSH 和 T_4 正常后，每 3 个月随访一次；服药 1 ～ 2 年后，每 6 个月随访 1 次。

【健康指导】

1. 重视新生儿筛查，本病在内分泌代谢性疾病中发生率最高，早期诊断至关重要，生后 1 ～ 2 个月即开始治疗者，可避免严重神经系统损害。注意由于新生儿出生时的环境刺激会引起新生儿一过性 TSH 增高，故标本采集需在出生第 3 天以后进行，避开这一生理性 TSH 高峰。

2. 指导用药，使家长及患儿知道终身用药的必要性，坚持长期服药治疗，服药后注意观察患儿食欲、活动量及排便情况，定期测体温、脉搏、体重及身高。

3. 向患儿及家长讲授本病饮食护理、用药护理及疗效观察方面的知识，定期随访。

项目二　苯丙酮尿症

苯丙酮尿症（phenylketonuria，PKU）是一种遗传代谢性疾病，属常染色体隐性遗传疾病，因苯丙氨酸代谢过程中羟化酶缺陷导致苯丙氨酸及其代谢产物蓄积，并从尿中大量排出而得名，是先天性氨基酸代谢障碍中最常见的一种。主要特征为智能发育落后、皮肤毛发色素淡和鼠尿臭味。其发病率具有种族和地域差异，我国发病率约为 1/11000，北方人群高于南方人群。

【护理评估】

1. 健康史　应详细询问患儿的家族史，了解患儿父母是否为近亲结婚；母亲分娩年龄，母孕期是否足月；评估患儿有无智力及体格发育落后，了解患儿的喂养、饮食情况及小便的气味等。

2. 身体状况 患儿出生时正常，一般在生后 3 ～ 6 个月开始出现症状，1 岁时表现明显。

（1）神经系统 以智能发育落后最为突出；可有精神行为异常，如兴奋不安、忧郁、多动、攻击性行为、孤僻等；可有癫痫小发作，少数呈现肌张力增高和腱反射亢进。

（2）皮肤 在出生数月后因黑色素合成不足，头发由黑变黄，皮肤和虹膜色泽变浅，皮肤白皙。由于高浓度的苯丙酮尿和汗液刺激，常有湿疹。

（3）体味 由于尿和汗液中排出苯乙酸，有特殊的鼠尿臭味。

上述表现大部分是可逆的，但智力发育落后很难转变，只有出生后早发现、早治疗才能预防智力发育障碍。

3. 心理－社会状况 评估患儿家长对本病的认识程度、饮食控制重要性的了解程度，家庭文化背景及经济状况，父母角色是否称职，家长是否存在焦虑心理。

4. 辅助检查

（1）新生儿筛查 新生儿苯丙酮尿症筛查是在新生儿喂奶 3 日后，采集婴儿足跟末梢血一滴，吸在厚滤纸上，晾干后即可寄送至筛查实验室。当苯丙氨酸含量＞ 0.24mmol/L（4mg/dL），即两倍于正常参考值时，应复查或采静脉血进行苯丙氨酸和酪氨酸定量测定。通常患儿血浆苯丙氨酸可高达 1.2mmol/L（20mg/dL）以上。

（2）尿液筛查 尿三氯化铁试验用于较大婴儿的筛查。可将三氯化铁滴入尿液，如尿中苯丙氨酸浓度增高，则立即出现绿色反应为阳性，本试验特异性较差，有假阳性和假阴性的可能。此外，2，4 二硝基苯肼试验也可测定尿中苯丙酮酸，出现黄色沉淀为阳性。

（3）尿蝶呤图谱分析 主要用于辅酶四氢生物蝶呤缺乏的鉴别诊断。尿蝶呤谱分析应用高效液相层析（HPLC）测定尿中新蝶呤（N）和生物蝶呤（B）。尿蝶呤分析显示异常者需进一步做口服负荷试验，以助诊断。

（4）脑电图检查 可出现异常。

（5）DNA 分析 苯丙氨酸羟化酶的编码基因位于 12q 24.1，目前已有 cDNA 探针供作产前基因诊断。但由于基因的多态性众多，分析结果须谨慎。

5. 治疗要点 本病是少数可治性遗传代谢病，一旦确诊，应立即治疗。开始治疗的年龄越小，预后越好。低苯丙氨酸饮食主要适用于典型的 PKU，以及血苯丙氨酸浓度持续高于 1.22mmol/L 的患儿。苯丙氨酸需要量，一般生后 2 个月内每日 50 ～ 70mg/kg，3 ～ 6 个月每日 40mg/kg，2 岁每日 25 ～ 30mg/kg，4 岁以上每日 10 ～ 30mg/kg，以能维持血中苯丙氨酸浓度在 0.12 ～ 0.6mmol/L（2 ～ 10mg/dL）为宜。BH4、5- 羟色氨酸和 L-DOPA 治疗，对于非典型病例除饮食控制外，需给予此类药物。

【护理诊断】

1. 生长发育迟缓 与血中苯丙氨酸浓度增高导致的脑细胞损害有关。

2. 有皮肤完整性受损的危险 与异常的汗液和尿液刺激有关。

3. 知识缺乏 家长缺乏饮食控制的知识。

4. 焦虑（家长） 与患儿疾病有关。

【护理措施】

1. 控制饮食，促进生长 及早给予低苯丙氨酸饮食，原则是使苯丙氨酸的摄入量既能满足生长发育和体内代谢的最低需要，又能使血中苯丙氨酸浓度维持在 0.24 ～ 0.61mmol/L（4 ～ 10mg/dL）。饮食治疗成功与否直接影响到患儿智力及体格发育，因此必须制定科学的计划。应尽早在 2 个月前开始治疗，超过 1 岁后开始治疗，虽可改善抽搐症状，但智力低下是不可逆转的。对婴儿可喂给特制的低苯丙氨酸奶粉，婴儿引入转乳期食物时应以淀粉类、蔬菜和水果等低蛋白质食物为主，忌用肉、蛋、豆类含蛋白质高的食物，常用食物的苯丙氨酸含量如下（表 16–2）。母乳仍是乳儿最好的饮食，适量的母乳对患儿的发育十分有利，因此切忌停喂母乳。饮食控制期间应根据年龄定期随访血中苯丙氨酸浓度，同时注意生长发育情况监测。饮食控制至少应持续到青春期以后。

表 16–2 常用食物的苯丙氨酸含量（每 100g 食物）

食物	蛋白质（g）	苯丙氨酸（mg）	食物	蛋白质（g）	苯丙氨酸（mg）
人奶	1.3	36	藕粉或麦淀粉	0.8	4
牛奶	2.9	113	北豆腐	10.2	507
籼米	7.0	352	南豆腐	5.5	266
小麦粉	10.9	514	豆腐干	15.8	691
小米	9.3	510	瘦猪肉	17.3	805
白薯	1.0	51	瘦牛肉	19.0	700
土豆	2.1	70	鸡蛋	14.7	715
胡萝卜	0.9	17	水果	1.0	—

摘自中国预防医学科学院营养食品卫生研究所《食物成分表》

2. 皮肤护理 勤换尿布，保持皮肤干燥，皮肤皱褶处特别是腋下、腹股沟、臀部等处皮肤应保持清洁，有湿疹时应及时处理。

3. 家庭支持 协助家长制定饮食治疗方案，提供遗传咨询。

【健康指导】

1. 讲解疾病的相关知识，指导家长辨别尿液的特殊气味（鼠尿样气味），强调本病为少数可治性遗传代谢病之一。

2. 强调饮食控制的重要性，协助家长制定周密的饮食治疗方案。由于苯丙氨酸是合成蛋白质的必需氨基酸，缺乏时亦会导致神经系统损害，治疗中应定期检测血中苯丙氨酸水平，以便及时调整饮食。饮食控制至少需持续到青春期以后。

3. 家庭支持协助制定饮食治疗方案，提供遗传咨询。告诉家长要定期随访。

项目三　21– 三体综合征

21– 三体综合征（21–trisomy syndrome）又称先天愚型或唐氏综合征，是常染色体畸变引起第 21 号染色体呈三体征，是儿童最常见的一种染色体病，在活产婴儿中发病率为 1/600 ～ 1/1000，男性：女性为 1.65 ：1。发病率随孕妇年龄增高而增加，特别是 40 岁以上者生育患儿的风险较高。主要表现是智力落后、特殊面容和生长发育迟缓，并可伴有多种畸形。

【护理评估】

1. 健康史　评估家族中是否有类似疾病；询问父母是否近亲结婚，母亲妊娠年龄，孕期是否接触过放射线、化学药物（如抗代谢药物、抗癫痫药物、苯、农药等）及患过病毒感染性疾病（如 EB 病毒、腮腺炎病毒、风疹病毒及肝炎病毒等）；患儿是否有特殊面容、智力低下、体格发育较同龄儿落后并伴有畸形等表现。

2. 身体状况

（1）特殊面容　出生时即可有明显的特殊面容（图 16–1），表情呆滞，眼裂小、眼距宽、双眼外眦上斜，可有内眦赘皮，鼻梁低平，外耳小，硬腭窄小，常张口伸舌，流涎多，头小而圆，前囟大且闭合延迟，颈短而宽，常呈嗜睡状，可伴有喂养困难。

（2）智力落后　是本病最突出、最严重的表现。随年龄增大，患儿智能低下表现逐渐明显，智商通常在 25 ～ 50 之间，抽象思维能力受损最大。

（3）语言发育障碍　患儿开始学说话的平均年龄迟至 4 ～ 6 岁，95% 的有发音缺陷、声音低哑、口齿含糊不清、口吃；1/3 以上有语音节律不正常，甚至成爆发音。

（4）生长发育迟缓　患儿出生时身长和体重均较正常足月儿低，生后体格生长、运动发育和性发育均迟缓。患儿身材矮小，骨龄常落后于实际年龄，出牙延迟，且常错位；颈短而宽，枕骨扁平。手指粗短，小指向内弯曲，草鞋足。四肢短，韧带松弛，关节可过度弯曲；全身肌张力低下，腹膨隆，可伴有脐疝。

（5）行为障碍　21– 三体综合征患儿大多性情温和，常傻笑，喜欢模仿和重复一些简单的动作，经过反复训练可进行一些简单劳动。少数患者易激惹、任性、多动，甚至有破坏攻击行为；有些患儿则显示畏缩倾向，伴有紧张情绪。

（6）皮纹特征　表现为通贯手，轴三角的 atd 角增大（> 45°），小指只有一条指褶纹（图 16–2），足部踇趾球部胫侧弓形纹。

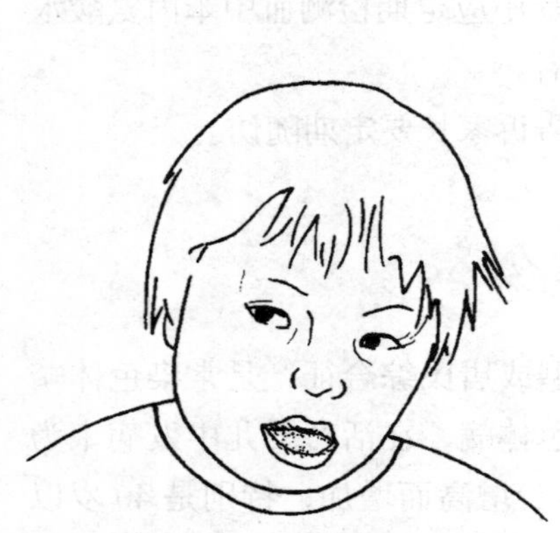

图 16-1 21- 三体综合征患儿面容

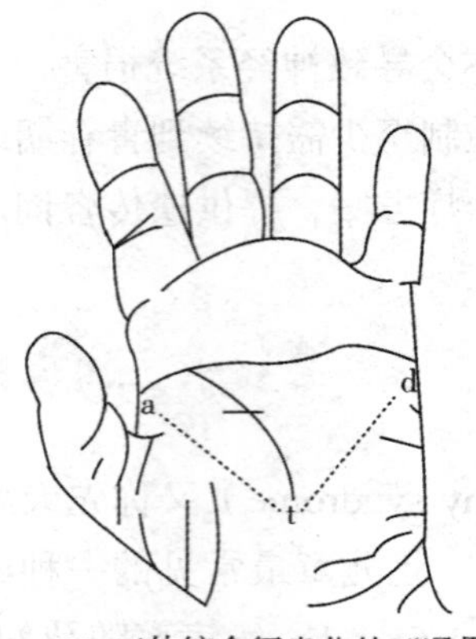

21-三体综合征患儿的“通贯掌”

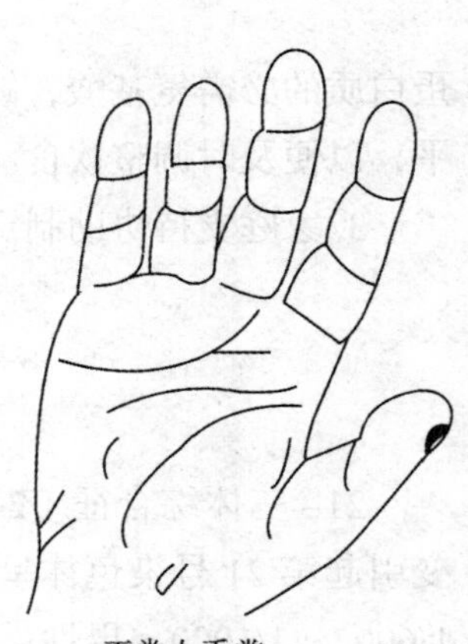

正常人手掌

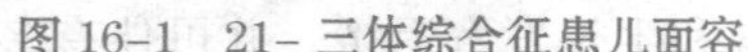

图 16-2 21- 三体综合征患儿和正常人皮纹比较

（7）伴发畸形 约 50% 患儿伴有先天性心脏病，其次是消化道畸形。免疫功能低下，易患各种感染性疾病，先天性甲状腺功能减退症和白血病的发病率明显高于正常人群。存活至成人，则常在 30 岁以后即出现老年痴呆症状。

3. 心理 - 社会状况 患儿家长有明显的焦虑及负疚心理，既担心患儿的预后，又担心下一个孩子是否正常。注意了解家长是否知晓有关遗传病的知识，父母角色是否称职，家庭环境及经济状况。

4. 辅助检查

（1）染色体核型分析 外周血淋巴细胞或羊水细胞染色体核型检查可以发现患儿第 21 号染色体比正常人多一条，即第 21 号染色体三体，细胞染色体总数为 47 条（图 16-3）。常见核型有：

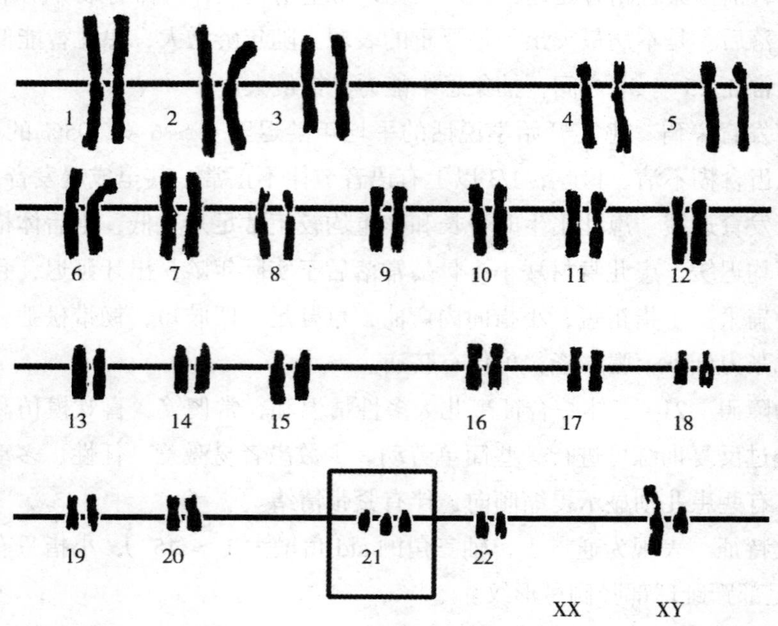

图 16-3 21- 三体综合征染色体图谱

1）标准型　47，XX（XY），+21，最常见，约占95%。

2）嵌合型　46，XX（XY）/47，XX（XY），+21，较少见，占2%～4%。

3）易位型　有D/G易位和G/G易位，常见的为D/G易位，如46，XX（XY）-14，+t（14q21q），占2%～5%。

（2）荧光原位杂交　可快速、准确的进行诊断。用荧光素标记的21号染色体或相应片段序列作探针，与外周血中的淋巴细胞或羊水细胞进行荧光原位杂交分析，在患儿的细胞中呈现3个21号染色体的荧光信号。

5. 治疗要点　本病无特殊有效治疗方法。注意预防感染，对轻型患儿可进行长期耐心地训练与教育，以提高生活自理能力，可试用γ-氨基酸、谷氨酸、维生素B_6、叶酸等，以促进儿童精神活动；对伴有先天性甲状腺功能减退症的患儿应及早应用甲状腺素治疗，促进智力提高。如伴有其他畸形，可考虑手术矫治。

【护理诊断】

1. 自理缺陷　与智力低下有关。

2. 有感染的危险　与营养失调、机体抵抗力下降有关。

3. 焦虑（家长）　与儿童患有严重疾病及担心患儿预后有关。

4. 知识缺乏　患儿家长缺乏遗传病的相关知识。

【护理措施】

1. 加强生活护理，培养患儿自理能力

（1）细心照顾患儿，协助吃饭、穿衣，定期洗澡，注意防止意外事故。喂养患儿时需根据其实际吞咽能力，宜少量多餐，保证营养均衡，培养自理能力。加强教养，促进智力发育；有条件的可送专门场所。

（2）保持皮肤清洁干燥，患儿长期流涎，需及时擦干，保持颌下及颈部清洁干燥，用面油润滑皮肤，以免发生皮肤溃烂。

（3）帮助家长制订教育计划及训练方案，并进行示范，使患儿通过训练逐步学会生活自理，从事简单劳动，提高生活质量。

2. 预防感染　注意室内通风，保持空气新鲜；避免与感染者接触，呼吸道感染者接触患儿需戴口罩；注意患儿的个人卫生，保持口腔、鼻腔清洁，勤洗手，加强皮肤护理。

3. 心理护理　当患儿家长得知自己的孩子患有先天愚型时，常表现出忧伤、自责，难以接受事实，护士应理解家长的心情，给予情感支持，帮助其面对现实，增强心理承受力，树立战胜疾病的信心；提供有关患儿养育、家庭照顾的知识，使他们能尽快适应疾病带来的影响。

4. 遗传咨询和产前诊断　标准型21-三体综合征的再发风险率为1%，母亲年龄愈大，风险率愈高。易位型患儿的双亲需进行核型分析，以便发现平衡易位携带者。对高危孕妇可进行产前诊断，作羊水细胞或绒毛膜细胞染色体检查，目前还可在孕中期筛查相关血清标记物。常用的筛查项目为甲胎蛋白、游离雌三醇和绒毛膜促性腺激素。

【健康指导】

1. 35 岁以上妊娠的妇女，应做羊水穿刺检查进行产前诊断，降低胎儿患病风险。

2. 30 岁以下的母亲，若子代或姨表姐妹中有先天愚型患者，应及早检查子亲代的染色体核型。

3. 孕早期避免使用化学药物打胎或服用磺胺类药物，避免接触放射线，预防病毒感染的发生。

4. 注意观察患儿有无合并先天性心脏病的表现，若患儿出现哭声低弱、多汗、活动量减少、青紫等应及时就诊，有条件者可考虑心脏手术治疗。

5. 鼓励家长定期随访和遗传咨询。

6. 注意发现异位染色体携带者，子代有先天愚型者或姨表姐妹中有此患者，应及早检查子亲代染色体核型。孕期避免接收 X 线照射，勿滥用药物，预防病毒感染。

重点、难点、考点

1. 重点：先天性甲状腺功能减退症和 21– 三体综合征的护理评估、护理措施。
2. 难点：先天性甲低、苯丙酮尿症和 21– 三体综合征患儿的正确护理和健康指导。
3. 考点：21– 三体综合征的临床特点、先天性甲低和苯丙酮尿症的护理措施。

复习思考

1. 案例一：患儿，男，40 天。过期产，出生后第 3 天出现黄疸，至今尚未完全消退。生后少哭，少动，吃奶尚可，大便 2 天 1 次，色黄。腹软较胀，有脐疝，肝肋下 2cm，血清总胆红素 170μmol/L，结合胆红素 21 μmol/L，血红蛋白 110g/L，RBC 3.8×10^{12}/L。

（1）该患儿最可能的医疗诊断是什么？

（2）该患儿进一步的检查及应选用的最佳治疗药物是什么？

（3）如何对患儿家长进行用药指导？

2. 案例二：患儿，男，1 岁，近 1 个月反复出现抽搐，每日 2 ～ 3 次。患儿出生后喂养困难。体格检查：智力低下，表情呆滞，毛发浅褐色，皮肤发白，尿有鼠尿臭味。

（1）该患儿可能的医疗诊断是什么？

（2）为明确诊断，需做哪些进一步的检查？

（3）如何指导家长进行饮食指导？

扫一扫，知答案

扫一扫，看课件

模块十七

常见急症患儿的护理

【学习目标】

1. 掌握儿童常见急危重症的病因、临床判断、护理措施及现场急救。
2. 熟悉儿童常见急危重症的护理评估、护理诊断及治疗要点。
3. 了解儿童常见急危重症的发病机制和辅助检查。
4. 能对儿童常见急症进行正确的应急处理。

项目一　儿童惊厥

惊厥（convulsion）是指全身或局部骨骼肌突然发生的不自主收缩，常伴意识障碍，是儿科常见急症。发生率为成人的 10 ～ 15 倍，多见于婴幼儿。

【病因与分类】

儿童惊厥可分为感染性和非感染性两大类。

1. 感染性　①颅内感染：见于各种病原体引起的脑膜炎、脑炎及脑脓肿等。②颅外感染：见于各种感染造成的热性惊厥和中毒性脑病。

2. 非感染性　①颅内疾病：见于颅脑占位性病变（如幕上、大脑半球的肿瘤、囊肿或血肿）、颅脑损伤与出血（如产伤、颅脑外伤和脑血管畸形及各种原因引起的颅内出血），颅脑先天发育畸形（如脑发育异常、脑积水、神经皮肤综合征）等。②颅外疾病：见于代谢性疾病（如低血钙、低血糖、脱水等）、缺氧缺血性脑病（如窒息、溺水、心肺严重疾病等）、中毒、阿 – 斯综合征、遗传代谢性疾病（如苯丙酮尿症、半乳糖血症等）、脑栓塞、高血压脑病及尿毒症等。

【护理评估】

1. 健康史 询问起病情况，有无明显的病因及诱因，患儿是否有发热、低钙、中毒、外伤等情况。询问有无惊厥史，既往发作的频率及时间，评估患儿出生史、喂养史、感染及传染病史、家族史等。对已诊断为儿童惊厥的患儿，应了解其抗惊厥药物的使用情况。

2. 身体状况

（1）惊厥 典型表现为突然意识丧失，头向后仰，面部、四肢肌肉呈强直性或阵挛性抽搐，眼球固定、上翻、凝视或斜视，口吐白沫、牙关紧闭，面色青紫，严重者出现颈项强直、角弓反张。部分患儿有大小便失禁。发作大多在数秒钟或几分钟内自行停止，严重者可持续数十分钟或反复发作，发作停止后多入睡。

（2）新生儿及小婴儿惊厥 不典型，以微小发作多见，如呼吸暂停、两眼凝视、反复眨眼或咀嚼动作、一侧肢体抽动等；一般神志清醒。

（3）惊厥持续状态 指惊厥持续 30 分钟以上，或反复惊厥，两次发作间歇期间意识不能完全恢复者；是惊厥危重型。由于惊厥时间过长，可引起缺氧性脑损害、脑水肿甚至脑疝。

（4）热性惊厥 指儿童在 3 个月～ 5 岁期间，单纯由发热诱发的惊厥。是儿童惊厥常见的原因，多见于急性上呼吸道感染初期，当体温骤升至 38.5℃～ 40℃时，突然发生惊厥。

热性惊厥多数患儿随着年龄增长而停止发作，2% ～ 7% 转变为癫痫。危险因素为：原有神经系统发育异常；有癫痫家族史；首次发作以复杂性热性惊厥为表现。

3. 心理 – 社会状况 患儿家长产生恐惧心理较为突出，面对患儿抽搐发作时惊慌失措而采取大声喊叫、摇晃患儿等错误的处置方式。缓解期担心惊厥再次发生及害怕疾病预后差，长期焦虑，盲目求医。有反复发作史的患儿家长易出现对患儿过度呵护，使患儿养成不良性格。同龄儿因恐惧不愿与其交往，使患儿产生孤独、压抑心理。

4. 辅助检查

（1）常规检查 有选择性地做血、尿、粪常规检查、血生化检查（血糖、血钙、血钠、血尿素氮等）。

（2）脑脊液检查 主要鉴别有无颅内感染及出血。

（3）眼底检查 视网膜下出血提示颅内出血，视乳头水肿提示颅内高压。

（4）其他 如脑电图、颅脑 B 超、颅脑 CT、磁共振成像等检查，以明确病因。

5. 治疗要点

（1）一般治疗 减少不必要的刺激，保持呼吸道畅通，必要时吸氧。

（2）控制惊厥 惊厥发作时首先是迅速控制惊厥，若缺乏急救药品时可针刺人中、百会、十宣、合谷等穴位止惊；有条件者可应用止惊药物，首选地西泮，其次是苯妥英钠、苯巴比妥、10% 水合氯醛等，以解除肌肉痉挛，防止因缺氧引发脑水肿。

（3）病因及对症治疗　查找病因，治疗原发病；对症治疗，控制体温。

【护理诊断】

1. 有窒息的危险　与惊厥时发生喉痉挛、意识障碍或者误吸入呼吸道分泌物有关。

2. 有受伤的危险　与意识障碍、抽搐及惊厥发作时碰伤、坠床、舌咬伤等有关。

3. 体温过高　与感染或惊厥持续状态有关。

4. 潜在并发症　窒息、受伤、颅内压增高等。

5. 焦虑、恐惧　与原发疾病、惊厥发作有关。

【护理措施】

1. 控制惊厥，保持呼吸道畅通

（1）惊厥发作时就地抢救，不要搬运，立即松开患儿衣扣，去枕平卧，头偏向一侧，以防衣服对颈胸部的束缚影响呼吸及呕吐物误吸发生窒息。及时清除呼吸道内分泌物及口腔呕吐物，保持呼吸道通畅。

（2）保持安静，禁止一切不必要的刺激，治疗、护理尽量集中进行。

（3）立即按医嘱给予止惊药物，观察患儿用药后的反应并记录。

（4）备好气管插管用具及吸氧器、开口器等急救物品。

2. 注意安全，预防损伤　惊厥发作时，要有专人守护，拉上床栏，并在床栏杆处放置棉垫，以防坠床或碰伤。勿强行牵拉或按压患儿的肢体，以免骨折或脱臼。对已经出牙的患儿，用纱布包裹压舌板至于患儿的上、下磨牙之间，防止舌咬伤。

3. 预防并监测并发症

（1）防治脑水肿　惊厥较重或持续时间较长者除按医嘱止惊外，要及时吸氧，窒息时施行人工呼吸，以防缺氧造成脑损伤。密切观察患儿用药后的表现及其血压、呼吸、脉搏、意识及瞳孔等变化，详细记录，发现异常及时报告医生。出现脑水肿者按医嘱用脱水剂，首选 20% 甘露醇、地塞米松等药物。

（2）预防受伤　对有可能发生皮肤损伤的患儿，应将纱布放在患儿的手中或腋下，防止皮肤摩擦受损；对已出牙的患儿，在上、下齿之间放置牙垫，防止舌咬伤。

4. 体温过高的护理　热性惊厥可给予物理降温或者遵医嘱给予药物降温。

5. 心理护理　关心体贴患儿，操作熟练准确，以取得患儿及家长的信任，消除恐惧心理，使家长和患儿能主动配合治疗。

【健康指导】

1. 缓解心理压力，根据患儿及家长的接受能力选择适当的方式向他们讲解惊厥的有关知识，让家长明白惊厥经急救停止发作后，还应继续彻底地进行病因治疗，以防止惊厥复发。

2. 指导家长掌握惊厥发作时的应对措施，向家长说明热性惊厥发作易于缓解也易于复发，及时控制体温是预防惊厥的关键措施，教会家长在患儿发热时进行正确的物理降温和药物降温。

3. 指导家长正确对待患儿，防止过度呵护，影响其心理正常发展。对年长患儿，在发作后尽量将其安置在单人房间，避免醒来时因隐私被暴露，而产生失控感及自卑心理。

项目二　充血性心力衰竭

充血性心力衰竭（congestive heart failure，CHF）简称心衰，是指由于某种原因引起心肌收缩力下降，致心排出量不能满足机体代谢的需要，组织、器官血液灌流不足，同时出现肺循环和（或）体循环淤血的一种临床综合征。是儿童常见的危重急症之一。

【病因与发病机制】

儿童时期心衰多发生于心脏疾病，以先天性心脏病最多见，其他如病毒性心肌炎、风湿性心脏病、重症肺炎等，并且在1岁内发病率最高。呼吸道感染、心律失常、营养不良、输液过多或过快等均可诱发心衰的发生。

由于心肌本身病变或心脏负荷过重，导致心肌舒缩功能障碍，早期心脏代偿，如病因持续存在及诱因的作用，心脏功能进一步减退，进入失代偿状态，心排出量显著减少，引起组织和器官血液灌注不足、肺循环和（或）体循环充血，临床上出现相应的症状和体征。

【护理评估】

1. 健康史　评估患儿是否患有先天性心脏病以及病毒性或中毒性心肌炎、川崎病、心肌病、心内膜弹力纤维增生症等；有无急性感染、严重心律失常、贫血、营养不良、电解质紊乱或静脉输液过多过快等诱发因素。

2. 身体状况　年长儿表现与成人相似，主要表现：

（1）心排血量不足　乏力、食欲减低、劳累后气急、心率增快，呼吸浅快等。

（2）体循环淤血　颈静脉怒张、肝肿大、压痛、肝颈静脉回流征阳性、少尿和水肿等。

（3）肺循环淤血　呼吸困难、气促、咳嗽、端坐呼吸、肺底部可闻及湿性啰音。心脏听诊除原有疾病产生的心脏杂音和异常心音外，常可听到心尖区第一心音减低和奔马律。

小婴儿心衰起病急、病情重、进展快，左、右心同时衰竭。有烦躁不安，面色苍白、发灰或青紫，呻吟、拒乳、多汗，呼吸急促、喘息，心率快、奔马律及肝大等。

心力衰竭诊断指标：①呼吸困难、青紫突然加重，安静时呼吸增快，＞ 60 次 / 分；②安静时心率增快，婴儿＞ 180 次 / 分，幼儿＞ 160 次 / 分，不能用发热或缺氧解释；③突然出现烦躁不安、面色苍白或发灰，不能用原发病解释；④肝大，肋下≥ 3cm，进行性肝大或伴有触痛者更有意义；⑤心音明显低钝或出现奔马律；⑥肺水肿或尿少、下肢水肿，排除营养不良、肾炎、维生素缺乏等原因所致。

3. 心理 – 社会状况　因病情突然加重及严重呼吸困难，患儿出现烦躁不安、恐惧，甚至有濒死感。抢救气氛紧张加之患儿及家长不熟悉监护室环境，会加重恐惧心理。

4. 辅助检查

（1）胸部 X 线检查　心影多呈普遍性扩大，搏动减弱，肺纹理增多，肺野淤血。

（2）心电图检查　不能表明有无心力衰竭，但有助于病因诊断及指导用药（洋地黄）。

（3）超声心动图检查　可见心室和心房扩大，心室收缩时间延长，射血分数降低。

5. 治疗要点　减轻心脏负荷，改善心肌收缩功能。主要治疗措施为吸氧、镇静；应用强心苷制剂；应用强利尿剂及血管扩张药。

（1）镇静　烦躁、哭闹患儿可适当给予镇静剂，呼吸困难患儿给予吸氧；安置半卧位休息，以减轻心脏的负担。

（2）洋地黄类药物　适用于快速心房颤动或已知有心脏增大伴左心室收缩功能不全的患儿。地高辛为儿童时期最常用的洋地黄制剂。

（3）利尿剂　遵医嘱静脉注射氢氯噻嗪、呋塞米和依他尼酸，观察尿量和血压变化。

（4）扩张血管剂　遵医嘱应用硝普钠（每分钟 1 ～ 8μg/kg）、酚妥拉明（每次 0.1 ～ 0.3mg/kg）、依那普利（每日 0.05 ～ 0.1mg/kg），降低心脏前、后负荷，缓解肺充血及增加心输出量。

【护理诊断】

1. 心输出量减少　与心肌收缩力降低有关。

2. 潜在并发症　洋地黄中毒

3. 体液过多　与心功能下降，微循环淤血、肾灌注不足，排尿减少有关。

4. 焦虑　与病情的危重与知识缺乏有关

【护理措施】

1. 减轻心脏负担

（1）卧床休息　床头抬高15°～30°，有明显左心衰竭时，置患儿于半卧位或坐位，双腿下垂，以减少回心血量，减轻心脏负荷；治疗护理集中进行，尽量避免患儿烦躁、哭闹及各种不良刺激，必要时可适当用镇静剂。根据心衰程度合理安排休息和活动，心功能不全Ⅰ级可起床在室内轻微活动；心功能不全Ⅱ级限制活动，延长卧床时间；心功能不全Ⅲ级绝对卧床，以后随着心功能恢复逐渐增加活动量。

（2）保持大便通畅　鼓励患儿多进食蔬菜水果，避免用力大便，必要时给予开塞露通便。

（3）限制水钠摄入　低盐饮食，每日不超过0.5～1g。每日液体量控制在60～80mL/kg以下，输入速度宜慢，以每小时＜5mL/kg为宜。

（4）利尿药的应用　应掌握用药的时间，尽量在早晨及上午给药，避免夜间尿量过多而影响休息。观察水肿的变化，每日测量体重，长期用药者应注意心音、心律及电解质的变化，尤其是有无低钾表现。用药期间鼓励患儿食用含钾丰富的食物如牛奶、豆类等，以免低血钾加重洋地黄毒性反应。

2. 吸氧　呼吸困难、发绀、低氧血症者给予吸氧。如急性肺水肿患儿吸氧时，湿化瓶内加入20%～30%酒精或1%二甲基硅油消泡沫，间歇吸入，每次10～20分钟，以降低肺泡表面张力，改善气体交换。

3. 病情观察　定时测量呼吸、血压、脉搏，注意心律、心率的变化，必要时持续心电监护和监测电解质，详细记录出入量，如出现血压下降、四肢厥冷、意识障碍等休克表现时，及时报告医生，配合抢救。

4. 应用洋地黄类药物的护理　洋地黄治疗量和中毒量接近，易发生洋地黄中毒。因此应用时要特别注意给药方法和药物的剂量，密切观察洋地黄的中毒症状。

（1）用药前需了解患儿心肾功能，是否使用利尿剂，有无电解质紊乱。注意按时服药，剂量应准确。当新生儿心率＜120次/分，婴儿＜100次/分，幼儿＜80次/分，学龄儿＜60次/分时应立即停药，并报告医生。

（2）使用洋地黄后，达到疗效时的主要指标是心率减慢、肝脏缩小、气促改善、尿量增多、安静、情绪好转，食欲好转。若用药后，心力衰竭反而加重，应仔细寻找原因，并同医生联系，及时采取相应措施。

（3）记录用药时间、剂量、患儿反应及全身情况，观察药物毒性反应（见模块十一项目三）。

5. 心理护理　向患儿及家长介绍监护室的环境、疾病的知识及使用监测设备的必要性；鼓励家长说出内心感受，分析产生恐惧的原因。医护人员在抢救时应保持镇静自若，忙而不乱，使患儿及家长产生信任感和安全感。

【健康教育】

1. 宣教有关疾病的防治与急救知识。

2. 鼓励患儿积极治疗原发病，避免诱因，如感染、劳累、情绪激动等。

3. 指导患儿家长在静脉输液前告知护士孩子有心脏病病史，以便静脉输液时控制输液的量和速度。应用利尿剂期间应补充含钾丰富的食物，如香蕉、橘子、绿叶蔬菜等。

4. 出院指导。根据病情不同适当安排休息，避免情绪激动和过度活动；注意营养，以高维生素、高热量、低盐易消化的食物，少量多餐，耐心喂养，小婴儿选择大小适合的奶嘴；根据气候变化及时增减衣服，防止受凉感冒；使用洋地黄制剂、血管扩张剂、利尿剂时，应向家长详细介绍所用药物名称、剂量、给药时间和方法，并使其掌握疗效和不良反应，出现不良反应时及时就医；定期复查。

项目三　急性呼吸衰竭

急性呼吸衰竭（acute respiratory failure，ARF）是由于呼吸中枢、呼吸系统原发或继发病变，引起通气或换气功能障碍，导致缺氧或二氧化碳潴留而引起一系列生理功能和代谢紊乱的临床综合征。急性呼吸衰竭的病因很多，儿童以呼吸道疾病多见，其次是神经肌肉疾病。

【病因与发病机制】

新生儿以窒息、呼吸窘迫综合征、上呼吸道梗阻、颅内出血和感染比较常见。婴幼儿以支气管肺炎、急性喉炎、异物吸入和脑炎为主，儿童则以支气管肺炎、哮喘持续状态、多发性神经根炎和脑炎常见。

不同病因发生的呼吸衰竭最终均使患儿机体缺氧、二氧化碳潴留和呼吸性酸中毒，引起脑水肿、心肌收缩无力和心排出量减少、血压下降、肾衰竭等，进而加重缺氧和酸中毒，形成恶性循环。

【护理评估】

1. 健康史　评估患儿有无引起呼吸衰竭的原发或继发疾病及诱发原因。

2. 身体状况

（1）呼吸系统　早期呼吸增快，可达 40 ～ 60 次 / 分以上，伴有鼻翼扇动、三凹征、呼气性呻吟。后期呼吸变浅、变慢、不规则，出现点头样呼吸、双吸气、下颌式呼吸。肺部呼吸音减低或有干、湿啰音。中枢性呼吸衰竭主要表现为呼吸节律和频率的改变，如快慢深浅不匀，可呈潮式呼吸、抽泣样呼吸、双吸气，甚至呼吸暂停等。

（2）心血管系统　缺氧早期心率加快、心音有力、心排出量增加、血压上升。晚期心率减慢，血压下降，心律失常，脉搏细弱，并可发生心力衰竭、休克。

（3）神经系统　早期兴奋、烦躁、易激惹，以后转入精神萎靡，反应差，神志淡漠、嗜睡、意识障碍，甚至昏迷、惊厥等。

（4）消化系统　可出现腹胀、肠麻痹，消化道出血，吐咖啡样液体。

（5）其他　缺氧严重者可出现发绀，以口唇、四肢及甲床等处较为明显，但在严重贫血（Hb ＜ 50g/L）时可不出现发绀。尿量减少，肾功能不全及代谢紊乱如酸中毒、低钠、高钾血症等。

3. 心理 – 社会状况　呼吸衰竭患儿由于出现多器官功能障碍，特别是呼吸困难，用力呼吸不能满足机体需要时，常表现为恐惧或烦躁不安，产生濒死感；随着呼吸困难加重，采用人工气道或机械通气时，影响到情感交流，患儿常出现情绪低落、精神错乱，甚至拒绝治疗及护理；部分患儿依赖呼吸机，一旦脱机，可能再现精神紧张，对自主呼吸缺少信心。由于患儿病情突然加重，患儿及家长可能出现焦虑、恐惧等心理。

4. 辅助检查　I 型呼吸衰竭，即低氧血症呼吸衰竭，氧分压（PaO_2）≤ 50mmHg，二氧化碳分压（$PaCO_2$）正常，见于呼吸衰竭早期和轻症者；Ⅱ型呼吸衰竭，即低氧血症和高碳酸血症呼吸衰竭，氧分压（PaO_2）≤ 50mmHg，二氧化碳分压（$PaC0_2$）≥ 50mmHg。

5. 治疗要点　去除病因，预防感染，改善呼吸功能，纠正酸碱失衡及电解质紊乱，维持心、脑、肾、肺功能。

【护理诊断】

1. 气体交换受损　与肺换气功能障碍有关。

2. 清理呼吸道无效　与呼吸道分泌物黏稠、无力咳嗽及呼吸功能受损有关。

3. 潜在并发症　水、电解质紊乱及酸碱失衡、上消化道出血等。

4. 焦虑、恐惧　与病情危重、死亡威胁及需求未能满足有关。

【护理措施】

1. 改善呼吸功能，严密病情观察

（1）保持呼吸道通畅

1）安置患儿于重症监护室，取半卧位或坐位休息；指导并鼓励清醒患儿用力咳嗽；对咳嗽无力或不会咳嗽的年幼患儿，可根据病情定时帮助患儿翻身，轻拍胸、背部，使分泌物易于排出。

2）按医嘱用解痉、化痰和消除炎症等药物给予超声雾化吸入，以利于排痰和通气。

3）无力咳嗽、昏迷、气管插管或切开者应用吸痰器吸痰，注意吸痰前要充分吸氧，吸痰时动作轻柔，吸痰时间不宜过长、负压不宜过大、次数不宜过频；吸痰后要进行肺部听诊，以观察吸痰效果。

4）按医嘱应用氨茶碱、地塞米松解除支气管痉挛。

（2）合理用氧

1）给氧　原则能缓解缺氧但不抑制颈动脉窦和主动脉体对低氧分压的敏感性。以低流量持续吸氧，氧分压能维持 65 ～ 85mmHg 为宜。

2）吸氧方式　一般选择鼻导管、面罩或头罩法等，若需要长期吸氧，最好选用面罩法或头罩法，这些方式对患儿刺激小，不易损伤黏膜。吸氧效果不佳时可考虑持续正压给氧。

3）氧流量及氧浓度　一般鼻导管法为每分钟 1 ～ 2L，氧浓度不超过 30%；中度缺氧吸氧浓度为 30% ～ 40%；重度缺氧为 50% ～ 60%。如供给 60% 氧仍不能改善发绀，可呼吸道持续正压给氧。

4）氧疗期间定期做血气分析进行监护，一般要求氧分压维持在 65 ～ 85mmHg 为宜。

5）注意观察氧疗效果及其并发症，注意用氧安全。

（3）药物治疗的护理　按医嘱用洋地黄类药、血管活性药、脱水药、利尿药等，密切观察药物的疗效及不良反应。中枢性呼吸衰竭的患儿可用尼可刹米、洛贝林等呼吸兴奋剂，该药安全范围小，过量易致惊厥，故用药后需密切观察患儿有无烦躁不安、反射增强、局部肌肉抽搐等表现。

（4）病情观察　密切观察面色、肢端皮肤颜色、温度，呼吸频率、节律、类型，双肺呼吸音、心音、心律、血压及意识；准确记录出入液量；利用心肺监护仪、血气分析仪、经皮氧分压或血氧饱和度监测仪、生化监测等监测呼吸、循环功能及电解质情况；观察有无并发症发生等，发现异常及时报告医生。

停用呼吸机的指征

下列情况可停用呼吸机：①患儿病情改善，呼吸循环系统功能稳定；②能够维持自主呼吸 2 ～ 3 小时以上无异常改变；③吸入 50% 氧时，PaO_2 ＞ 50mmHg（6.7kPa），$PaCO_2$ ＜ 50mmHg（6.7kPa）；④在间歇指令通气等辅助通气条件下，能以较低的通气条件维持血气正常。

2. 应用辅助呼吸，维持有效通气

（1）人工呼吸　对呼吸即将停止或已经停止，而且不具备抢救条件时，应立即进行胸外按压并使用复苏囊或口对口人工呼吸。

（2）协助气管插管或气管切开并做好插管护理　当吸氧的浓度达60%而动脉血氧分压仍达不到60mmHg时，应及时建立人工气道，进行机械通气。

1）协助气管插管并做好插管护理　①插管前先准备好用物，根据患儿年龄选择适宜的气管插管；在操作前充分吸氧，且将胃内容物抽空。②操作时密切监测患儿呼吸、循环等情况。③插管后按医嘱给氧，注意氧气加温、湿化；定时吸痰，一般每2小时1次，吸痰前先向气管滴入2～5mL生理盐水，并轻拍胸、背部，使盐水与黏痰混合，易于吸出，每次吸痰时间不宜超过10～15秒。气管插管持续时间不宜过长，一般经鼻腔插管不超过2～5天，经口腔插管不超过48小时，以免引起喉头水肿。

2）做好人工辅助呼吸的护理　①根据患儿血气分析结果或按医嘱调整各项参数，每小时检查1次并记录。②注意观察患儿的胸廓起伏、神志、面色、周围循环等，观察有无管道堵塞或脱落现象。③用环氧乙烷密闭消毒或用苯扎溴铵浸泡消毒呼吸机管道，每日1次。④保持呼吸道通畅，为患儿翻身、拍背、吸痰等。⑤按医嘱做好撤离呼吸机前的准备，如自主呼吸锻炼及抢救物品准备等。

3. 心理护理　认真听取家长的陈述，耐心解答疑问。向患儿及家长解释疾病过程和治疗过程，关心患儿，给患儿以抚摸、握手、眼神交流等，护理操作前做好必要的解释，尽可能使患儿有安全感。

【健康指导】

1. 耐心向患儿及家长介绍病情及可能发生的并发症。
2. 指导家长学会为患者翻身、拍背、监测呼吸频率、节律及类型。
3. 指导家长协助患者日常生活护理。

项目四　颅内高压综合征

颅内高压综合征（intracranial hypertension syndrome）是由多种病因引起的，以头痛、呕吐、意识障碍、惊厥、瞳孔改变、血压升高为主要表现，严重时形成脑疝，导致中枢性呼吸、循环衰竭，危及患儿生命。

【病因与发病机制】

引起儿童急性颅内高压的病因主要有：

1. 急性感染 颅内感染（如脑膜炎、脑炎、脑脓肿、耳源性颅内感染），颅外感染（如中毒性菌痢、重症肺炎、败血症等）。

2. 脑缺氧 严重缺氧数小时即可发生脑水肿。如颅脑损伤、心跳骤停、窒息、休克、心力衰竭、呼吸衰竭、癫痫持续状态、溺水等均可引起。

3. 颅内出血 颅内畸形血管或动脉瘤破裂，蛛网膜下腔出血、婴儿维生素K缺乏症、免疫性血小板减少症、再生障碍性贫血等均可致颅内出血。

4. 中毒 一氧化碳中毒、食物（如白果）、农药（如有机磷）、酒精、药物（如苯巴比妥、维生素D）等中毒。

5. 水、电解质紊乱 如急性低钠血症。

6. 颅内占位病变 迅速发展的脑肿瘤及较大的颅内血肿、颅内寄生虫病等。

7. 其他 如瑞氏综合征、各种代谢性疾病等。

颅内压正常时保持相对恒定70～200mmH_2O（0.69～1.96KPa）。当脑组织、脑脊液或颅内血管床中任何一种内容物的体积增大时，其余内容物的容积则相应缩小，以缓冲颅内压的增高。代偿功能超过200mmH_2O限度时即发生颅内压增高，严重时迫使部分脑组织嵌入孔缝，导致中枢性呼吸衰竭，危及生命。

【护理评估】

1. 健康史 评估患儿有无引起颅内压增高的相关病史。

2. 身体状况 颅内高压的身体状况与引起颅内压增高的原发病性质、部位、发生发展速度及合并症等诸多因素密切相关。

（1）神经系统表现

1）头痛、喷射性呕吐 为颅内高压最常见的症状。初为间歇性头痛，一般晨起较重，哭闹、咳嗽、用力或头位改变时可加重。1岁以下患儿因前囟及颅缝未闭合，对颅内压增高有一定缓冲作用，故早期头痛不明显，仅有前囟紧张或隆起。婴幼儿常不能自述头痛，多表现为烦躁不安，尖声哭叫，甚至拍打头部。因呕吐中枢受刺激可引起频繁呕吐，晨起明显，多呈喷射性，呕吐与进食无关，不伴恶心，多与头痛同时存在。

2）惊厥 表现抽搐，同时伴有意识障碍。

3）意识改变 病初有性格变化、淡漠、迟钝、嗜睡或兴奋不安，严重者出现昏迷。

4）脑疝 多在严重颅内压增高时引起小脑幕切迹疝（图17–1）或枕骨大孔疝（图17–2）。脑疝典型的先兆表现为意识障碍、瞳孔扩大及血压增高伴缓脉，亦称库欣三联征。若未及时处理，可出现昏迷并呈强直性抽搐，最终可发生呼吸、循环衰竭而死亡。

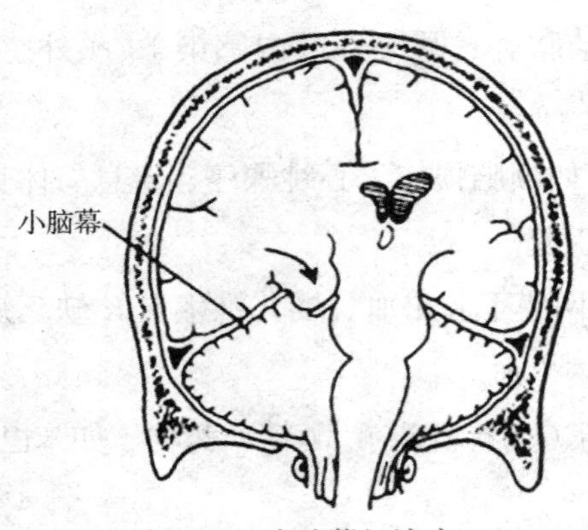

图 17-1 小脑幕切迹疝

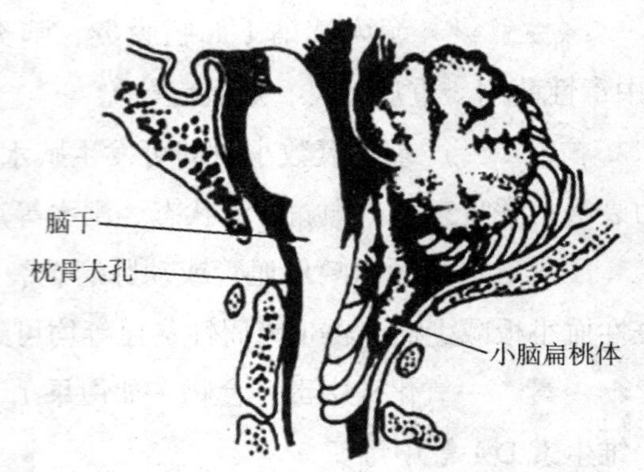

图 17-2 枕骨大孔疝的侧面

（2）其他表现

1）生命体征 早期表现为血压升高，继而脉率减慢，呼吸开始时增快，严重时呼吸慢而不规则，甚至暂停。

2）眼部表现 患儿可因第Ⅵ对脑神经麻痹，出现复视或斜视、眼球运动障碍，上丘受压可出现“落日”现象；视交叉受压出现双颞侧偏盲、一过性视觉模糊或失明；眼底检查可见视乳头水肿、小动脉痉挛、静脉扩张，严重者可见视网膜水肿。

3）原发疾病的表现

3. 心理－社会状况 颅内压增高的患儿可因头痛、呕吐等引起烦躁不安、焦虑、紧张等心理反应；面对患儿意识障碍、抽搐、脑疝形成等，家长易产生紧张、恐惧的心理，要了解家长对疾病的认知程度和心理反应，对患儿关心程度及家庭经济情况。

4. 辅助检查

血、尿、粪常规、血液生化及脑脊液检查可帮助判断病因。B 型超声波检查可发现脑室扩大、血管畸形及占位性病变等。颅脑 CT、磁共振成像、脑血管造影等检查可查出脑内占位性病变。

5. 治疗要点 早期消除病因，积极降低颅内压，防止脑疝发生，保护脑功能，加强监护。

（1）首选 20% 甘露醇快速（在 30 分钟内）静脉注入，每次 0.5～1.0g/kg，一般 6～8 小时给药一次，有脑疝先兆时可 2 小时给药一次。

（2）重症或脑疝者可合并使用利尿剂，首选呋塞米（速尿），静脉注射每次 0.5～1.0mg/kg（用 20mL 的液体稀释），常在两次应用高渗脱水剂之间或与高渗脱水剂同时使用。

（3）糖皮质激素如地塞米松可减轻脑水肿，并能减少脑脊液的产生，起到降低颅内压的作用；有脑干受压表现者行侧脑室穿刺放液或手术治疗，以争取时间治疗原发病。

【护理诊断】

1. 潜在并发症 脑疝与颅内压增高有关。

2. 有窒息的危险 与惊厥、呼吸道分泌物或呕吐物有关。

3. 体温过高 与感染及体温调节中枢受压有关。

4. 焦虑、恐惧 与病情危重及缺乏颅内压增高的知识有关。

【护理措施】

1. 一般护理

（1）保持患儿绝对安静，避免声音、光线、搬动等刺激。患儿卧床休息时头肩抬高 25°～ 30°，以利于颅内血液回流。患儿躁动或惊厥者，按医嘱应用镇静止惊剂。

（2）有条件者应用颅内压监护仪，严密监测颅内压力变化。监测患儿生命体征、瞳孔变化及眼球运动等，每 15 ～ 30 分钟记录一次，如发现脑疝指征，立即报告医生并做好相应的急救准备工作。

（3）按医嘱应用降低颅内压的药物，如应用甘露醇时应注意：①冬季室温较低，甘露醇易产生结晶，使用时需略加温使结晶溶解后静脉注射，静脉滴入时最好应用带过滤网的输血器，以防甘露醇结晶进入血管内。②输入速度要适中，应在 15 ～ 30 分钟内静脉推注或快速滴入才能达到高渗利尿的目的。注射过慢，影响脱水效果；注射过快，可产生一时性头痛加重、视力模糊、眩晕及注射部位疼痛。③注射时避免药物漏出血管外，以免引起局部组织坏死。

（4）有高热的患儿可应用亚冬眠疗法（氯丙嗪和异丙嗪每次各 0.5 ～ 1.0mg/kg 肌注，每 4 ～ 6 小时 1 次），将体温控制在 38℃左右，同时头部用冰枕、冰帽降温。

2. 减轻头痛

（1）保持安静，避免刺激、头部剧烈运动、哭闹、咳嗽、大便用力等，以免引起头痛加重。

（2）对年长患儿诉说头痛要立即给予应答并表示关心，采取安抚措施如轻轻抚摸或按摩、心理暗示等，帮助患儿分散注意力。

（3）按医嘱正确使用降低颅内压的药物，注意患儿用药后的反应。

【健康指导】

1. 向患儿家长说明避免刺激、采取头肩抬高侧卧位的目的，配合做好患儿的护理。

2. 指导昏迷患儿的家长观察呼吸、脉搏、神志等情况，示范帮助患儿翻身、清洁皮肤的操作方法；指导在患儿臀部及肢体突出部位下面垫海绵垫，以防压疮；示范并指导清理口腔和鼻腔分泌物及鼻饲的操作方法，使家长能协助做好患儿的生活护理。

3. 出院时指导家长继续观察患儿是否发生并发症及后遗症，如通过“游戏”的方式观察患儿的反应和肢体活动情况，及早发现有无智力障碍、肢体瘫痪等。对瘫痪的患儿，指导家长协助患儿进行肢体运动功能锻炼，如每 2 ～ 3 小时翻身 1 次、做肢体按摩和被动运动等。

项目五　心跳呼吸骤停

心跳呼吸骤停（cardiopulmonary arrest，CPA）是指患儿突然呼吸及循环功能停止，表现为呼吸、心跳突然停止，意识丧失或抽搐，脉搏消失，血压测不出，是临床上最危急的情况，若得不到及时而正确的抢救，患儿很快会因严重缺氧致死。使心跳、呼吸骤停患儿迅速恢复呼吸、循环功能采取的抢救措施称为心肺复苏（cardiopulmonary resuscitation，CPR）。

【病因与发病机制】

引起心跳呼吸骤停的原因：①窒息如各种原因所致新生儿窒息、被褥闷室、异物或乳汁呛入气管、痰堵塞。②意外伤害如电击、溺水、严重创伤、大出血。严重感染如败血症、感染性休克、颅内感染。③电解质与酸碱平衡紊乱如血钾过高或过低，严重酸中毒，低钙喉痉挛。④心脏疾病如病毒性心肌炎、心肌病、先天性心脏病、严重心律失常、完全性房室传导阻滞、急性心包堵塞等。⑤药物中毒或过敏反应如洋地黄、奎尼丁、麻醉意外、血清反应、青霉素过敏等。⑥医源性因素如心导管检查、心血管造影术、先天性心脏病手术过程中，由于机械性刺激迷走神经过度兴奋引起心脏骤停。

心跳、呼吸骤停导致机体缺氧和二氧化碳潴留，并引起混合性酸中毒，是心肌收缩力减弱，心排血量减少，进一步加重缺氧和酸中毒，最终心脏停搏。同时，严重缺氧使脑组织受损，出现脑水肿。心跳呼吸停止 4 ～ 6 分钟即可导致脑细胞死亡，呈不可逆性永久性死亡。

【护理评估】

1. 健康史　先进行抢救，心肺复苏后再收集资料，尽快明确引发心跳呼吸骤停的原因。

2. 身体状况　心跳骤停是临床死亡的标志，常突然起病，绝大多数无先兆症状。心脏呼吸骤停的主要表现有：

（1）突然昏迷，部分有一过性抽搐。

（2）呼吸停止，听诊呼吸音消失，或出现严重的呼吸困难，面色灰暗或发绀。大动脉

（颈动脉、股动脉）搏动消失，听诊心音消失，或者心动过缓，年长而心率＜30次/分，婴幼儿＜80次/分，新生儿＜100次/分；测不到血压。

3. 辅助检查 心电图检查可见：等位线、电机械分离或心室纤颤。

4. 治疗要点 及时发现，现场抢救，争分夺秒，心肺复苏术同时进行以保持呼吸道通畅，建立呼吸，在最短的时间内恢复呼吸、循环功能，以保证心、脑等重要器官的血液灌注及供养。目前心肺复苏的程序用C—A—B方法，首先胸外心脏按压（C），建立循环，保持呼吸道通畅（A），人工呼吸（B）；初步抢救成功后，转送医院救治，建立静脉通路，进行呼吸、循环功能的监护；辅助药物应用、补液等；病情稳定后治疗原发病，防止器官衰竭。

【心肺复苏】

1. 迅速评估

（1）确认现场安全　确保现场对施救者和患儿均是安全。

（2）判断意识　检查患儿有无反应，拍患儿双肩部、足底（小婴儿）并呼叫患儿，观察有无反应。

（3）呼叫帮助　呼救，打120，取得自动体外除颤仪（AED）及急救设备。

（4）判断心跳、呼吸　解开外衣，触摸颈动脉同时观察胸廓起伏，在10秒内做出判断。若心跳、呼吸停止，立即心肺复苏。

2. 实施CPR

（1）重建循环（circulation，C）　这是心肺复苏的关键。建立人工循环的方法有两种：胸外心脏按压与开胸心脏按压。现场急救中，主要应用胸外心脏按压。

1）部位　不同年龄患儿胸外按压部位不同（表17-1）。

表17-1　不同年龄儿童胸外心脏按压法

	＜1岁	1～7岁	＞8岁
按压部位	乳头连线中点下一横指下缘处的胸骨	胸骨中下1/3	胸骨中下1/3交界处
按压手法	双手拇指按压法、双指按压法	单手掌按压法	双手掌按压法
按压深度	4cm（至少为胸廓前后径的1/3）	5cm	≤6 cm
按压频率	不大于120次/分	100～120次/分	至少100次/分
按压/通气比	单人复苏为30：2 双人复苏为15：2	单人复苏为30：2 双人复苏为15：2	单人复苏为30：2 双人复苏为15：2

2）手法　婴儿可用双手拇指按压法（图17-3），即双手拇指重叠放在按压部位，其

余手指及手掌环抱患儿胸廓；新生儿亦可采用此按压法或用双指按压法（图 17-4）。幼儿可用单手掌按压法（图 17-5），一只手固定患儿头部以便通气，另一手掌根部置于胸骨下半段，手掌根的长轴与胸骨的长轴一致。年长儿用双手掌按压法（同成人），即将两手掌重叠，手指交叉抬起，双臂垂直向下用力按压（肩、肘、腕三点在同一直线上）。按压频率及深度见表 17-1。

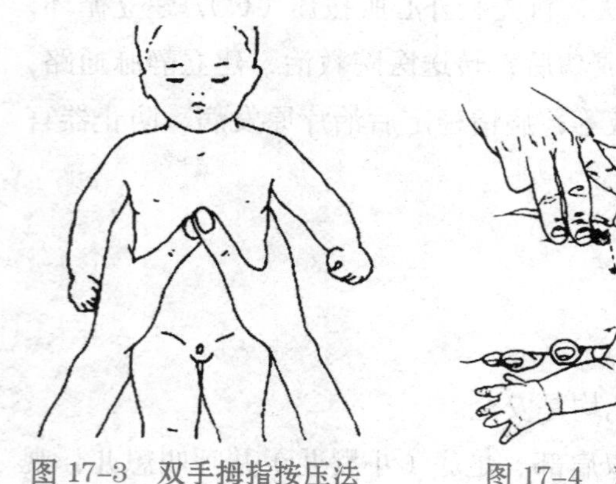

图 17-3　双手拇指按压法

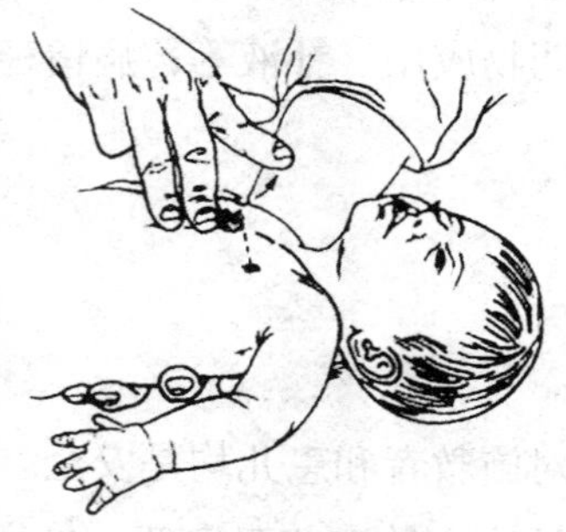

图 17-4　双指按压法

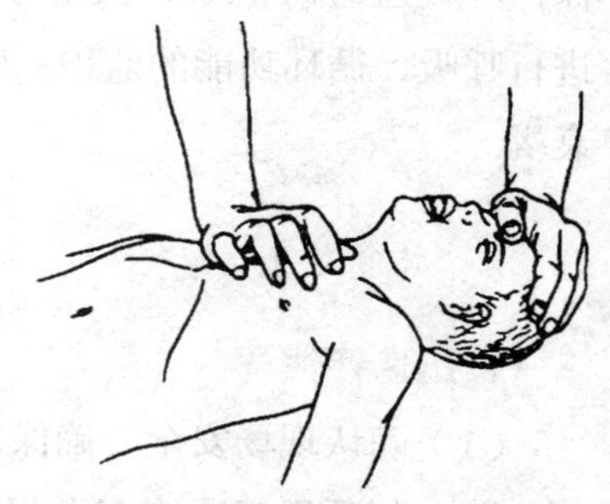

图 17-5　单手掌按压法

（2）通畅气道（airway，A）

1）清除气道及口内分泌物、异物及呕吐物　口内有流体或半流体物质可用示指、中指裹以纱布擦去；固体物则用示指呈钩状小心取出，勿使其落入气道深部。

2）通畅气道　常采用仰面举颏法，即患儿平卧，救治者位于患儿一侧，将一只手放在患儿前额上，手掌用力向后压使头后仰，另一只手的手指放在靠近颏部的下颌骨下方将颏部向上推举（图 17-6）。当颈椎完全不能运动时，通过推下颌来开通气道（图 17-7）。也可放置口咽导管，使口咽部处于开放状态。

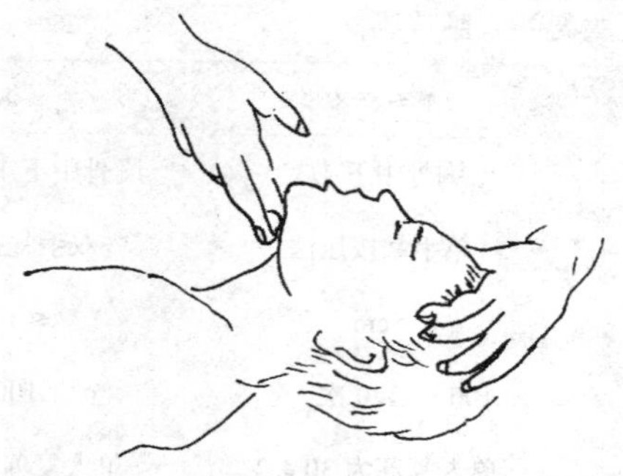

图 17-6　仰面举颏法通畅气道

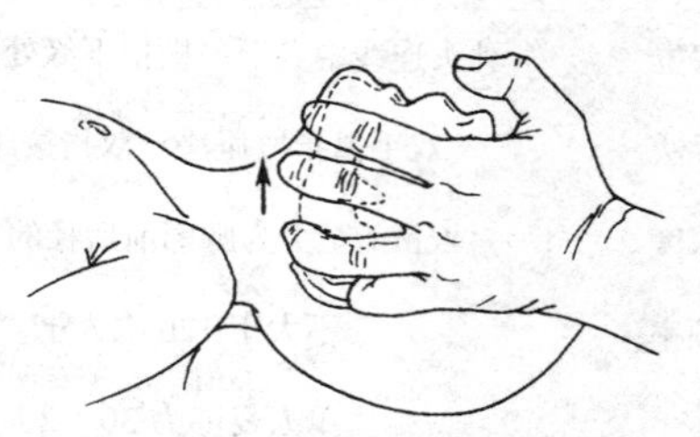

图 17-7　推下颌法通畅气道

（3）人工呼吸（breathing，B）

1）口对口人工呼吸　适用于现场急救。术者一手托起患儿下颌，另一手捏捏其鼻孔，深吸气后对准患儿口腔吹气，然后放松鼻孔，让肺内气体自然排出（图 17-8）。对小婴儿，术者可用嘴完全覆盖患儿的口鼻吹气；对牙关紧闭者，可采取口对鼻吹气。吹气量以胸廓上抬为准，儿童及婴儿频率为 18 ～ 20 次 / 分。

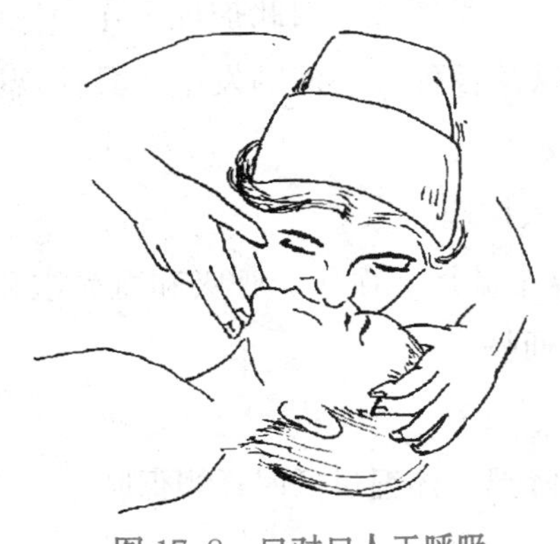

图 17-8　口对口人工呼吸

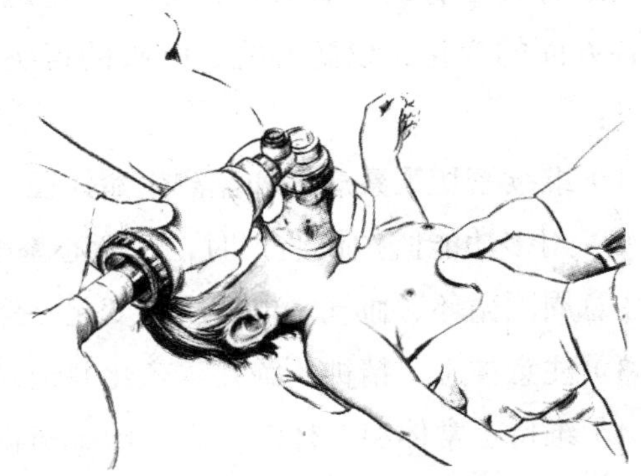

图 17-9　气囊面罩人工呼吸

2）球囊 – 面罩人工呼吸　通过挤压复苏气囊，帮助患儿进行间歇正压呼吸（图 17-9）。根据患儿年龄大小选择合适的面罩，并确定挤压气囊的频率和压力。压入气体时间应等于或大于呼吸周期的 1/3，以保障肺泡充分扩张。球囊 – 面罩因需人工不断操作，又缺乏湿化装置，故不能长期使用只能应急。

3）气管内人工呼吸　当需要持久通气时，或面罩吸氧不能提供足够通气时，就需要用气管内插管代替面罩吸氧。小于 8 岁的患儿用不带囊气管内插管，大于 8 岁的患儿用带囊插管。插管后可继续进行皮囊加压通气，或连接人工呼吸机进行机械通气。

（4）电除颤　进行 CPR 时并连接 AED，若为心室颤动、室性心动过速和室上性心动过速时可尽早除颤，首剂 2J/kg，2 分钟再评估心律，无效可加倍除颤剂量。

（5）药物复苏　若 AED 分析为心跳停搏和无脉电活动时，首选肾上腺素，其次是利多卡因，其他尚有阿托品、异丙基肾上腺素、溴苄胺、碳酸氢钠等。给药途径有：

1）静脉给药　应在 3 分钟内迅速开放两条静脉通道，首选肘前静脉。

2）气管内给药　一时无静脉通路而气管已插管时可将复苏药物加生理盐水稀释至 10mL 左右，经气管插管注入气管（仅限于肾上腺素、利多卡因、阿托品等）。

3）心腔内注射　原则上只在不得已时才用，在剑突下（剑突左侧向胸骨后上方刺入）进针。

心肺复苏有效的标志：①扪到颈、股动脉搏动，测得血压 60mmHg；②瞳孔收缩，对光反射恢复；③口唇、甲床颜色转红；④自主呼吸恢复。

考虑停止心肺复苏的指征：进行了 30 分钟以上的心肺复苏仍有以下表现：①深昏迷，对疼痛刺激无任何反应；②自主呼吸持续停止；③瞳孔散大、固定；④脑干反射全部或大部分消失；⑤无心跳和脉搏。

3. 复苏后的护理　心跳呼吸恢复后，一些重要器官因受缺氧性损伤，机体呈现一系列复杂的病理生理变化，患儿面临着脑缺氧、心律紊乱、低血压、电解质紊乱及继发感染等问题，其中有的已有表现，有些变化是潜在的，需要预防，因此护理工作中应密切观察各方面的变化，以防心跳、呼吸的再次停止，以及各种合并症的发生。具体观察项目如下：

（1）继续密切观察病情和监测生命体征，需有专人护理。

（2）用多功能监护仪监护时，注意心率变化和异常波形、血压、呼吸和血氧饱和度。同时注意周围循环、血气、电解质等变化。保持呼吸通畅。

（3）注意神志、精神、瞳孔等变化并记录。

（4）维持正常体温，体温过高时给予药物或物理降温，体温过低时适当保暖。

（5）做好口腔、鼻孔、眼及皮肤护理，防止感染。

（6）详细记录出入量，保证热量供应。

（7）整理抢救设备，补充急救药品以应急需。

（8）做好患儿家长工作，消除恐惧心理，以便配合急救。

【健康指导】

1. 告知患儿家长急救的基本知识，一旦发现患儿有心跳呼吸骤停的表现，立即呼叫，寻求周围人的帮助，尽早进行心肺复苏，抢救越早，复苏的成功率越高。

2. 向家长讲解并演示心肺复苏的基本步骤及操作方法。

3. 向家长说明积极治疗可引起心跳呼吸骤停的原发疾病，防止心跳呼吸骤停发生。

重点、难点、考点

1. 重点：儿童惊厥、充血性心力衰竭、急性呼吸衰竭、心跳呼吸骤停的护理评估和急救护理。

2. 难点：危重症的临床判断和急救护理措施。

3. 考点：儿童惊厥、充血性心力衰竭、急性呼吸衰竭、颅内高压综合征、心跳呼吸骤停的护理措施。

复习思考

1. 案例一：患儿，男，2 岁。因“发热 1 天，抽搐 1 次”入院。入院时患儿呈急性热病容，神志清楚，咽红，扁桃体Ⅱ°肿大，心、肺（—）；T38.7℃，P100 次 / 分，R32 次 / 分。

（1）该患儿最可能的医疗诊断是什么？

（2）该患儿的主要护理诊断是什么？

（3）请为该患儿制定相应的护理措施。

2. 案例二：患儿，男，10 个月，患先天性心脏病。因咳嗽 7 天、呼吸困难 1 天入院。患儿 7 天前无明显诱因出现咳嗽、喉中痰鸣，在家服药后不见好转。1 天来咳嗽加重，出现呼吸急促，面色发绀，鼻翼扇动，口唇发绀。查体：T37.8℃，P178 次 / 分，R78 次 / 分，BP70/50mmHg。双肺呼吸音粗，心音低钝，可闻及吹风样杂音。双下肢无水肿。医疗诊断为心衰。

（1）患儿目前的主要护理诊断是什么？

（2）针对患儿出现的症状，应采取哪些护理措施？

（3）应从哪些方面对患儿家长进行健康教育？

扫一扫，知答案

主要参考书目

[1] 胡亚美，江载芳. 诸福棠实用儿科学：第 7 版. 北京：人民卫生出版社，2014.

[2] 王卫平. 儿科学：第 8 版. 北京：人民卫生出版社，2013.

[3] 林梅 . 儿科护理 . 北京：中国中医药出版社，2015.

[4] 王雁 . 儿科护理 . 济南：山东人民出版社，2016.

[5] 崔焱，仰曙芬 . 儿科护理学：第 6 版. 北京：人民卫生出版社，2017.

[6] 于洁. 儿科学：第 8 版. 北京：人民卫生出版社，2013.

[7] 金荣华. 西医儿科学：第 3 版. 北京：人民卫生出版社，2014.

[8] 邱尚瑛 . 儿科护理 . 北京：中国中医药出版社，2013.

[9] 艾学云 . 儿科护理：第 2 版 . 北京：人民卫生出版社，2014.

[10] 范丽玲，杨运霞 . 儿科护理学 . 武汉：华中科技大学出版社，2015.

[11] 臧伟红 . 儿科护理 . 北京：人民卫生出版社，2014.

[12] 易红，梁文丽 . 儿科护理学：第 1 版 . 南京：南京大学出版社，2014.

[13] 庄红. 护理学基础：第 2 版. 北京：高等教育出版社，2010.

[14] 全国护士执业资格考试编写专家委员会 . 2018 年全国护士执业资格考试指导 . 北京：人民卫生出版社，2017.

[15] 丁震 . 护考急救包 . 北京：北京航空航天大学出版社，2017.

[16] 李研薇 . 儿科护理学副主任护师、主任护师职称考试习题集 . 北京：北京科学技术出版社，2016.